かみやすい

飲み込み
やすい

家庭で作れる

高齢者のやわらか食132

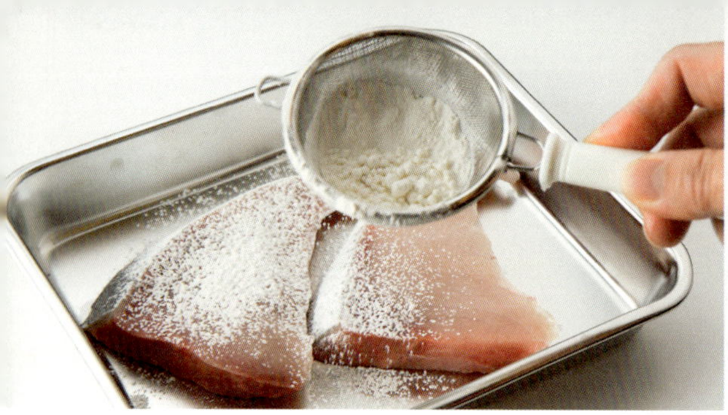
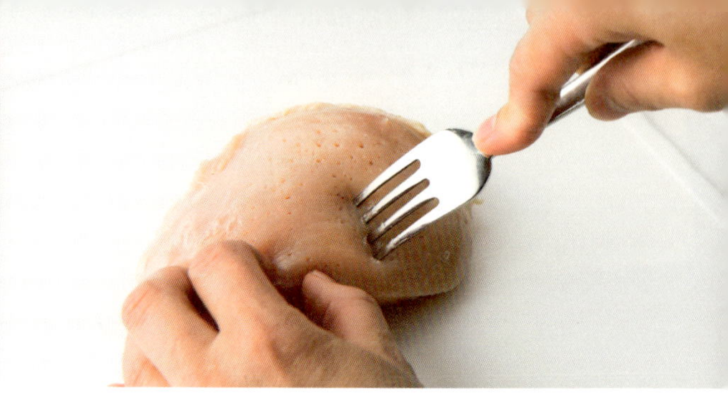

はじめに

「高齢者のための食事」というと、どんなイメージをお持ちでしょうか。
食べ物をきざむ？　とろみをつける？
味はどんな感じなのだろう……

私は、今までたくさんの高齢者のために「介護食」「嚥《えん》下《げ》食」を作ってきました。ひと言で「高齢者のための食べやすい食事」といっても、そのかむ力や飲み込む力によって、いくつかの食形態がありますが、どれも「おいしい！」といって食べてくださっています。

かんだり飲み込んだりが難しくなってくると、同じ料理、食べ物でも味わい方が変わってきますし、食欲にも変化が現れます。
だからこそ、食材や料理の特徴を押さえ、やわらかく煮たり、

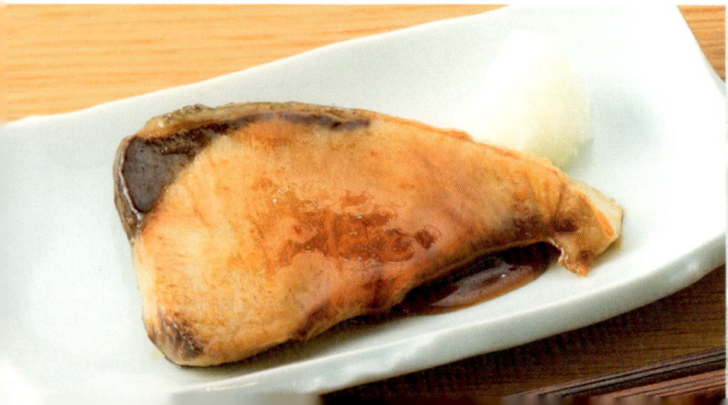
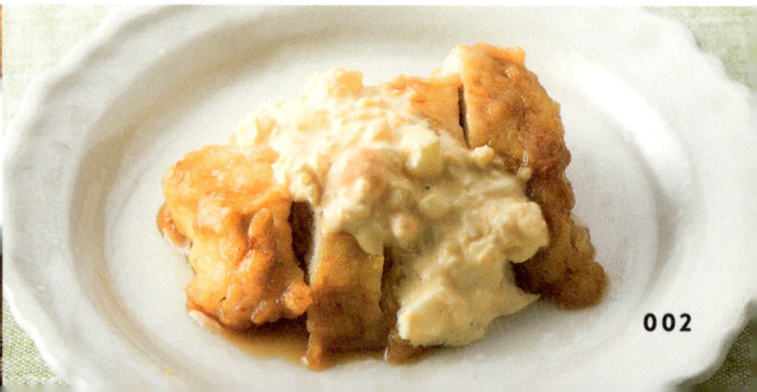

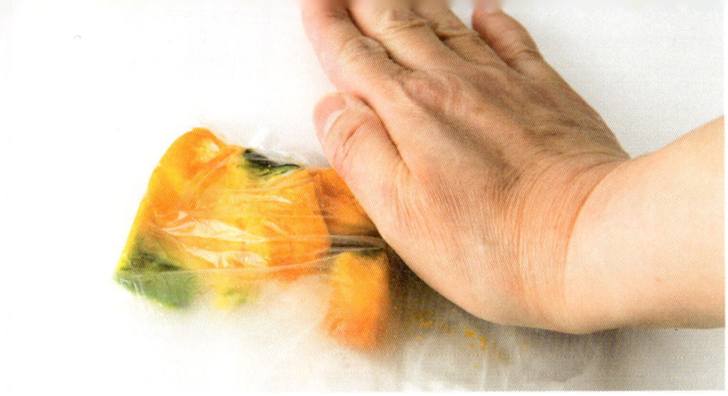

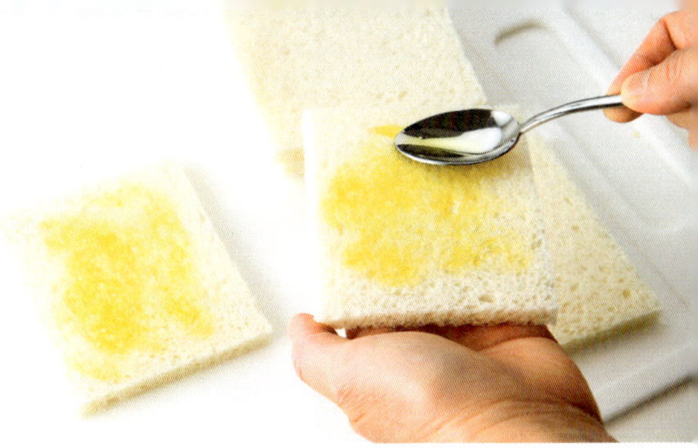

加工や味つけに工夫をしたりなどが必要です。

そして、「かむ・飲み込むのが難しくなるってどういうことなのか」を知り、食べる機能について少し視野を広げると、意外に身近な料理の中に、食べやすく、飲み込みやすい料理を見つけることができます。

本書では、かんだり飲み込んだりが難しくなってきても、家族と同じ食卓を囲むことができるように、ちょっとしたポイントや工夫、そのレシピをご紹介しています。元気な人が食べても、「普通においしい！」そんなふうに思えるレシピが満載です。皆さんの「おいしい笑顔」を引き出すためのヒントになれば、幸いです。

管理栄養士　江頭文江

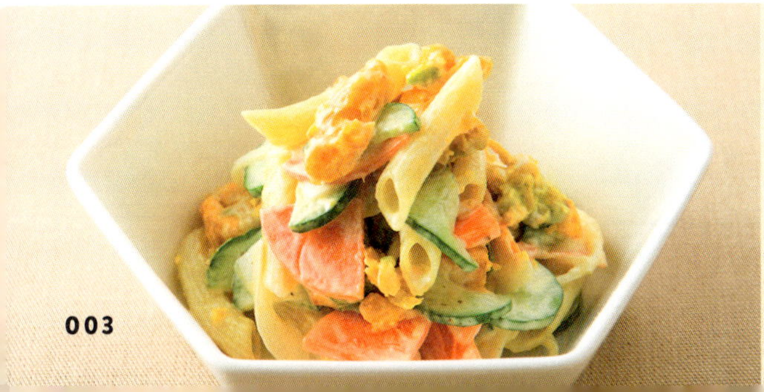

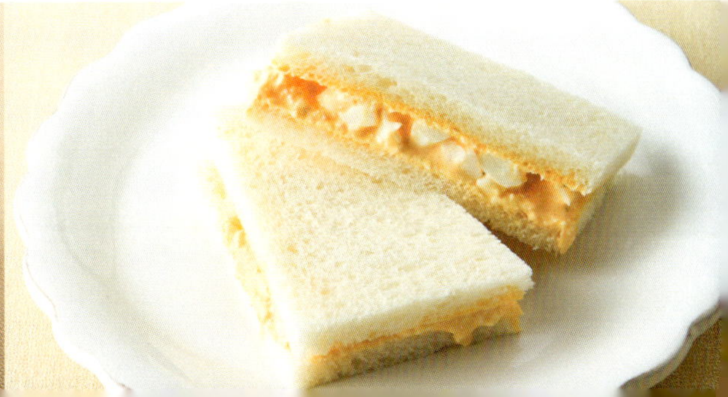

もくじ

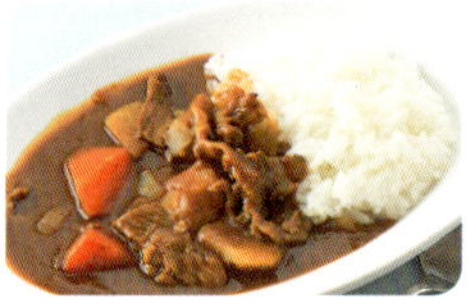

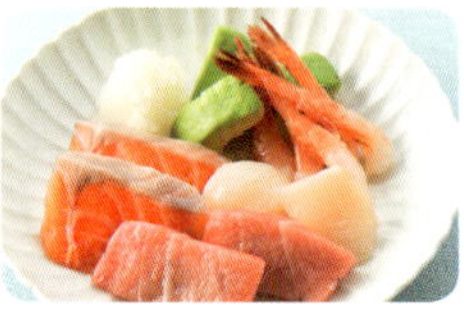

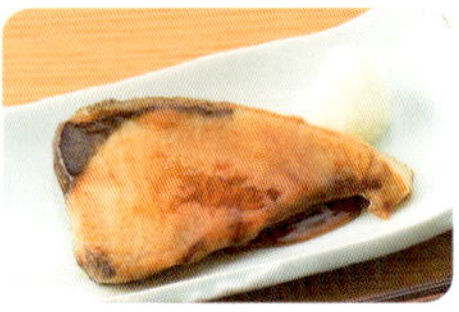

3章 食材別・やわらか食の主菜&副菜70

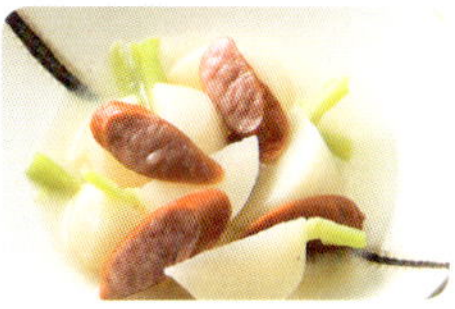
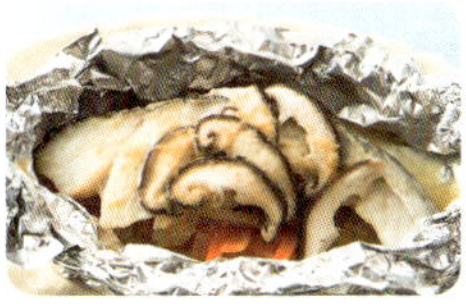
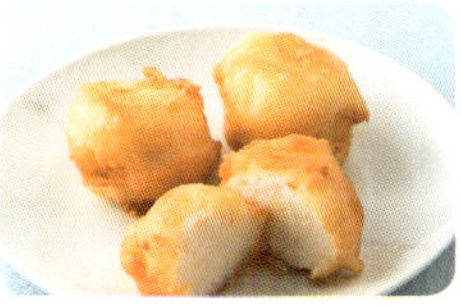
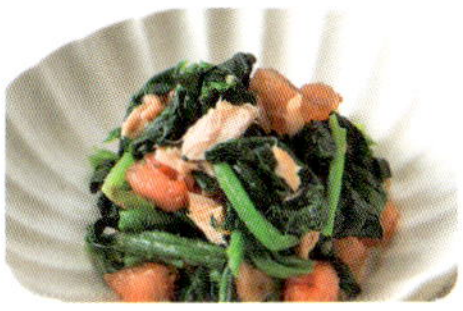

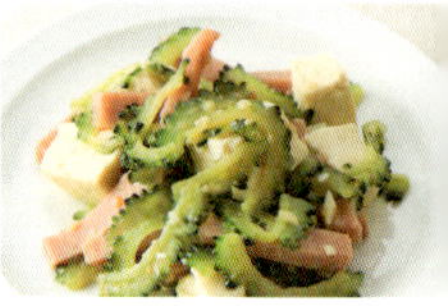
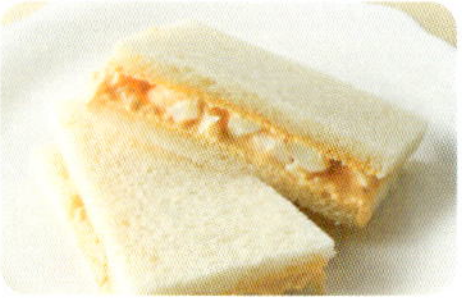
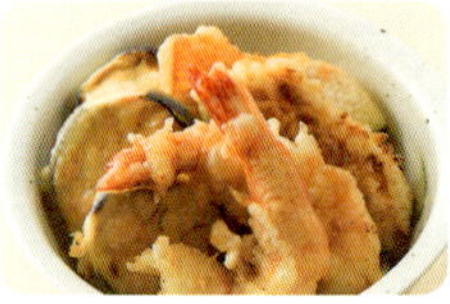
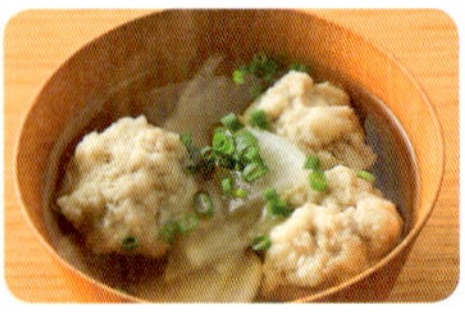

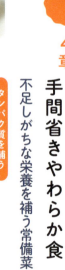

4章 常備菜&市販品を使った手間省きやわらか食

5章 気になる症状別 体を整えるやわらか食

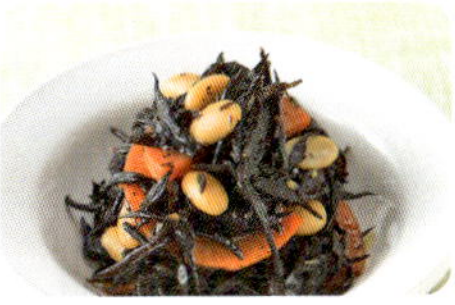

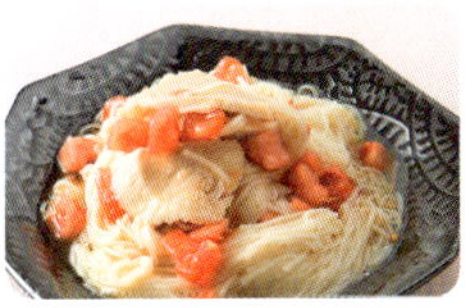

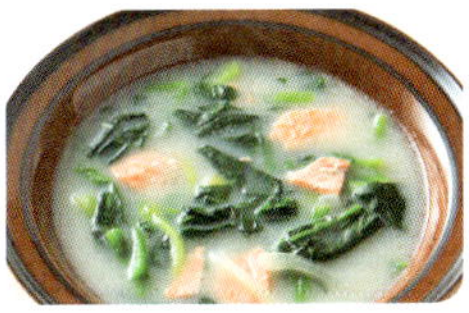

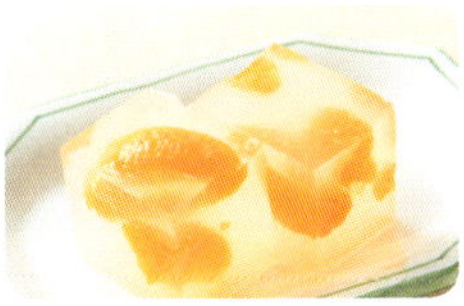

COLUMN

この本の見方、使い方

高齢者が気になる**栄養価**を表示。**1人分**で計算しています。

それぞれの料理の材料は基本、2人分です。一部作り置きできるようなものなどは、作りやすい分量になっています。

ここで紹介している料理はユニバーサルデザインフードの区分（P.15参照）の**A「容易にかめる」「歯ぐきでつぶせる」**やわらかさを目安にしています。このやわらかさなら、高齢者はもちろん、その家族もおいしく食べられます。

この本の決まり

- 小さじ1は5mℓ、大さじ1は15mℓです。
- 容量はすべてmℓで表記しています。1mℓは1ccです。
- 材料表に表記している個数や長さは目安です。
- とくに表記のないものは、電子レンジの加熱時間は600W、オーブントースターの加熱時間は1000Wのものを基準にしています。
- だし汁とはかつおと昆布でとった和風だしのことです。

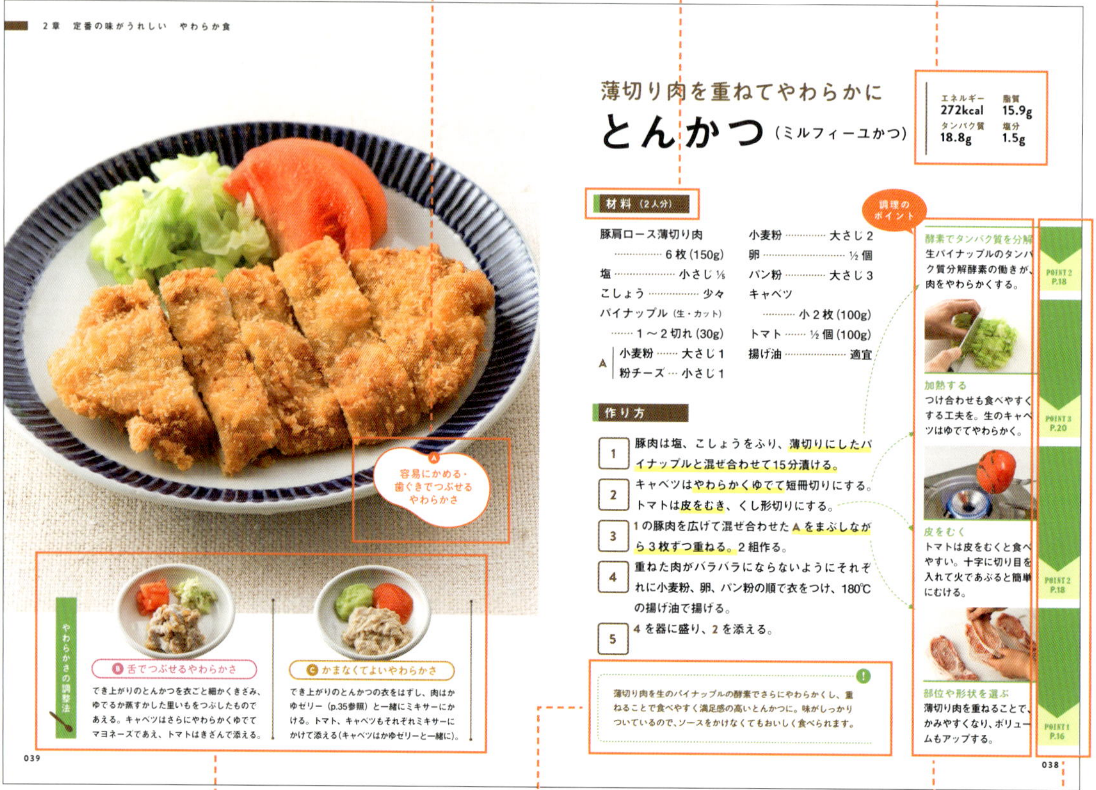
2章　定番の味がうれしい　やわらか食

薄切り肉を重ねてやわらかに
とんかつ（ミルフィーユかつ）

エネルギー 272kcal　脂質 15.9g
タンパク質 18.8g　塩分 1.5g

材料（2人分）

豚肩ロース薄切り肉 …… 6枚(150g)
塩 …… 小さじ⅕
こしょう …… 少々
パイナップル（生・カット）…… 1～2切れ(30g)
A 小麦粉 …… 大さじ1
A 粉チーズ … 小さじ1
小麦粉 …… 大さじ2
卵 …… ½個
パン粉 …… 大さじ3
キャベツ …… 小2枚(100g)
トマト …… ½個(100g)
揚げ油 …… 適宜

作り方

1 豚肉は塩、こしょうをふり、薄切りにしたパイナップルと混ぜ合わせて15分漬ける。
2 キャベツはやわらかくゆでて短冊切りにする。トマトは皮をむき、くし形切りにする。
3 1の豚肉を広げて混ぜ合わせたAをまぶしながら3枚ずつ重ねる。2組作る。
4 重ねた肉がバラバラにならないようにそれぞれに小麦粉、卵、パン粉の順で衣をつけ、180℃の揚げ油で揚げる。
5 4を器に盛り、2を添える。

薄切り肉を生のパイナップルの酵素でさらにやわらかくし、重ねることで食べやすく満足感の高いとんかつに。味がしっかりついているので、ソースをかけなくてもおいしく食べられます。

調理のポイント

酵素でタンパク質を分解
生パイナップルのタンパク質分解酵素の働きが、肉をやわらかくする。
POINT 2 P.18

加熱する
つけ合わせも食べやすくする工夫を。生のキャベツはゆでてやわらかく。
POINT 3 P.20

皮をむく
トマトは皮をむくと食べやすい。十字に切り目を入れて火であぶると簡単にむける。
POINT 2 P.18

部位や形状を選ぶ
薄切り肉を重ねることで、かみやすくなり、ボリュームもアップする。
POINT 1 P.16

A 容易にかめる・歯ぐきでつぶせるやわらかさ

やわらかさの調整法

B 舌でつぶせるやわらかさ
でき上がりのとんかつを衣ごと細かくきざみ、ゆでるか蒸すかした里いもをつぶしたものであえる。キャベツはさらにやわらかくゆでてマヨネーズであえ、トマトはきざんで添える。

C かまなくてよいやわらかさ
でき上がりのとんかつの衣をはずし、肉はかゆゼリー（p.35参照）と一緒にミキサーにかける。トマト、キャベツもそれぞれミキサーにかけて添える（キャベツはかゆゼリーと一緒に）。

039　038

1章で紹介した**「食べやすい調理のポイント」**のどの項目に当てはまるのかがひと目でわかり、他の料理にも応用できます。

食べやすくする**調理のポイント**をピックアップ。かみやすくする、飲み込みやすくする工夫が**ひと目**でわかります。

調理のコツやちょっとしたアレンジ法、味のポイントや食べ方、栄養のことなどを**アドバイス**しています。

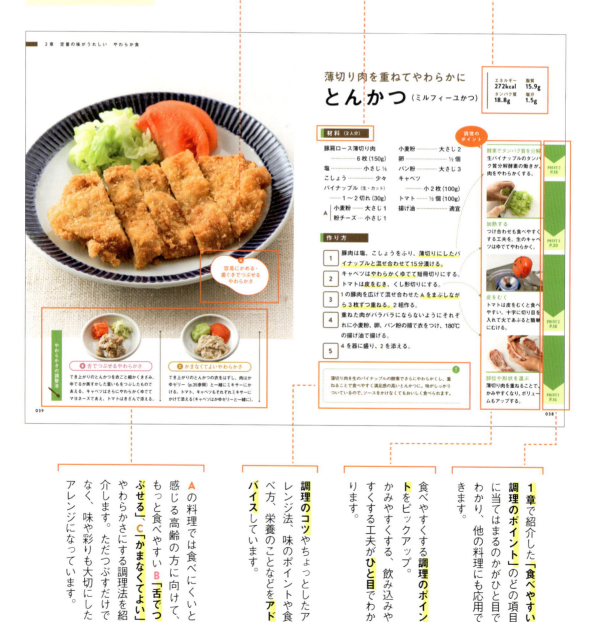

Aの料理では食べにくいと感じる高齢の方に向けて、もっと食べやすい**B「舌でつぶせる」**、**C「かまなくてよい」**やわらかさにする調理法を紹介します。ただつぶすだけでなく、味や彩りも大切にしたアレンジになっています。

1章

高齢者の食事作りで知っておきたいこと

高齢者の「食べる力」が
どのように変化するかを解説。
どんな食事が
食べやすいのか、
食事作りのポイントを
わかりやすく紹介します。

（食事量が減ると老化が加速！）「食べる力」が落ちたサインを見逃さない

食べる量が減ると低栄養状態を招く

誰もが高齢になるにつれ、身体機能が少しずつ衰えていきます。「食べる力」もその身体機能の衰えとともに弱くなり、いわゆる「食が細くなる」という現象が起こります。食べる量が減るということは、そのまま栄養不足につながります。低栄養状態は筋肉量や骨密度の低下を招き、歩行や運動が困難になったり、免疫力が弱ったり、さらには認知症の原因を作ったりと、高齢者の生命や生活に大きな影響を与えます。「食べる力」が衰えることで、さらに身体機能の老化が加速するという負の連鎖になってしまうのです。食べることは生きるために何より重要な活動です。家族に「年とともに食が細くなった」「食べてはいるのにやせてしまう」という兆候が見られたら、「年だから仕方ない」と思わず、様子を注意深く見守り、低栄養状態にならない工夫をすることが重要です。

衰えは当たり前のこと。そのリスクを最小限にする

高齢になるとかむ力だけでなく、飲み込む力も衰えます。また、食べ物が食道ではなく気道に入りやすく、それが肺に入り炎症を起こす誤嚥性《ごえんせい》肺炎のリスクも高まります。この病気は高齢者の死因の中でも、最も高い割合です。「食べる」とはどういうことか、次ページで説明しますが、「食べる力」が落ちているサインを見逃さないでください。

・食べる速さ、量が落ちている
・むせることが増えた
・口の中に食べかすが残る
・うまく飲み込めず、口にためている時間が長い

このような様子が目立つようになったら要注意。「食べる力」が衰えるのは自然な老化現象です。でもちょっと料理を工夫すれば、その弱った力をサポートし、リスクを最小限にすることができます。最期まで「おいしく」食べる、食べてもらう心配りが大切です。

加齢による食に関する身体機能の変化

かむ機能が衰える

歯や歯を支える歯周組織の衰え、筋力の低下、入れ歯が合わなくなるなどの要因により、しっかりかむことが困難になってくる。

飲み込む機能が衰える

のどの筋力の衰えにより、口の中のものを飲み込むタイミングがずれたり遅れたりする。水分でむせやすくなるのがその兆候。

上肢・下肢の筋力が衰える

加齢による筋量・筋力の減少は「サルコペニア」と呼ばれ、生活機能や活動量の低下を招き、食事量低下へとつながる。

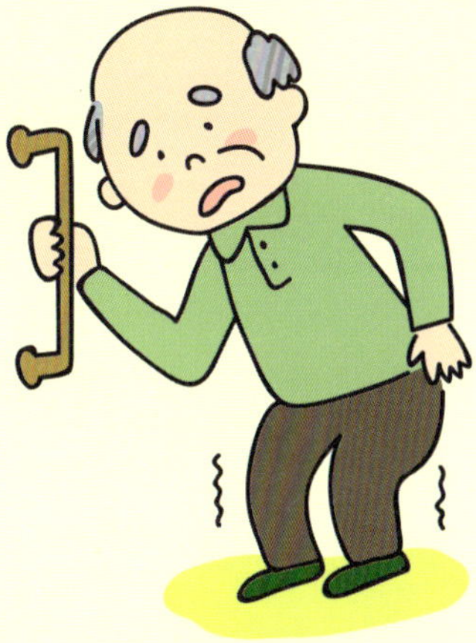

消化・吸収機能が衰える

胃腸の働き、消化吸収の機能が低下し、食べ物の栄養をしっかり吸収できず、消化不良や下痢などを起こしやすくなる。

排泄機能が衰える

腸の働きの衰えとともに、下痢や便秘を起こすことが多くなる。排泄がうまくいかないと、栄養低下、食欲低下につながる。

嗜好が変化し、食欲が低下する

味覚の変化により、好みが変わったり、さらに嗅覚の低下も加わり、おいしさを感じにくくなり、食欲低下へとつながる。

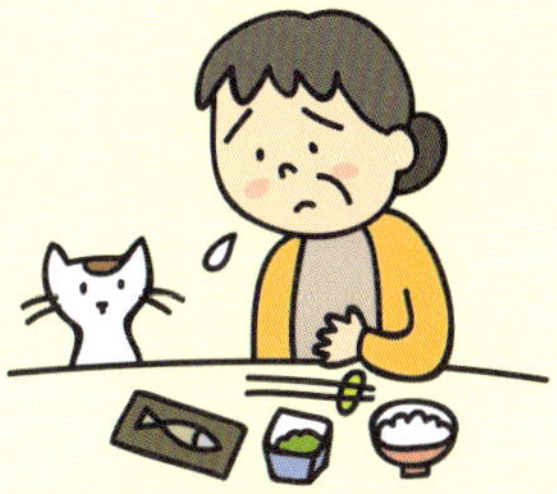

味覚が鈍くなる

年齢とともに味を感じる細胞の数が減り、濃い味つけを好む傾向が強くなる。塩分の摂りすぎや偏食につながりやすくなる。

のどが渇いたと感じにくい

ドライマウスや脱水症状を起こしていても自覚がない場合が多い。口内が乾いていると食事が食べにくいので、小まめな水分補給を。

唾液の分泌量が減る

唾液の分泌量が減り、口の中が乾くと、食べ物を飲み込みにくく味も感じにくくなる。かむ回数が減ると唾液の量が減る悪循環に。

食事量が減ることによるフレイルサイクル

※フレイルとは、加齢とともに運動機能や認知機能が低下し、心身が弱くなった状態

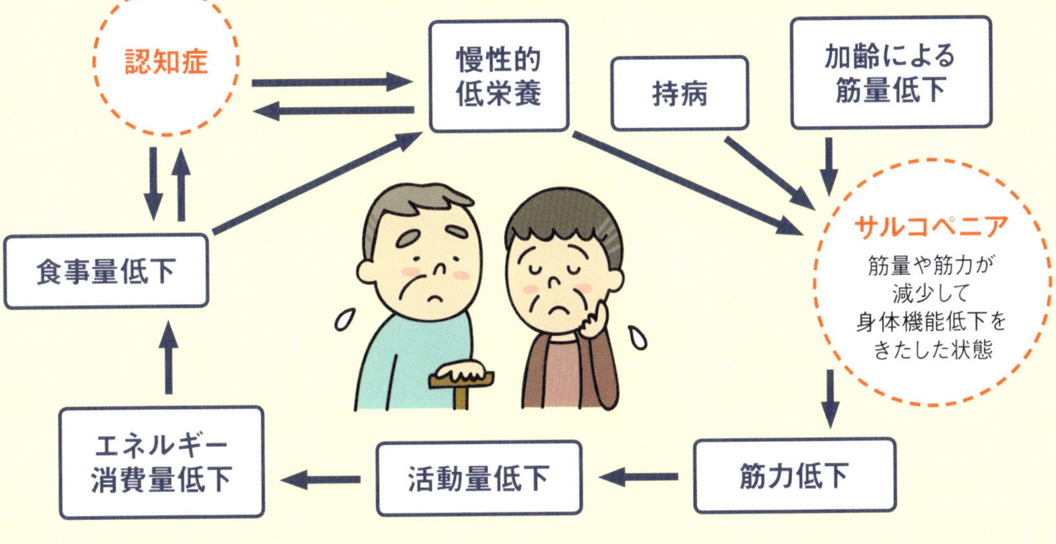

（口の役割、食べる仕組みを知り、食事のサポートを）そもそも食べるってどういうこと？

食べ物を口から胃袋へ。神経や筋肉の一連の共同作業

「食べる」という行為は、「認知」「咀《そ》嚼《しゃく》」「嚥《えん》下《げ》」から成り立っています。食べ物を認識し、どのように食べるかを脳で判断することを「認知」、食べ物をかみ砕くことを「咀嚼」、飲み込むことを「嚥下」といいます。食べ物はこのような口の一連の運動で胃に送りこまれ、栄養となります。しかし、加齢で機能が低下するとこの一連の動作がうまくいかなくなります。

とくに、咀嚼、嚥下機能の低下は大きな問題です。加齢とともに歯が欠損したり、舌の運動機能や唾液の分泌量も低下することで、うまく食べ物をのどへと送れなくなってしまいます。

食べるメカニズムを知り料理でできるサポートを

もう少し詳しく咀嚼、嚥下を説明しましょう。食べ物を一時的に口の中にため、かみ砕いて唾液と混ぜ、飲み込みやすい塊にした食べ物（食塊《しょっかい》）を、舌の運動により上あごの奥（軟口蓋《なんこうがい》）に押しつけ、口からのどへと送ります（食塊移送）。この段階は自分で意識している段階です。次に、食べ物が鼻腔に逆流したり、気管に入らないように、気管の入り口を閉鎖する運動が起こり、食塊が食道へと送られます（嚥下反射）。そして食道の蠕動《ぜんどう》運動により胃まで運ばれます。この段階は、体が自動的に行う反射運動です。

このように咀嚼、嚥下には、多くの器官で神経や筋肉が共同して動いています。そのどこかの段階で神経や筋肉がうまく動かなくなると、嚥下障害が引き起こされるのです。

その仕組みや働きを考え、咀嚼、嚥下しやすい料理を工夫することが大切です。もちろん嚥下機能への加齢の影響は、個人差がみられます。過去の病気や持病、どんな薬を飲んでいるかも影響します。様子を観察し、必要なサポートをしてあげましょう。

食べる一連の流れ

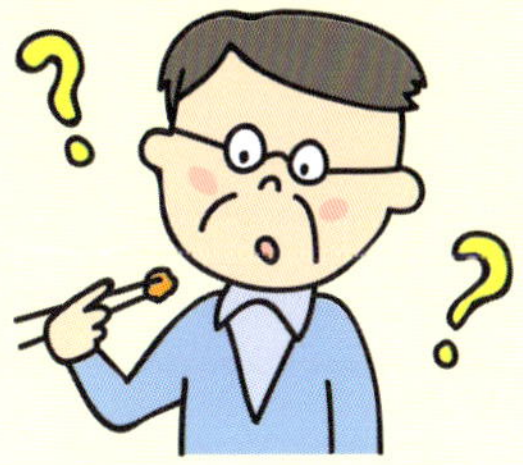

1 食べ物の認知

目で見てどんな食べ物か、どのような味やかたさで、どのように食べればいいかを認識する。

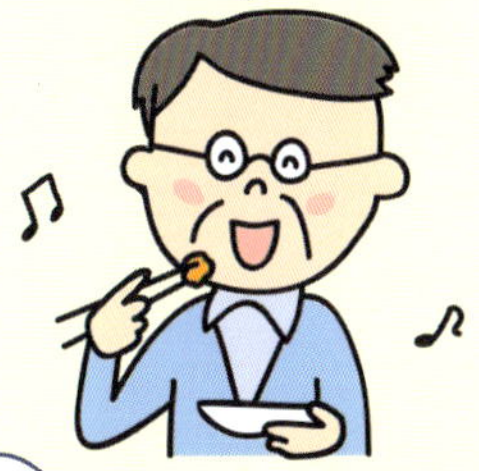

2 口に入れる

認識した情報をもとに、口に入れやすい大きさや、味わいやすい量を口へ運ぶ。

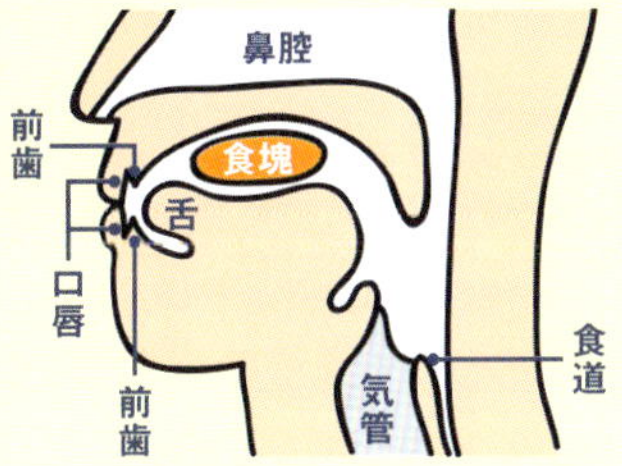

3 かみ砕いて塊を作る

食べ物を歯でかみ砕き、奥歯ですりつぶして、唾液と混合して、飲み込みやすい食塊を作る。

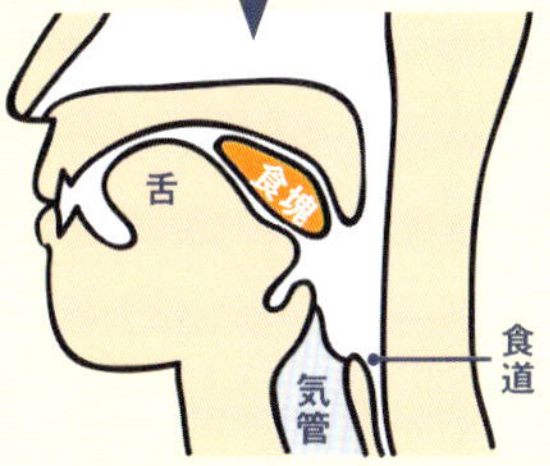

4 のどへ送り込む

食塊が作られると、嚥下反射が起こり、舌やほおを使って食塊が口の奥からのどへと送られる。

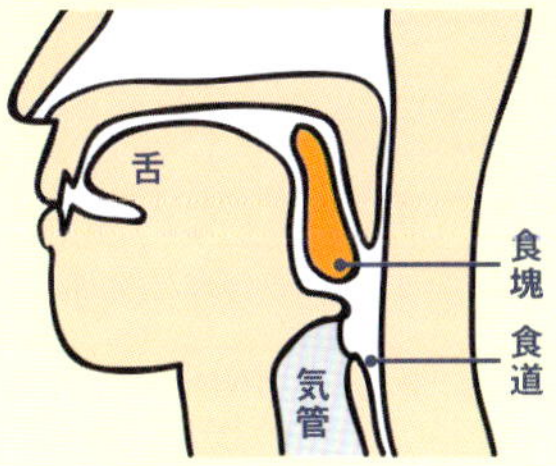

5 飲み込む

口から送り込まれた食塊は、気管に入らないよう防御されながら食道へと送り込まれる。

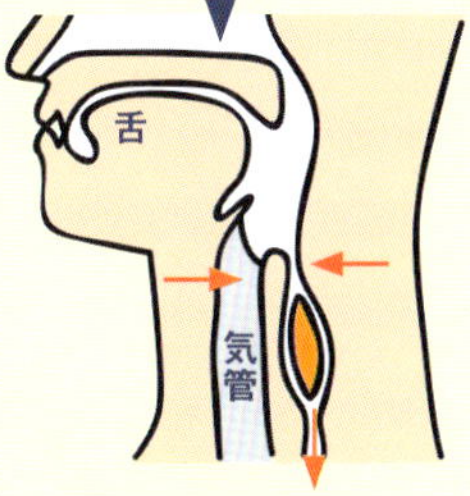

6 胃へ進む

食道の蠕動運動により、食塊が胃に運ばれる。逆流しないよう、食道入り口の筋肉は収縮する。

こんな症状に注意！

- ☑ 食事中にむせる
- ☑ 咳《せき》が出る
- ☑ 痰《たん》の量が増えた
- ☑ のどのあたりに食べ物が残ったような気がする
- ☑ 食事中や食後に痰がからんだような声になる

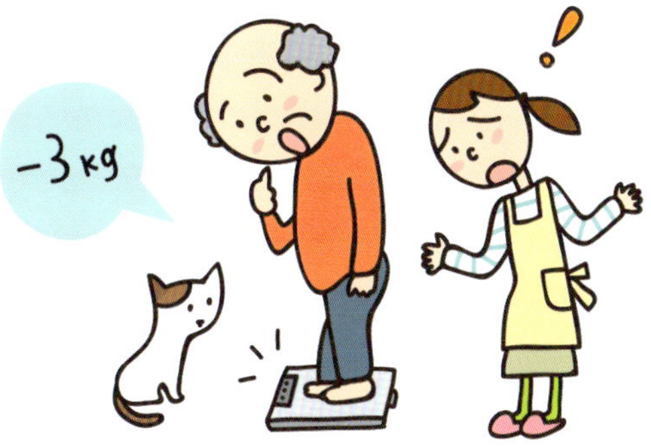

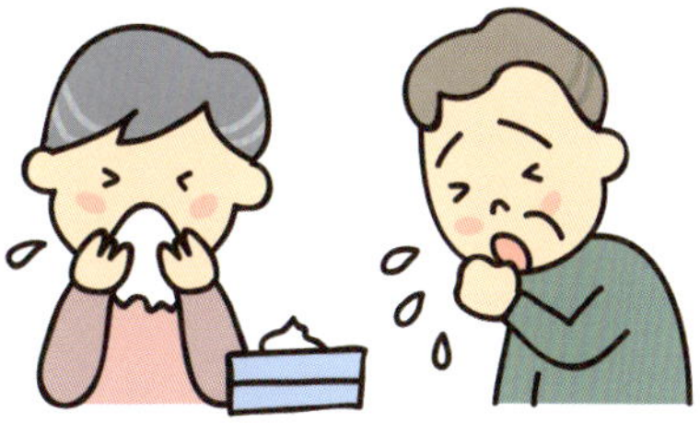

- ☑ 食事中に鼻水が出る
- ☑ 食事内容や好みが変わった
- ☑ 食欲が落ちた
- ☑ 食事にかかる時間が長くなった
- ☑ やせてきた、体重が減った

（かんだり、飲み込んだりが難しくなったら配慮したい）
高齢者が食べやすい食べ物5つの条件

機能の低下による食べにくさの原因を解消する

ここまで見てきたように、加齢による身体機能の低下によって、それまで自然にできていた咀嚼《そしゃく》、嚥下《えんげ》の行為がスムーズにできなくなってしまいます。それをサポートするのが、本書の料理です。できるだけ「咀嚼、嚥下しやすい＝食べやすい」食べ物を考えていきましょう。

「食べにくさ」でよくあげられるのは、「かたくてかめない」「パサパサして食べにくい」「酸味などが強くてむせやすい」「口の中に貼りつきやすい」「液体と固体が混ざって気管に流れ込みやすい」などです。つまりこの逆の要素が、「食べやすい」ものということになります。食材の選び方はもちろん、調理方法の工夫で「食べにくさ」を解消することができます。

きざみ食や流動食が食べやすいわけではない

食べやすさの大切な要素は、やわらかく、まとまりやすく、適度に粘性があることです。よく誤解されているのが、細かくきざむだけの「きざみ食」と、なにもかもミキサーにかける「流動食」です。かたいものをきざんでも、バラバラとしたままでは食べにくさは変わりません。むしろむせる原因になったりします。また、かむ力が弱っているとはいえ、やわらかな食事ばかりでは、刺激がなくなり、機能低下を加速することになります。症状に合わせた「食べやすさ」を工夫しましょう。

２００２年に設立された「日本介護食品協議会」による、ユニバーサルデザインフード（ＵＤＦ）という規定とそれに基づく商品があります。年齢や障がいのあるなしにかかわらず、普段の食事から介護食まで、できるだけ多くの人が利用できるように考えられた「みんなにやさしい」がコンセプトです。このユニバーサルデザインの規準である「かたさ」や「粘度」の４つの区分を目安にするのもよいと思います。

食べやすい食べ物とは

やわらかい

力を入れなくても、歯や舌でつぶせるような状態。生のままでやわらかいもの、加熱してやわらかくなるものがある。

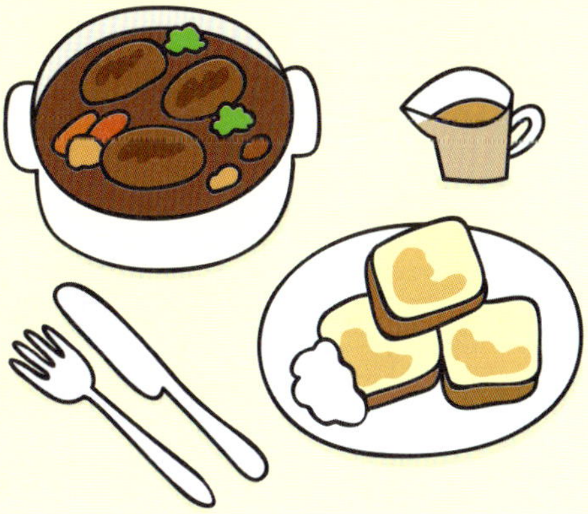

まとまりやすい

適度な大きさのひとつの塊になったものは飲み込みやすい。パサパサしていたり、厚みがなくかみ切れないとまとまりにくい。

適度な粘性がある

のどの通りがなめらかで、まとまりがあり、飲み込みやすい状態のもの。とろみがあるもの、しっとりとしたものなど。

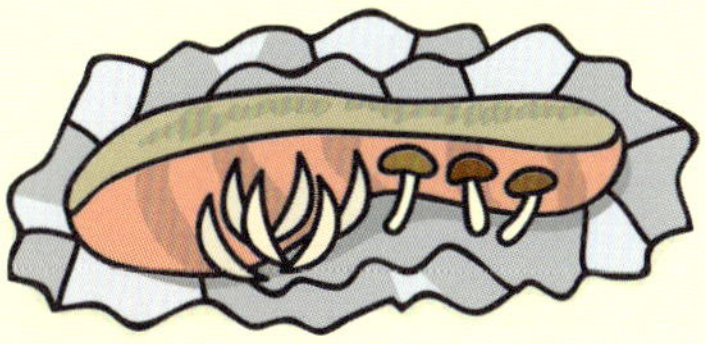

さらさらしていない

さらさらした液状のものはむせたり誤嚥する原因に。とくに水分と細かな固形物の組み合わせは要注意。とろみをつけるとよい。

バラバラになりにくい

小さくきざんだものは食べやすいというのは誤解で、バラバラしているので逆に誤嚥のリスクが高い。口の中でまとまる工夫が必要。

食べやすさを段階で表示

ユニバーサルデザインフード（UDF）

かむ力、飲み込む力の状態に合わせ、食べ物のかたさ、食べやすさなどをわかりやすいように4つの段階に区分している。

区分		容易にかめる	歯ぐきでつぶせる	舌でつぶせる	かまなくてよい
かむ力の目安		かたいものや大きいものはやや食べづらい	かたいものや大きいものは食べづらい	細かくてやわらかければ食べられる	固形物は小さくても食べづらい
飲み込む力の目安		普通に飲み込める	ものによっては飲み込みづらいことがある	水やお茶が飲み込みづらいことがある	水やお茶が飲み込みづらい
かたさの目安	ごはん	ごはん～やわらかごはん	やわらかごはん～全がゆ	全がゆ	ペーストがゆ
	さかな	焼き魚	煮魚	魚のほぐし煮（とろみあんかけ）	白身魚のうらごし
	たまご	厚焼き卵	だし巻き卵	スクランブルエッグ	やわらかい茶碗蒸し（具なし）

出典：日本介護食品協議会 HP

POINT 1

食べやすい調理のポイント

食べやすい食材・部位・形状を選ぶ

食材の知識と選び方で食の楽しみが広がる

まず大切なのは食材の選び方です。そのままでやわらかく食べられる食材もあるので、選び方ひとつでメニューの幅が広がります。たとえば魚なら、刺身や、加熱する場合は脂が多くかたくなりにくい種類や部位を選びます。また肉も部位や切り方によって食べやすさが大きく変わります。野菜は繊維が少なく、加熱すればやわらかくなるものを選びましょう。練り製品なども使いたい食材のひとつ。これらを上手に組み合わせて、食べる力が弱っても楽しめる食事を作りましょう。

かみにくい、飲み込みにくい食材

身体機能が衰えるにつれ、今まで食べられたものも、食べにくいと感じることが増えてきます。

✖ **パサパサしたもの**
パン・ふかしいも・ゆで卵・焼き魚・高野豆腐　etc.

✖ **液状のもの**
水・お茶・すまし汁・みそ汁　etc.

✖ **かたいもの**
ナッツ類・さくらえび・ごま・炒り大豆・焼き肉・生野菜　etc.

✖ **小さくバラバラしていてまとまりにくいもの**
ふりかけ・佃煮・薬味のねぎ・きざみ食　etc.

✖ **加熱してもやわらかくならないもの**
かまぼこ・こんにゃく・貝類・いか・ハム・油揚げ・きのこ類・長ねぎ・しらたき　etc.

✖ **厚みのないもの**
焼きのり・わかめ・レタス・スライスきゅうり　etc.

✖ **酸っぱいもの**
酢の物・柑橘類　etc.

✖ **繊維の多いもの**
青菜類の茎・ごぼう・たけのこ・れんこん・柑橘類の袋・パイナップル　etc.

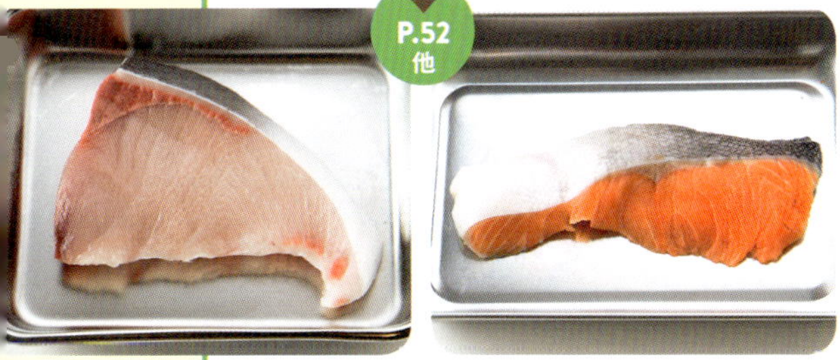

P.52 他

魚は部位や種類を選ぶ

脂の多い魚、また腹側の部位を選ぶ。皮に白い部分が多いのが、脂の多さを示す目安。

魚は焼くより生のほうがやわらかい

刺身はそのままか、たたいても。まぐろ、サーモン、甘エビ、帆立貝柱などがおすすめ。

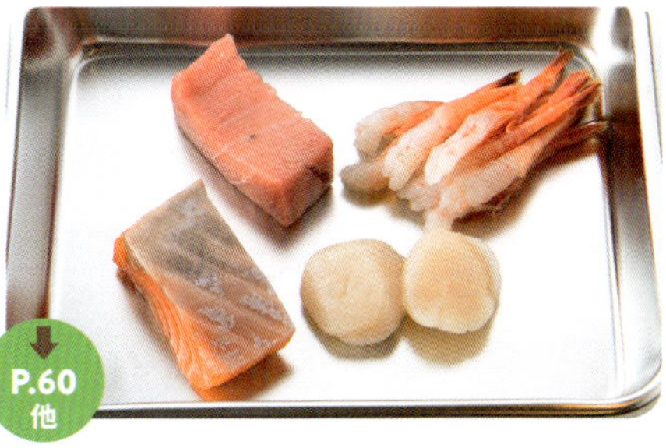

P.60 他

おでんは食べやすい具を選ぶ

野菜をよく煮込み、やわらかな練り製品を選べば食べやすい。卵はだし巻きにするとよい。

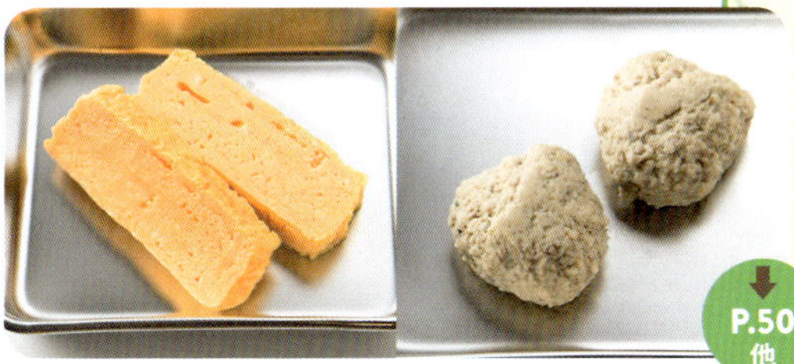

P.50 他

餃子の皮は薄いものを選ぶ

具がまとまっている餃子は食べやすい食事。皮は薄いものがなめらかでより食べやすい。

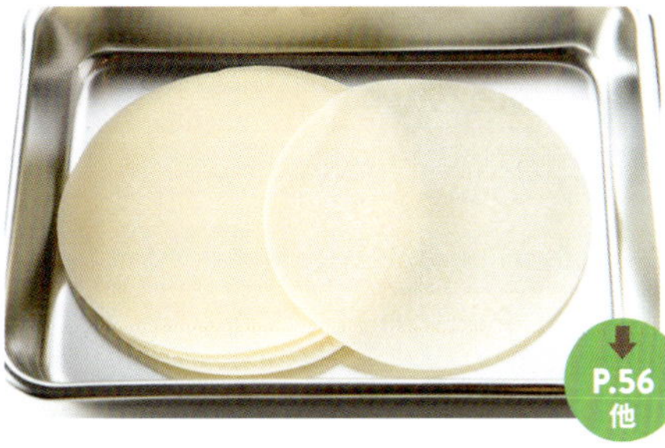

P.56 他

刺身のつまは緑のやわらかい食材に

大葉のかわりにアボカドを。刺身と混ぜてもおいしく、色もきれいで食欲がわく。

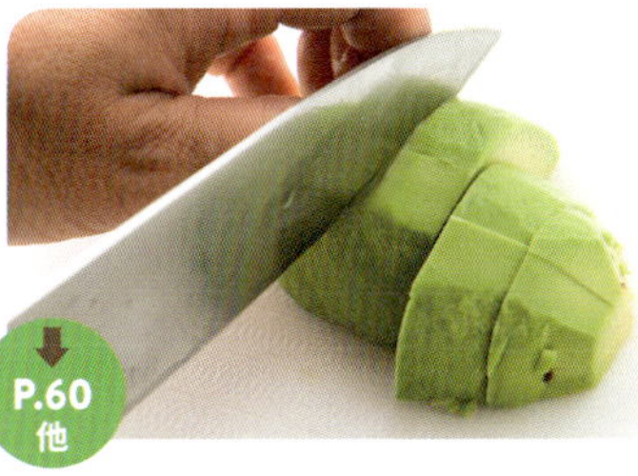

P.60 他

肉はロースよりバラ、塊肉より薄切りかしゃぶしゃぶ用

脂身の多いバラ肉や、薄切り、しゃぶしゃぶ用の肉はかみ切りやすく、食べやすい。

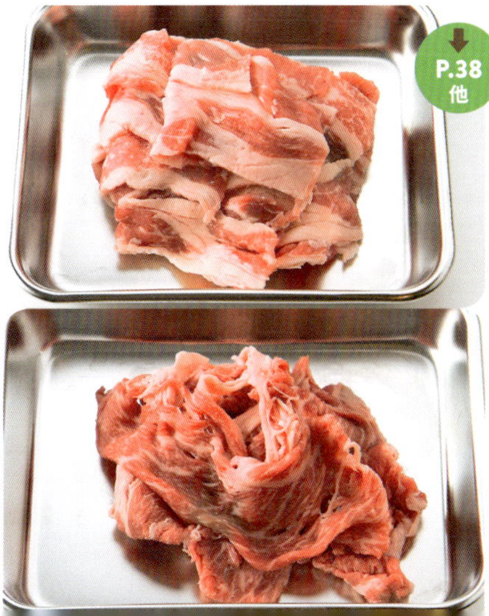

P.38 他

葉野菜は葉先を使う

緑の野菜は栄養的に取り入れたいが、茎は繊維が多いので、葉先を使うと食べやすくなる。

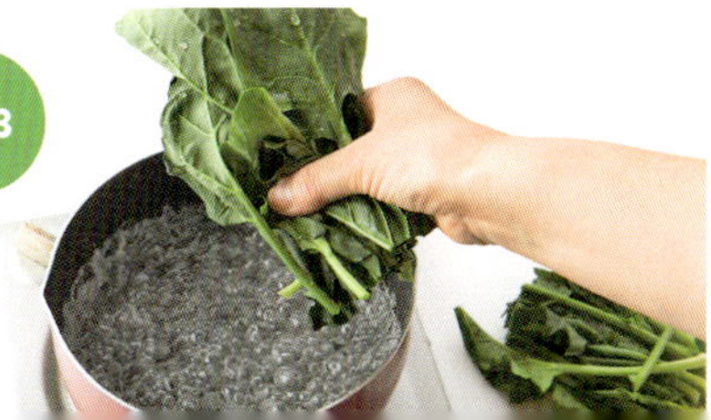

P.83 他

POINT 2

食べやすい調理のポイント

切り方、下ごしらえを工夫する

ほんのひと手間が食べやすさをアップする

食材をどう切るか、どう下ごしらえするかによって、食べやすさが大きく変わります。野菜は皮や茎などかたい部分ははずし、繊維を断つように切り、必要があれば下ゆでします。肉は細かくきざんでミンチ状にしたり、ミンチにした肉（ひき肉）をよく練って粘度を上げます。また、肉を生のパイナップルと一緒に漬け込むことで、酵素によってタンパク質の分解が進んで、やわらかく食べることができます。厚みのある肉は、フォークを刺して、筋を切るようにすると食べやすくなります。

食べやすくなる下ごしらえのコツ

- 野菜などは繊維を断つように切る
- 野菜は皮をむく
- 肉は調理する前に筋を切る
- 隠し包丁を入れる
- かみやすい、飲み込みやすい大きさに切る

どの食材も、繊維の多い部分をはずしたり、断ち切ることで、やわらかく食べやすくなる。そのひと手間が重要なポイント。

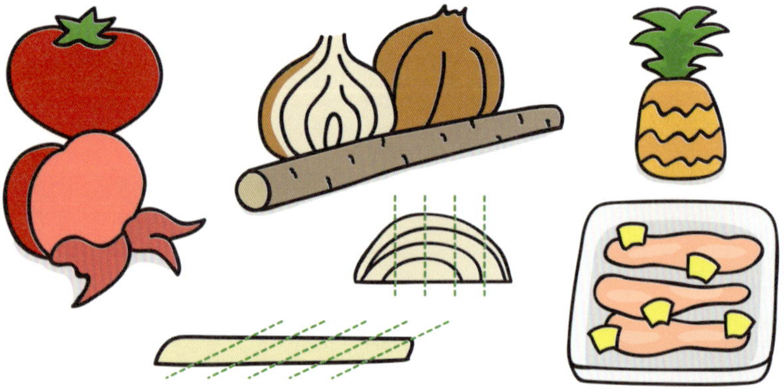

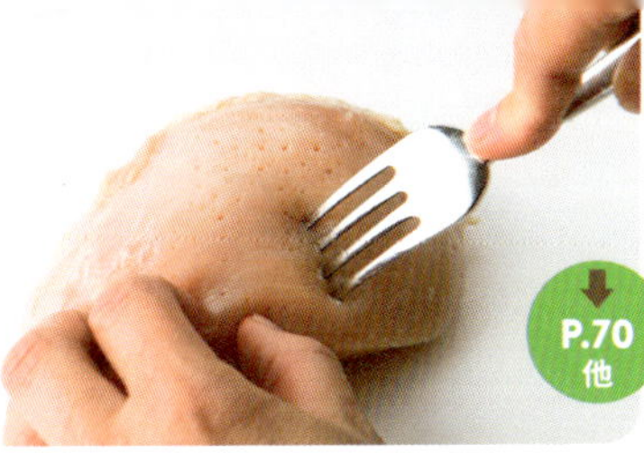

P.70 他

厚い肉は筋繊維を切るようにフォークで刺す

フォークを何カ所か突き刺して、筋繊維を切る。念入りに突き刺すほどやわらかくなる。

玉ねぎは繊維を断つように切る

玉ねぎは加熱するとやわらかくなるが、繊維を断つように切ると、いっそう食べやすい。

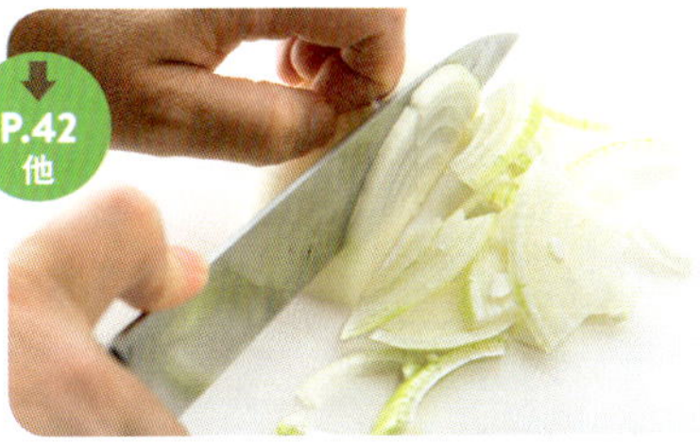

P.42 他

肉は生のパイナップルと一緒に漬けるとやわらかに

生のパイナップルの酵素がタンパク質を分解。肉の厚みによって漬ける時間を調整する。

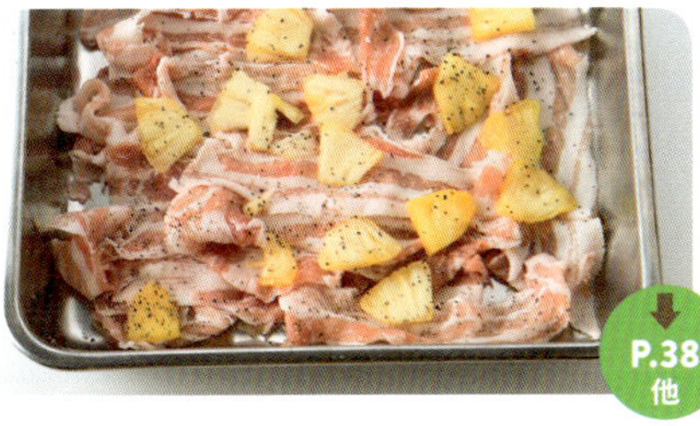

P.38 他

ハンバーグのたねはよく練る

ひき肉は形がなくなるくらいよく練る。調味料などを加える前にひき肉だけで練るとよい。

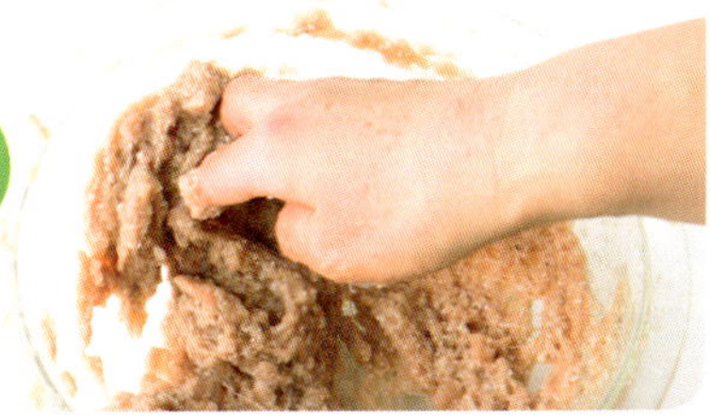

P.40 他

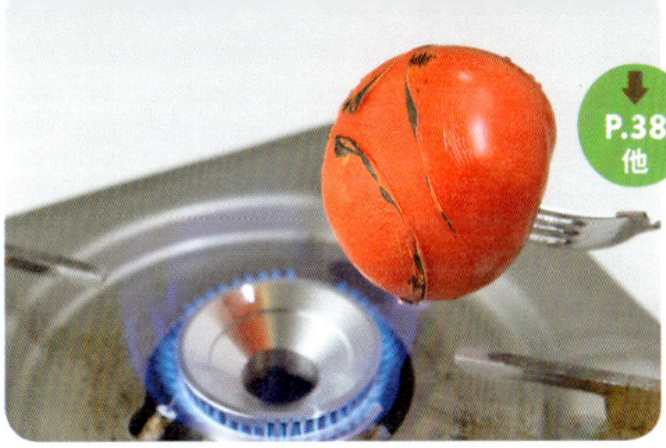

P.38 他

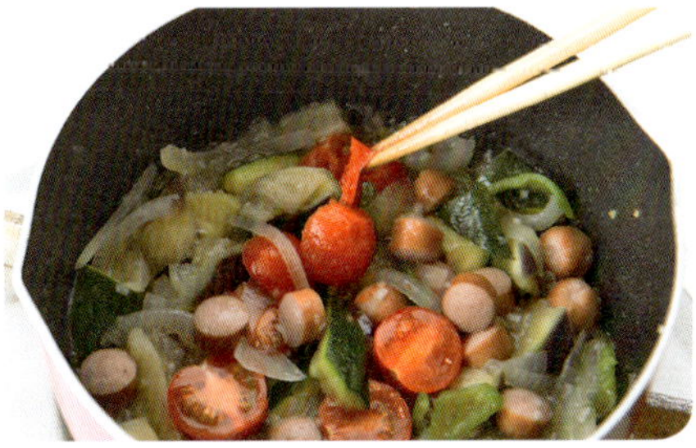

トマトは皮をとり除く

皮は湯むきするか、フォークに刺し直火であぶってむく。煮込み途中ではがれた皮も除く。

なすは縞目に皮をむく

縦に縞目にむくと食べやすくなる。よりやわらかくしたいなら皮を全部むく。

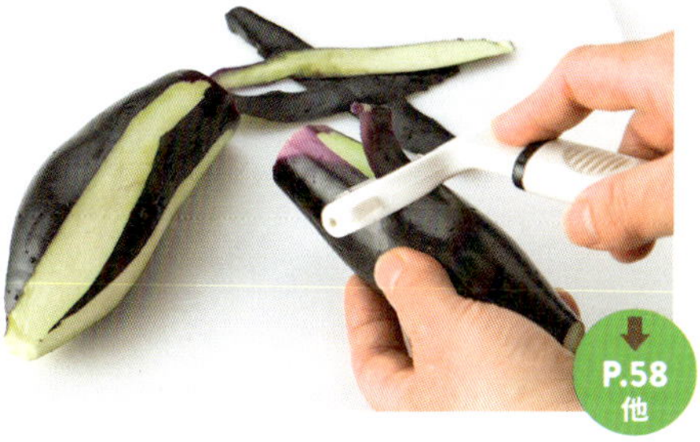

P.58 他

肉は細かくきざんでミンチ状にする

肉は包丁でよくたたく、きざむだけでなく、包丁の腹を使って押さえ、練るようにするとよい。

P.46 他

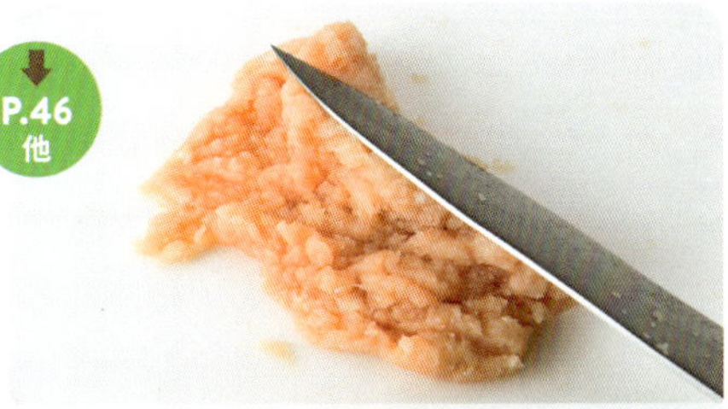

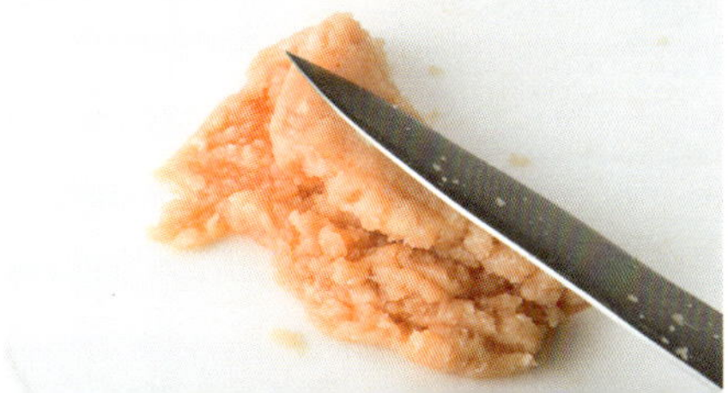

POINT 3

食べやすい調理のポイント

食材に合わせて上手に加熱してやわらかく

火の通し方、加減でよりいっそう食べやすく

食材を加熱することで、やわらかく、食べやすくすることができます。たとえばつけ合わせのキャベツなども、ゆでたり、電子レンジで加熱すれば、無理なく食べられます。炒め物、揚げ物も、あらかじめ下ゆでをした食材を使えば、やわらかく、おいしく仕上がります。煮物は弱火でじっくりと煮込み、焼き物は焦げ目をつけないよう蒸し焼きにするといいでしょう。加熱しすぎるとかたくなる肉や魚は、途中一度鍋から取り出しておいて最後に戻すなど、入れるタイミングを工夫します。

食べやすくなる加熱のコツ

- やわらかくなるまで弱火でじっくり煮る
- 煮汁は多めにして時間をかけて煮る
- 野菜は下ゆでしたり、電子レンジで加熱してから調理する
- かたい焦げ目がつかないように蒸し焼きにする
- 生野菜はかたいのでつけ合わせの野菜もゆでる

基本的には弱火でじっくりと火を通すことでやわらかくなる。圧力鍋を使ってもよい。かたい野菜は下ゆでを。

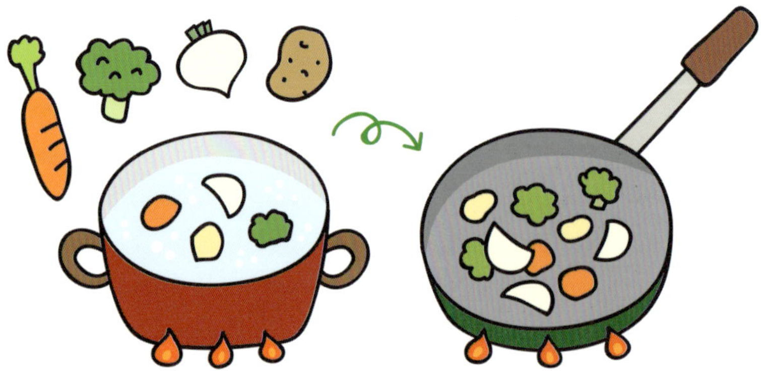

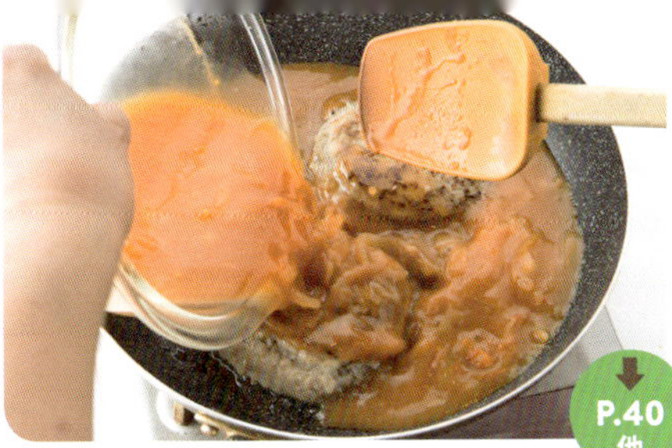

P.40
他

ハンバーグは煮込む

ハンバーグは、ソースと一緒に煮込むとやわらかく食べやすくなる。

野菜は下ゆでしてから炒める

炒め物などにする野菜は、あらかじめ下ゆでしておくと、短時間で炒めることができる。

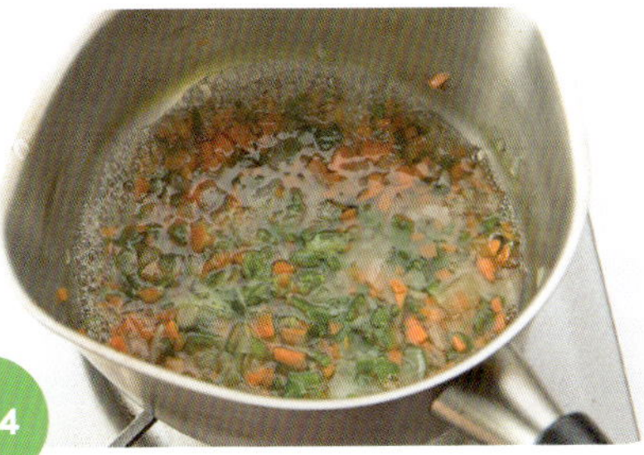

P.54
他

落としぶたをしてじっくり煮る

熱や水分、味が効率よく均等に食材に入るように、落としぶたを利用するとよい。

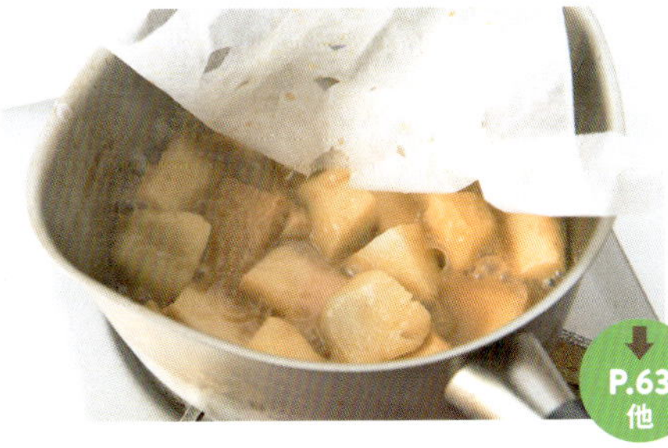

P.63
他

焦げないように蒸し焼きにする

焦げ目はかたいので、焼き物が焦げないようクッキングシートを敷き、蒸し焼きにする。

P.69
他

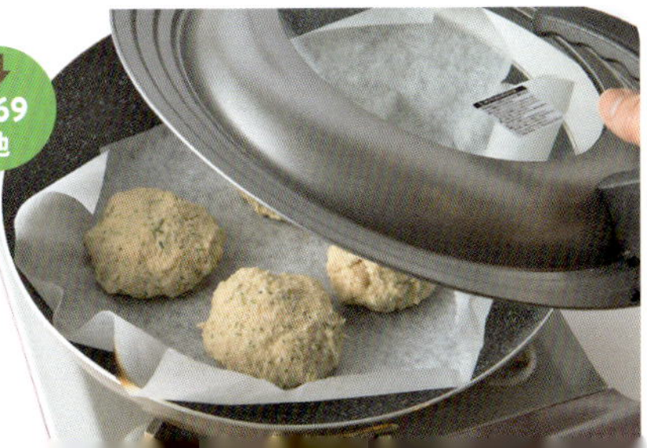

キャベツなどもゆでてから切る

キャベツは切る前にゆでるか電子レンジで加熱し、食べやすい大きさに切って添える。

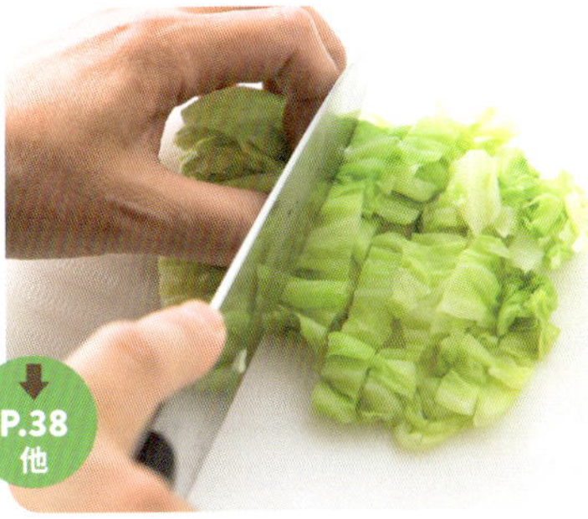

P.38
他

餃子は焼かずにゆでる

焼くと焦げ目がつき、皮もかたくなるので、ゆでて皮も中身もやわらかく仕上げる。

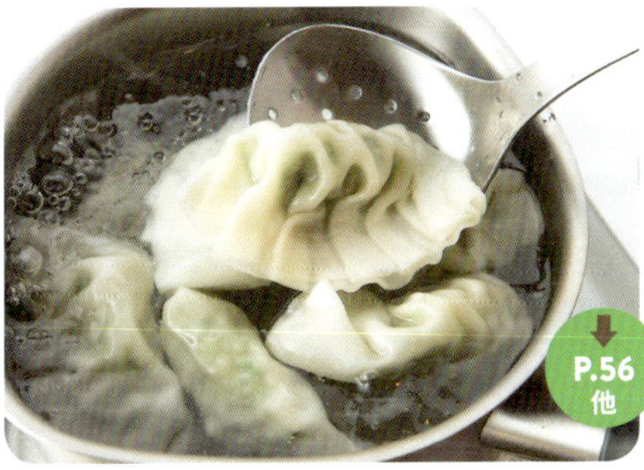

P.56
他

火を通しすぎないよう肉は分けて入れる

肉じゃがなどの肉は、半量はだしをとるため先に入れ、半量はあとから入れてやわらかく。

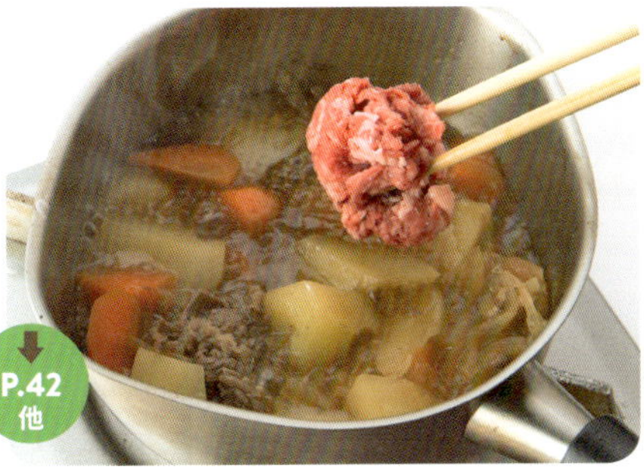

P.42
他

POINT 4

食べやすい調理のポイント

水分、脂分を保つ、足りなければ加える

食材の水分を生かし汁気やソースで補う

高齢者が食べやすい料理は、水分が多くしっとりとしているのが基本です。食材の水分が抜けないように蒸し焼きにしたり、通常よりもたっぷり水分を含ませて焼いたり、豆腐は水きりしないで使うなど、さまざまな方法があります。一度焼く、揚げるなどしたものを、だしやスープなどに浸したり、煮たりするのもよい調理法。かたい衣がやわらかくなり、水分がしみ込んで食べやすくなります。また、肉や魚は本来持っている水分、脂分が加熱によって逃げないように下ごしらえします。

水分、脂分を保つ調理法

- 小麦粉や片栗粉をふってから調理する
- 汁やたれ、ソースに浸す
- だし汁や汁気の多いものを加える
- パサパサしがちなものに油分を塗る
- 焼かずに蒸す

食材が持っている水分、脂分は逃がさず調理。水分や脂が少なめの食材は先に加えたり、調理後汁気のあるものに浸したりと工夫を。

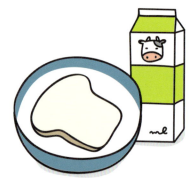

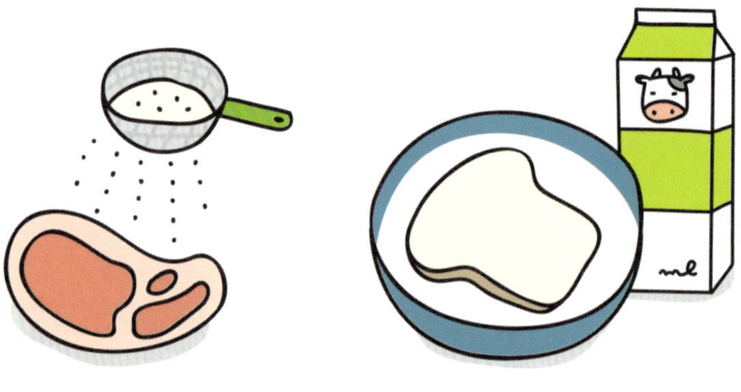

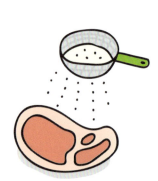

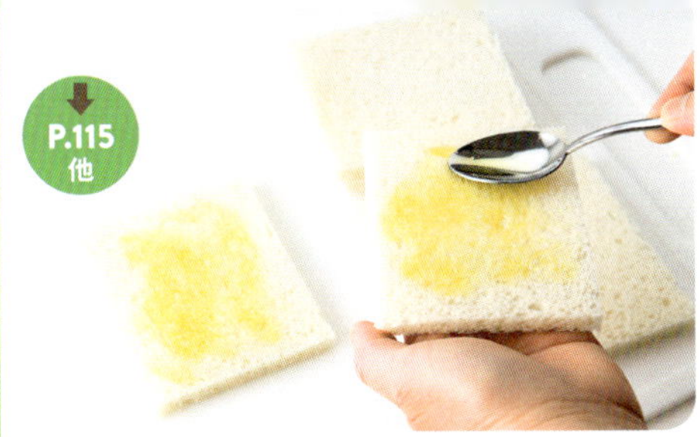

P.115 他

パンにオリーブ油を塗る

サンドイッチのパンには、冷えると固まるバターよりオリーブ油を。しっとり風味もアップ。

豆腐はあまり水きりせず水分を利用して調理する

豆腐は軽く水きりするかそのまま使い、水分を生かして食べやすく仕上げる。

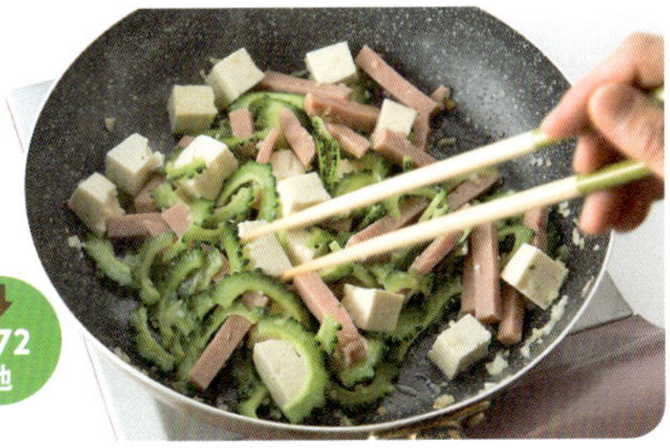

P.72 他

卵焼きはだし巻き卵にする

だしを通常よりも多めに入れて、しっとりとやわらかなだし巻き卵にすると食べやすい。

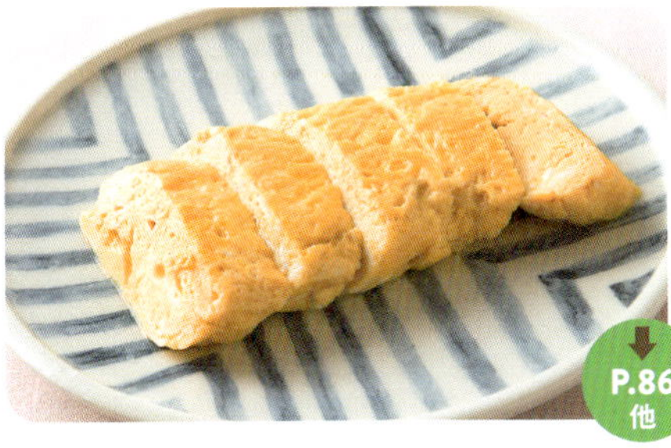

P.86 他

パンに牛乳などを含ませる

フレンチトーストは牛乳多めの卵液によく浸し、蒸しパンも牛乳に浸して加熱してしっとり。

P.116 他

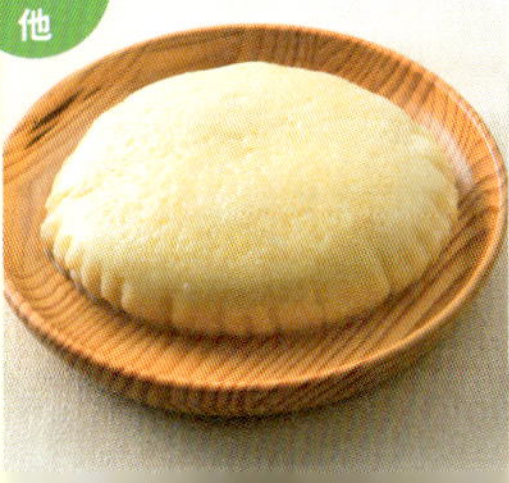

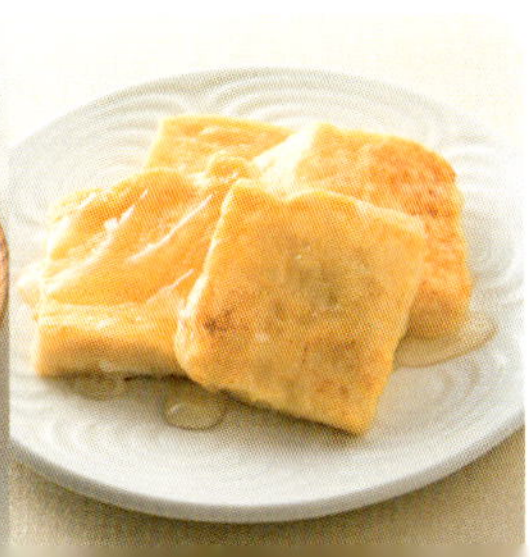

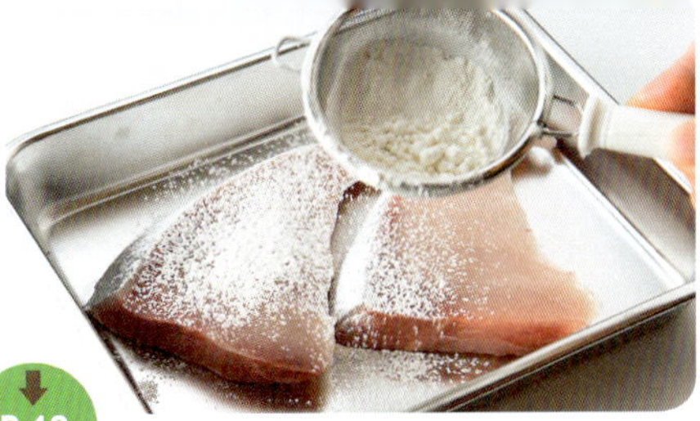

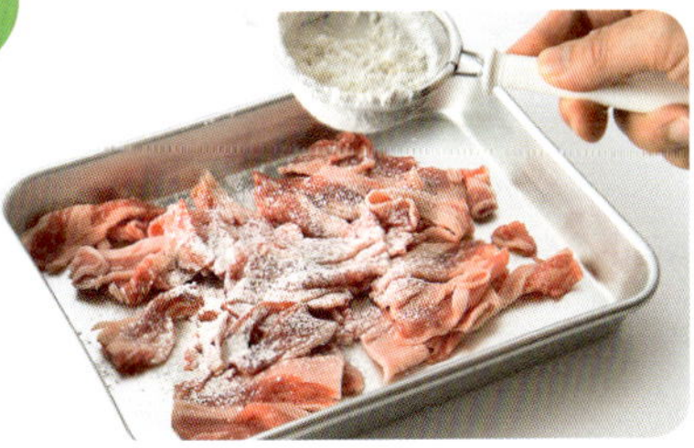

P.48 他

水分や脂分が抜けないよう小麦粉をふる

肉や魚は調理前に小麦粉をふっておくと、水分や脂分が抜けず、やわらかいまま仕上がる。

ホイルに包むなどして蒸し焼きにする

きっちり包んで蒸し焼きにすることによって、素材の水分を逃がさずにやわらかく仕上がる。

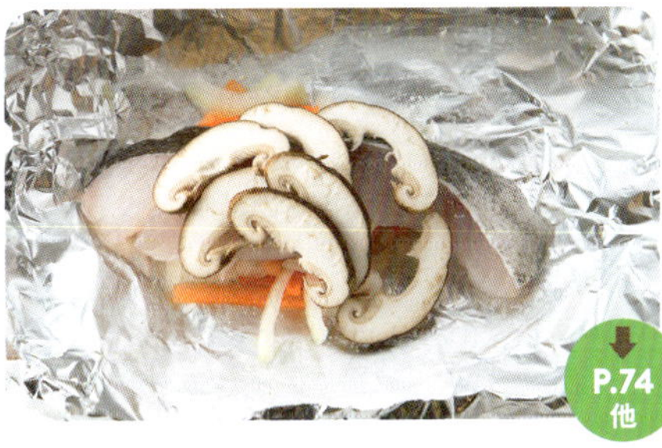

P.74 他

だし汁に浸す

一度焼いたり揚げたりしたものを、だしに浸すと、まわりがやわらかくなり、味もしみる。

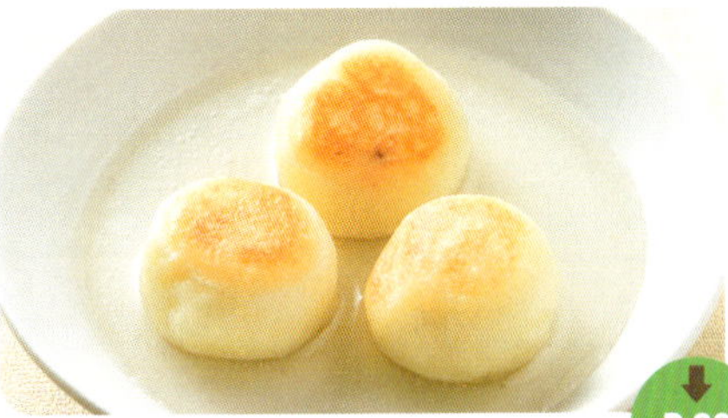

P.82 他

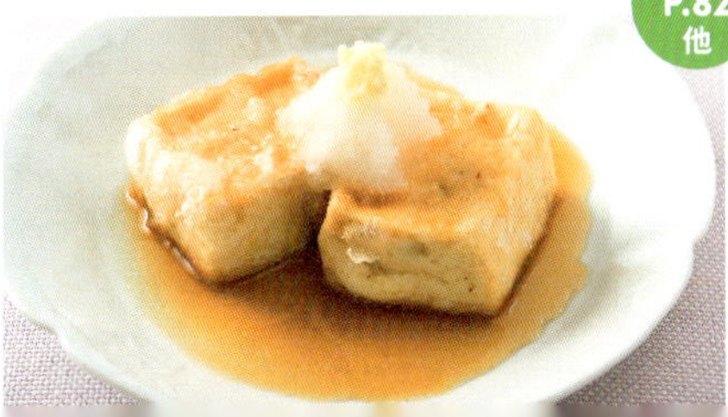

POINT 5

食べやすい調理のポイント

つなぎやあえ衣でまとめ、油脂でしっとりと

しっとりふっくら仕上げる食材をプラスして

パサパサしたり、バラバラとまとまりにくいものは、つなぎを加えたり油分や水分の多いものとあえることで食べやすくなります。たとえば、肉団子に豆腐やれんこんのすりおろしを加えたり、えび団子にはんぺんを加えるとやわらかく仕上がります。白あえや卵とじなども、食材をまとめる調理法です。適度な油分を加えることも重要。マヨネーズはあえるだけでなく、具材や衣に加えたり、焼くときに表面に塗ったりといろいろ使えてしっとり仕上がり、味つけもできるので重宝します。

やわらかくふっくらする
つなぎ、あえ衣、油脂

- マヨネーズを入れるとふっくら仕上がる
- 卵やチーズでやわらかくまとまる
- はんぺん、豆腐、れんこんはつなぎになる
- 揚げ衣にホットケーキミックスを使うとふわふわに揚がる

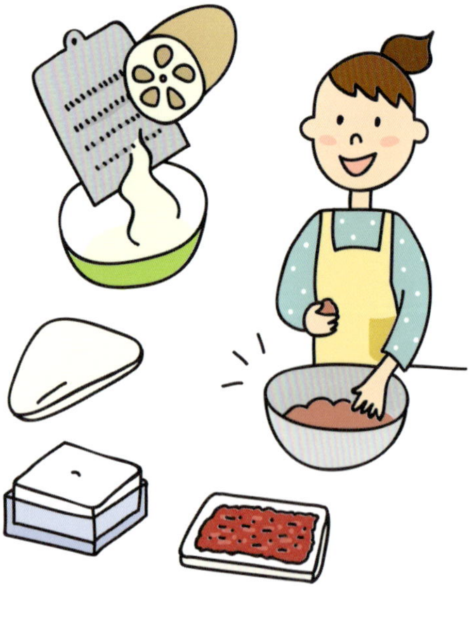

つなぎになる食材＝豆腐、はんぺん、卵、マヨネーズ、ホットケーキミックス、冷凍食品のいも類、フリーズドライのマッシュポテトなどは常備しておくと便利。

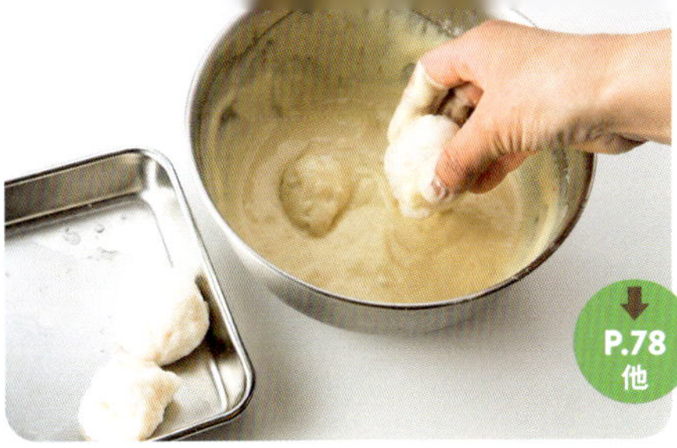

P.78 他

ホットケーキミックスを衣にする

フリッターはホットケーキミックスを衣にするとふんわりとやさしい食感に。

ひき肉のたねにマヨネーズを加える

肉団子などのひき肉のたねに、マヨネーズを適量加えるとしっとりやわらかく仕上がる。

P.46 他

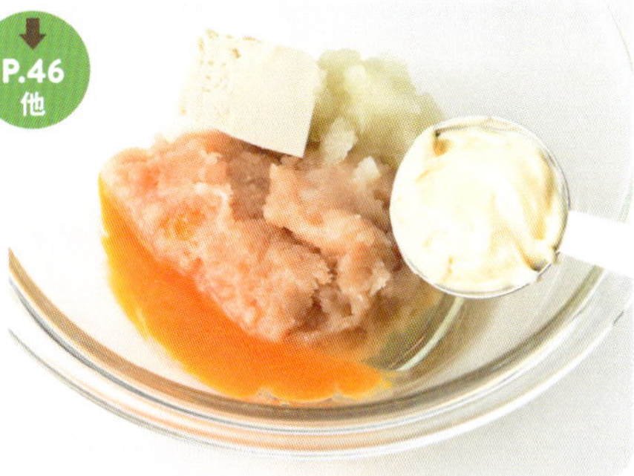

マヨネーズを上下に塗る

オーブン焼きなどは、お皿と野菜の表面にマヨネーズを塗るとしっとり風味よく仕上がる。

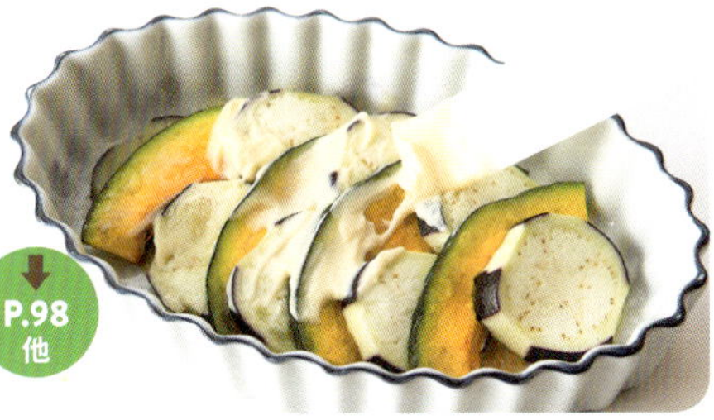

P.98 他

つなぎにはんぺんを加える

魚介の団子やつみれ、伊達巻などにはんぺんを加えると、やわらかく風味もよくなる。

P.78 他

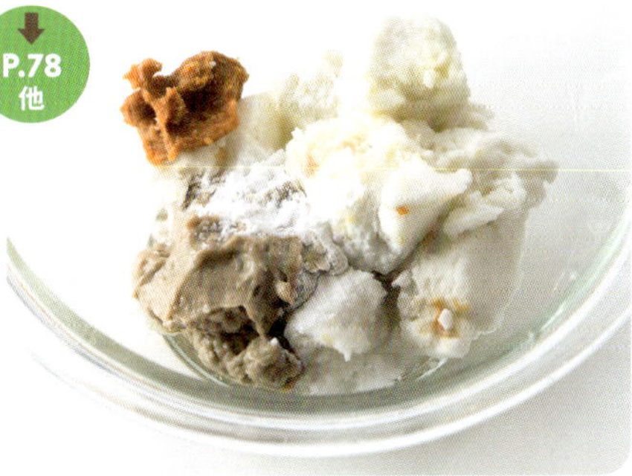

卵でとじてまとめる

炒め煮した具材を卵でとじると、具材がまとまりふんわりとして、食べやすい。

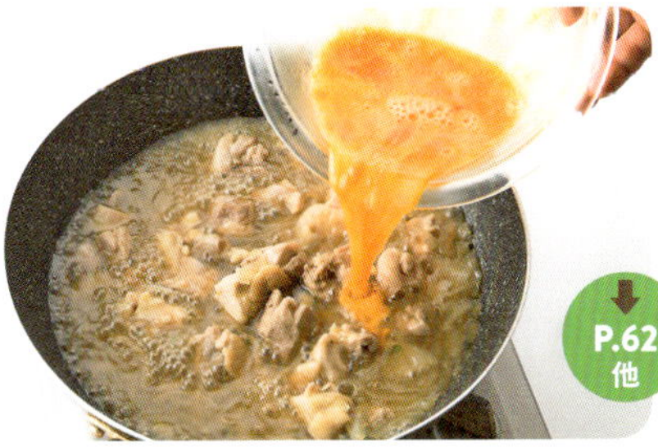

P.62 他

つなぎにれんこんや豆腐を加える

チキンナゲットや肉団子に、豆腐やすりおろしたれんこんを加えると、ふっくらと仕上がる。

P.46 他

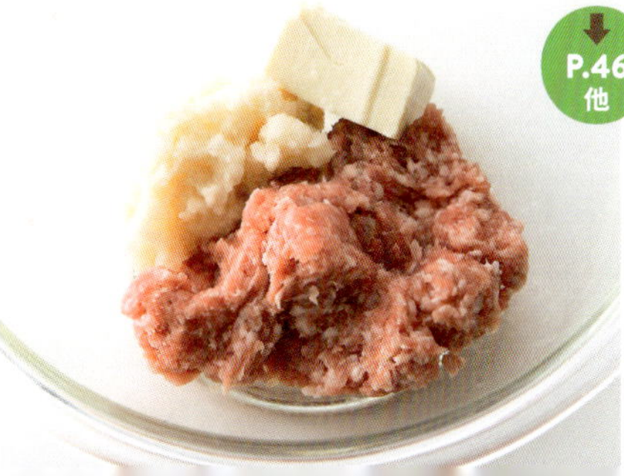

こしあんに油を加える

意外とボソボソするこしあんは少量のサラダ油を加えて練ると、しっとりと食べやすく。

P.154 他

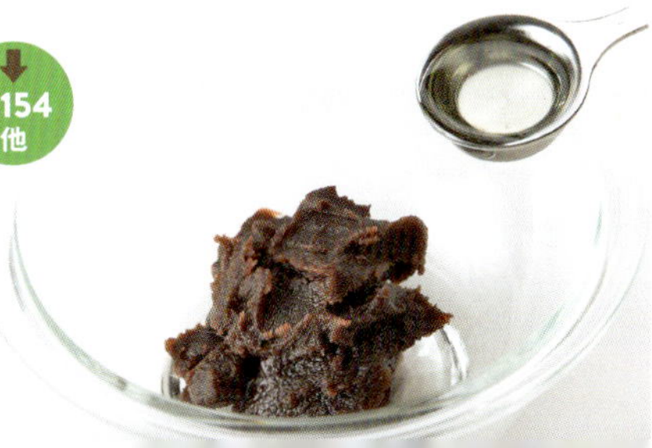

POINT 6

食べやすい調理のポイント

大きすぎず細かすぎない、一口大にする

一口か二口で食べられ、かみやすいやわらかさに

食べやすい大きさというのは、意外と難しいかもしれません。大きすぎるのはもちろんNGですが、小さすぎるのも食べにくいものです。理想は一口か二口で食べられ、やわらかくつぶせるくらいのかたさにすること。大きさは、野菜なら3～4cmでしょうか。

細かくて食べにくい食材としてはひき肉のそぼろがあげられます。炒め物に使うときのコツは、あらかじめ粒をつぶしてまとめ、ほぐしすぎずに焼きつけます。こうすると適量にまとまって口に入り、咀嚼しやすくなります。

実物大 一口大にした食材

大きすぎず、小さすぎず、口に入れやすくて咀嚼しやすいサイズとやわらかさに。

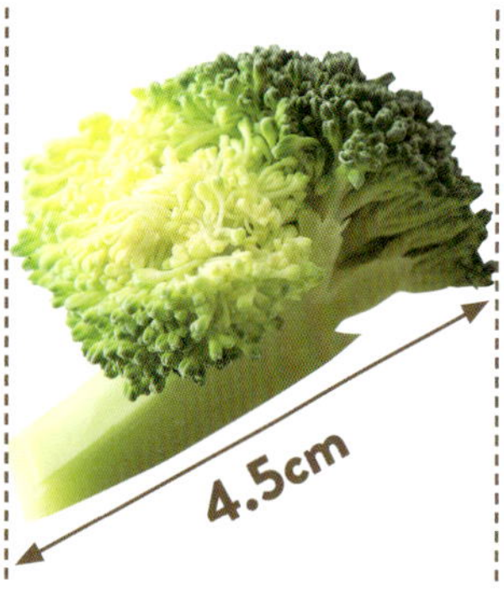

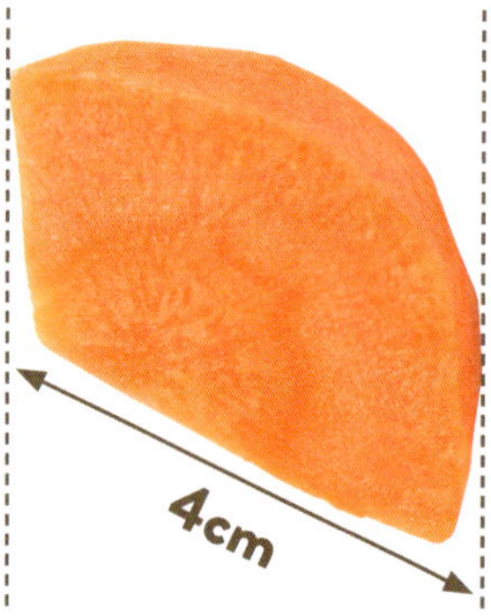

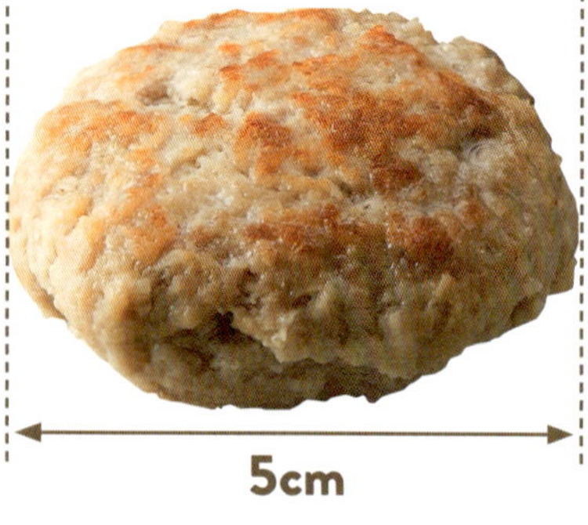

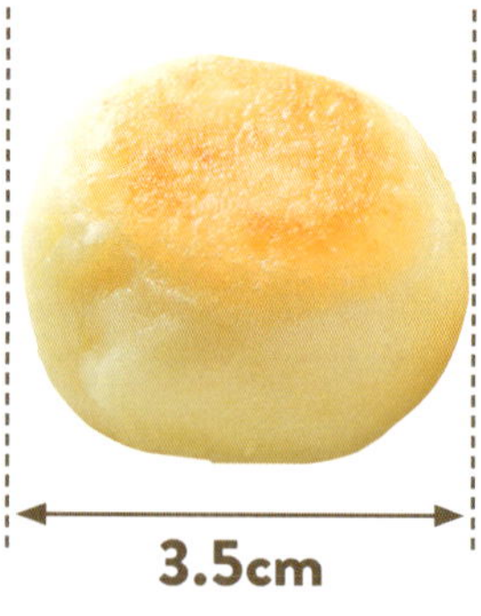

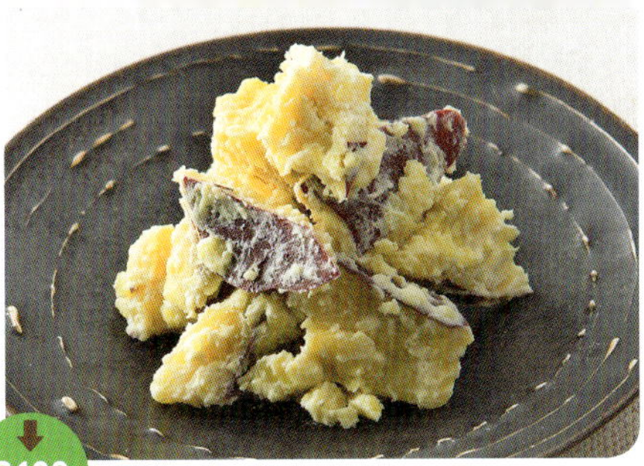

P.109
他

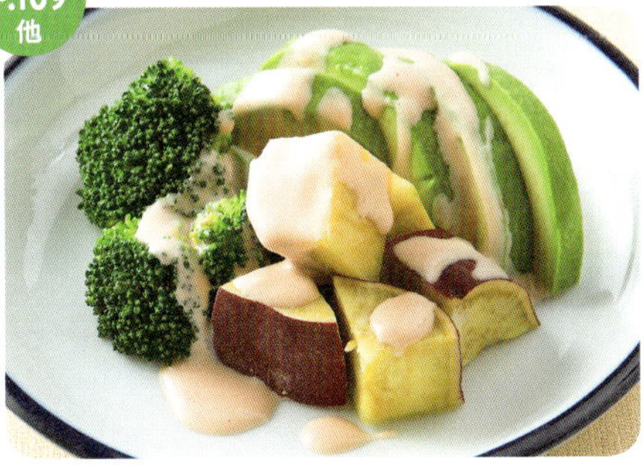

あえ物は一口大の大きさにそろえる

何種類かの食材をあえる場合は、同じ大きさにそろえると食べやすい。

細かくポロポロにしないで塊ができるように焼きつける

ひき肉はほぐさず、焼きつけるようにして、適度な大きさの塊にすると食べやすい。

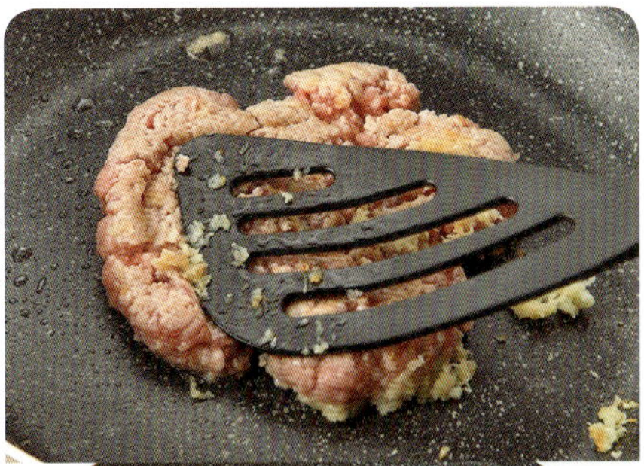

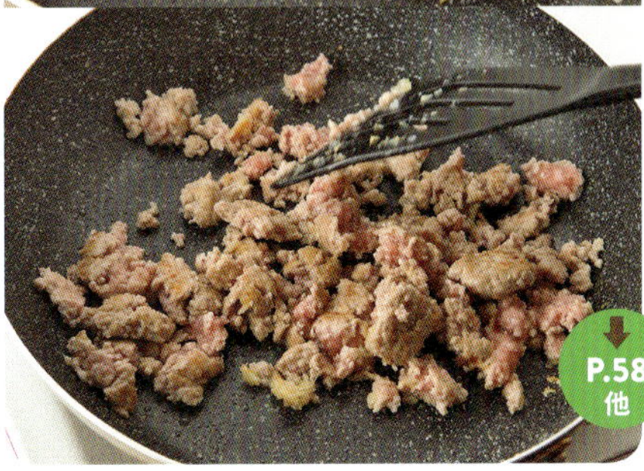

P.58
他

一口大に丸めると食べやすい

肉団子やまんじゅう系のやわらかなものは、一口か二口で食べられる大きさに丸める。

P.46
他

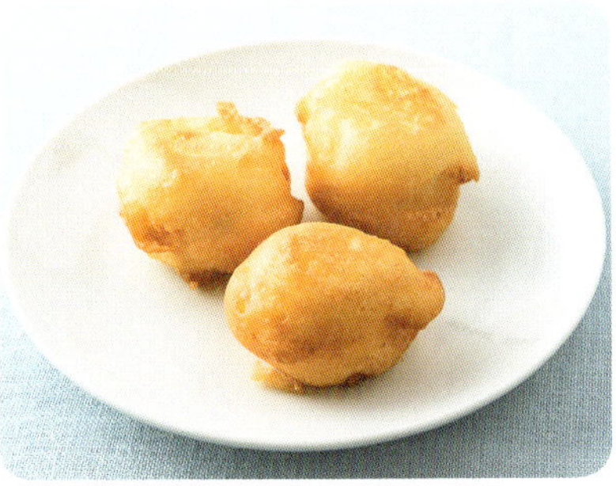

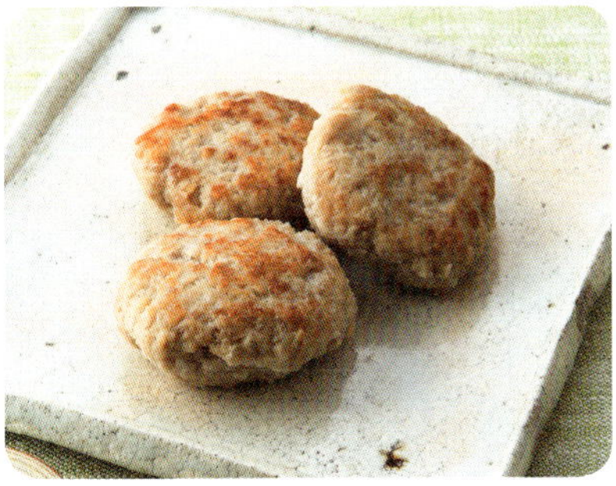

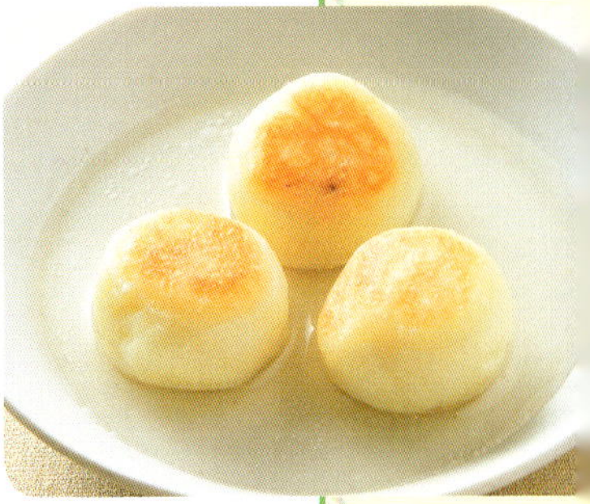

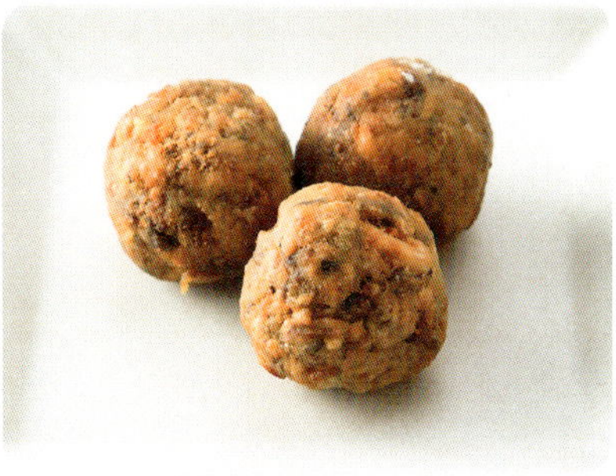

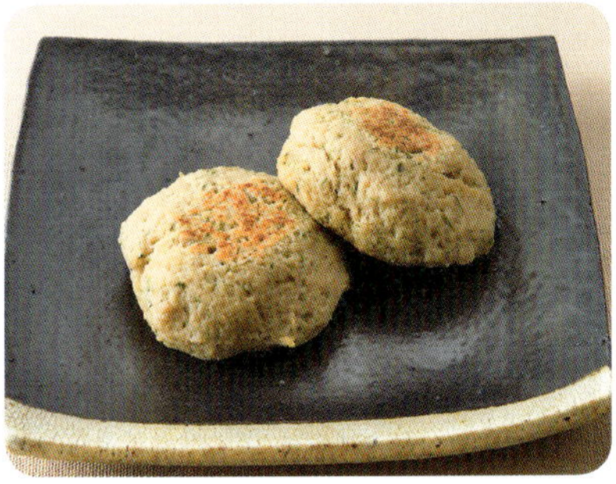

POINT 7

食べやすい調理のポイント

とろみをつけて、のどごしをよくする

適度なとろみをつけると飲み込みが楽になる

飲み込む力が衰えた高齢者には、サラッとした液体はむせやすいですが、とろみをつけることで液体が口やのどをゆっくりと通過するようになり、飲み込むタイミングがとりやすくなります。また固形物もあんをかけたりとろみをプラスすることで、食べやすくなります。片栗粉などを使うほか、市販のとろみ調整食品は、温度や味に関係なく使用できるので便利です。重要なのは「適度なとろみ」で、濃度が高くなるとベタつきが強くなり、誤嚥のリスクが高くなるので注意します。

のどごしよく食べやすくする方法

- 肉に片栗粉をふって調理する
- 寒天やゼリーで固める
- とろみのあるあんをかける
- 調味料にあらかじめ片栗粉を入れて調理する
- 仕上げに水溶き片栗粉を加える

とろみは、のどごしはもちろん、仕上がりの透明感もおいしそうに見え食欲を誘う。ダマにならないように注意。

とろみ調整食品

温かいものにも冷たいものにもとろみがつけられるのが便利。短時間でとろみがつき、粘度も調整できる。

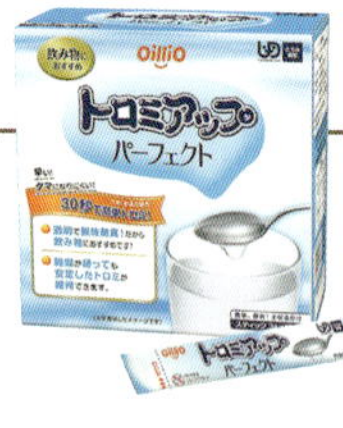

トロミアップパーフェクト
日清オイリオグループ（株）
ダマになりにくく時間がたっても安定感あり。

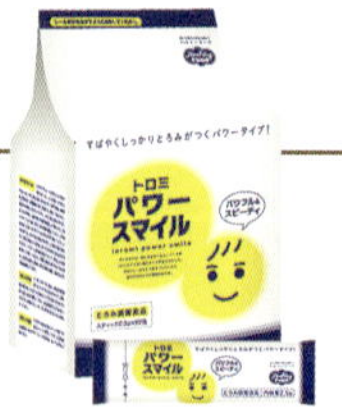

トロミパワースマイル
ヘルシーフード（株）
すばやくしっかりとしたとろみがつく。

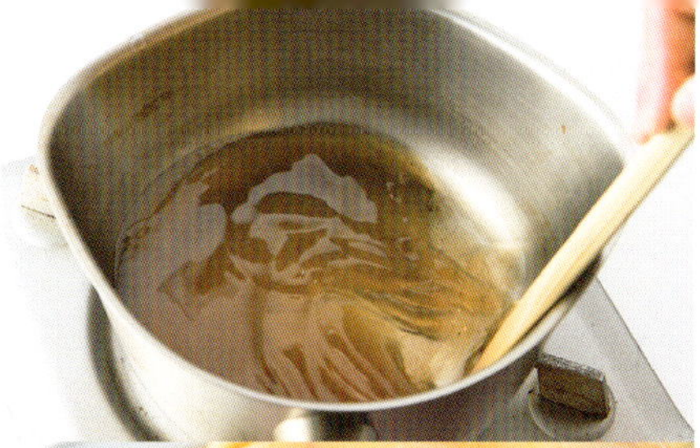

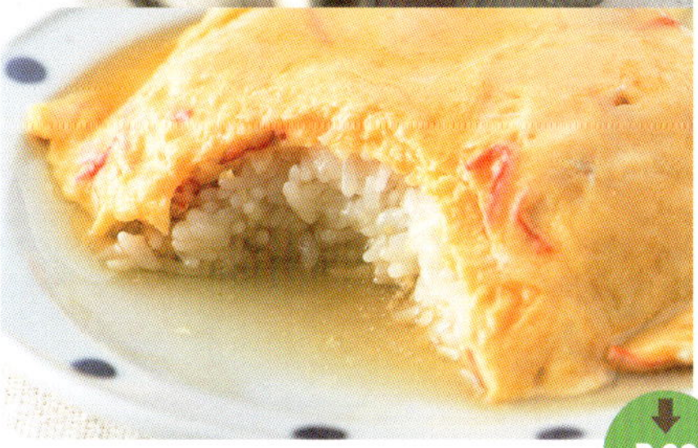

P.93
他

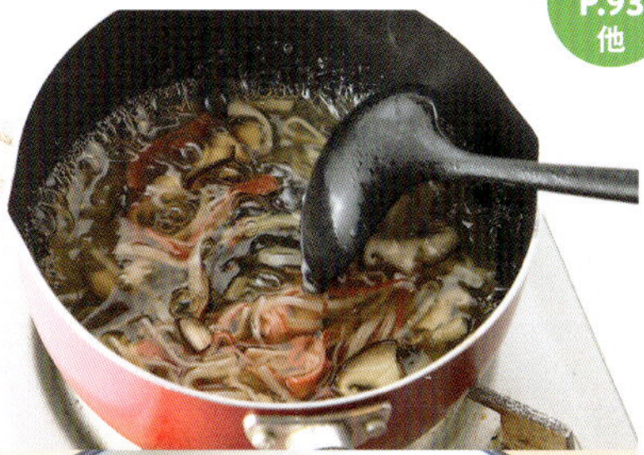

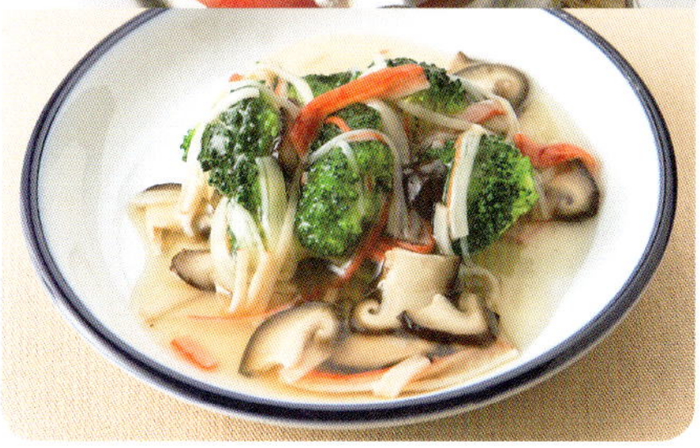

あんを作ってかけて とろみを加える

ごはん物や炒め煮などに適度なとろみのあんをかけると食べやすく見た目もおいしそうに。

寒天でのどごしよくする

寒天やゼリーでやわらかめに固めるのも食べやすくする調理法。

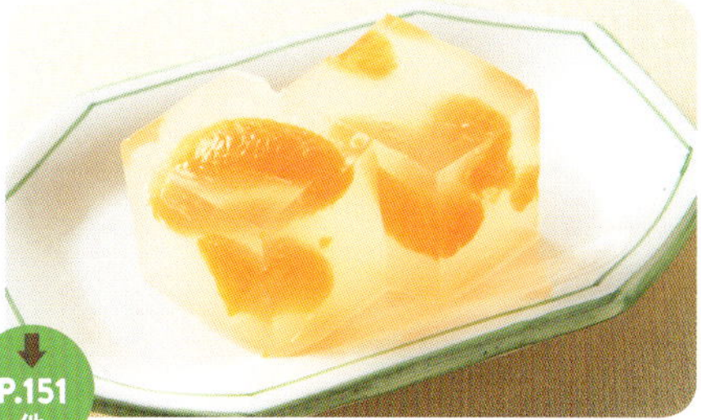

P.151
他

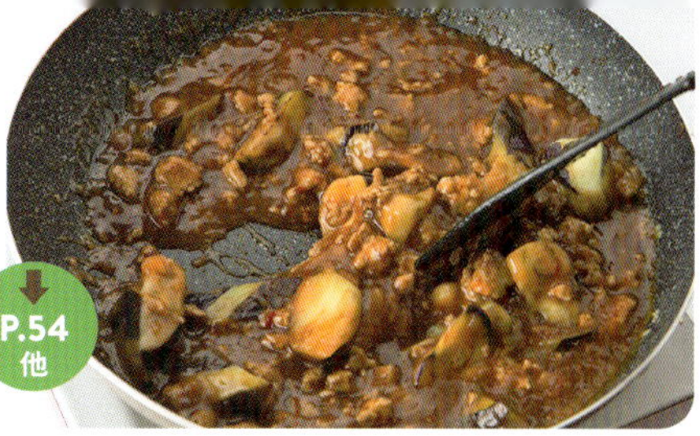

P.54
他

調味料に片栗粉を加えて とろみをつける

スープやシチューなどの味つけの調味料に片栗粉を加えて加熱し、とろみをつける。

片栗粉をふって表面をつるりと

煮込みの肉などは片栗粉をふってから加熱すると、まわりがつるりとして食べやすくなる。

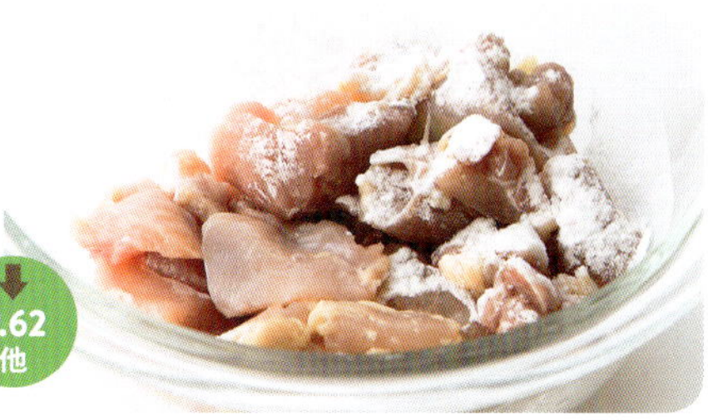

P.62
他

マカロニは下ゆでせずに 煮込むととろみが出る

マカロニは単独でゆでず、ほかの材料と一緒に加熱すると粉のねばりがとろみになる。

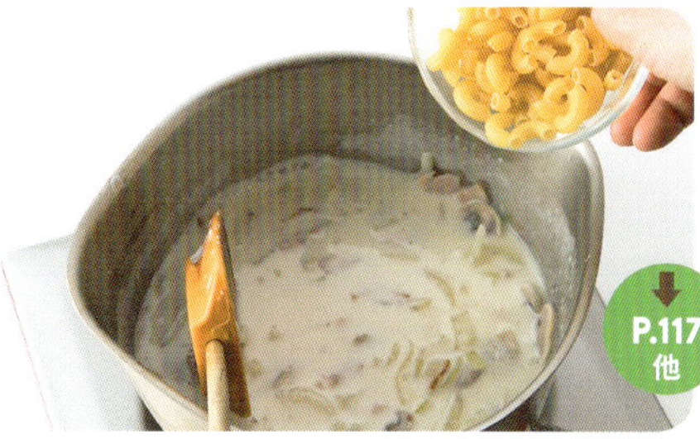

P.117
他

ホワイトソースで具をまとめる

シチューやスープは、ホワイトソースにすると食べやすい。市販のソースを使ってもOK。

P.79
他

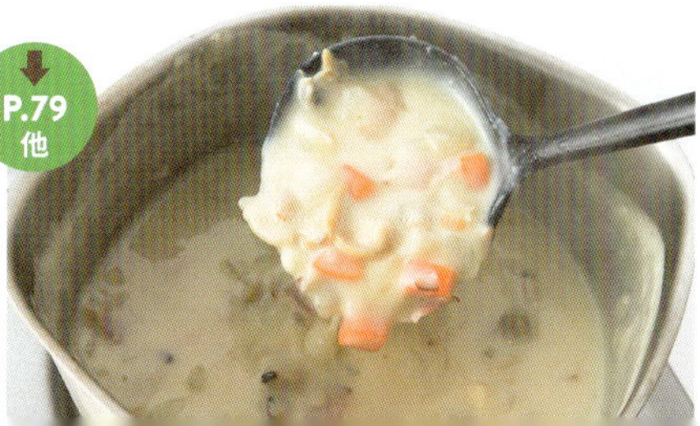

POINT 8

食べやすい調理のポイント

味はしっかりめにつけ、食欲を刺激する

ソースやたれをかけたり、適度な香辛料使いも

高齢になると、味を感じる機能も低下するので、濃い味を好むようになります。健康を考えてつい薄味にしてしまいがちですが、塩分を強くせず、しっかりと満足感のある味つけを工夫しましょう。下味をつけたり、ゆっくり加熱しながら味をしみ込ませたり、たれやソースを別にかけるなどの工夫でだいぶ変わります。また、適度に香辛料を使うこともおすすめです。七味唐辛子を少量ふったり、カレー風味を上手に使うと、食欲が刺激され、味わいの満足感も高まります。

食が進む味つけ

- たれを別に作ってかける
- 味がからみやすい、とろりとしたソースをかける
- 酸味はむせやすいので加熱してとばす
- 適度な辛みは食欲をそそる
- 香辛料を上手に使う

塩分控えめでも、食べるときにソースやたれ、香辛料などをプラスすると、味わいに層ができて満足感が高まる。

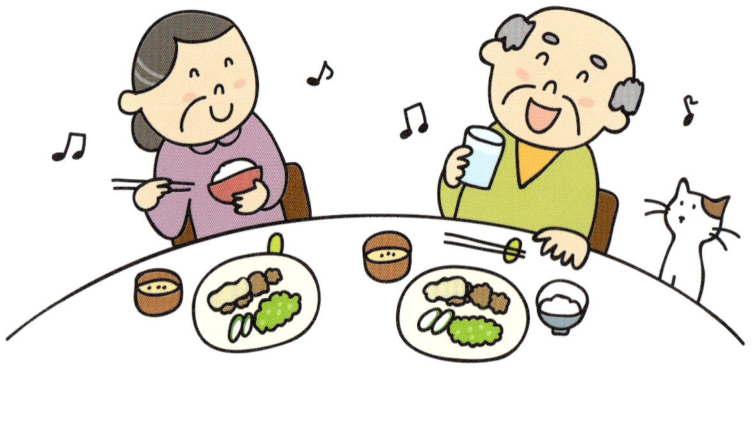

酢は火を入れてとばす

酢を使うと塩分控えめにできるが、酸味はむせやすいのでしっかりと加熱して酸をとばす。

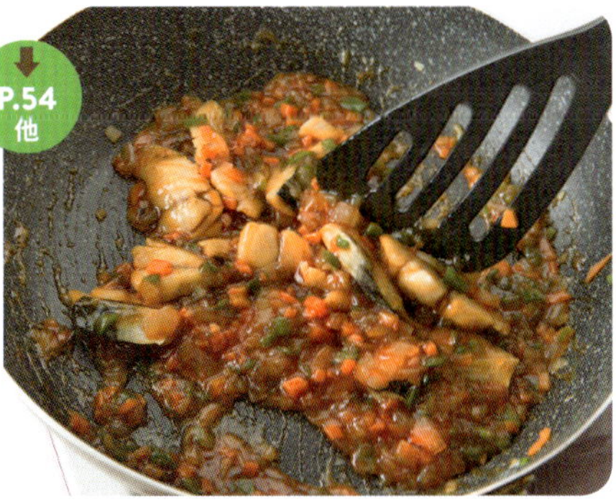

P.54 他

タルタルソースをかける

味わいが増すだけでなく、マヨネーズのとろみでいっそう食べやすくなる。

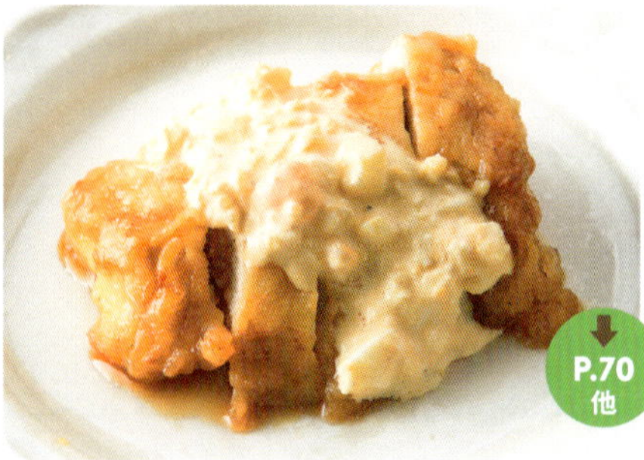

P.70 他

カレー粉を味のポイントに

カレー風味はスパイスの香りや適度な辛みが食欲をそそる。

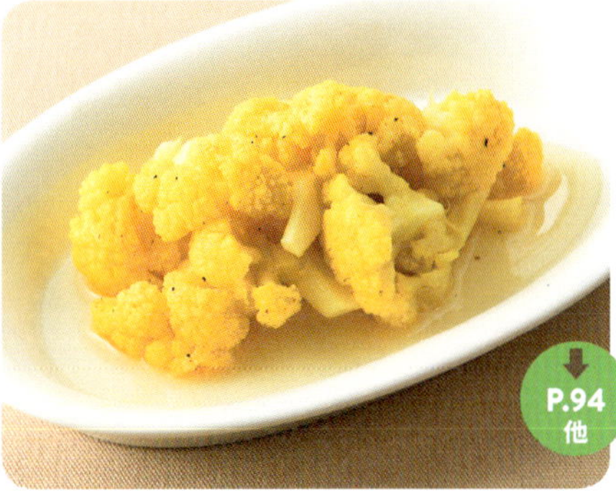

P.94 他

たれを別に作ってかける

たれやソースを別に用意することで、味わいが複雑に。和・洋・中とソースで変化も。

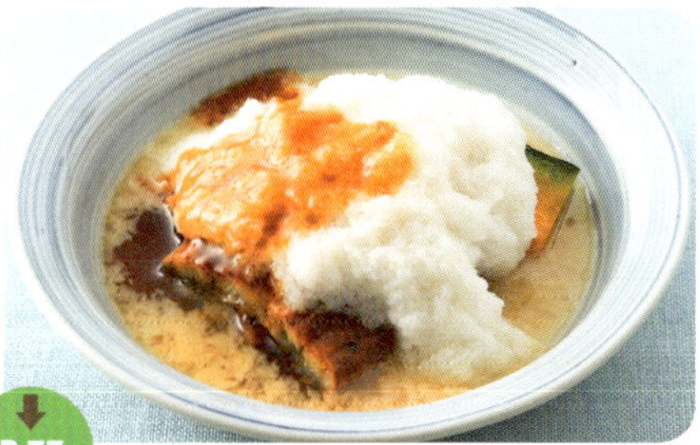

P.77 他

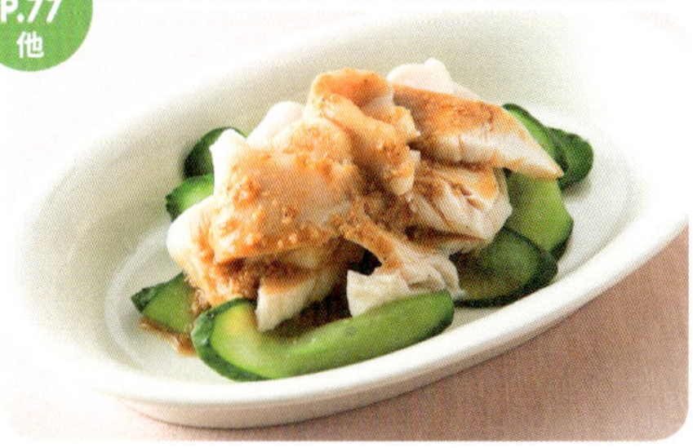

カレー味のたれをたっぷりと

カレー風味のホワイトソースは、肉や魚、野菜にかけると食べやすく、味の満足感も高い。

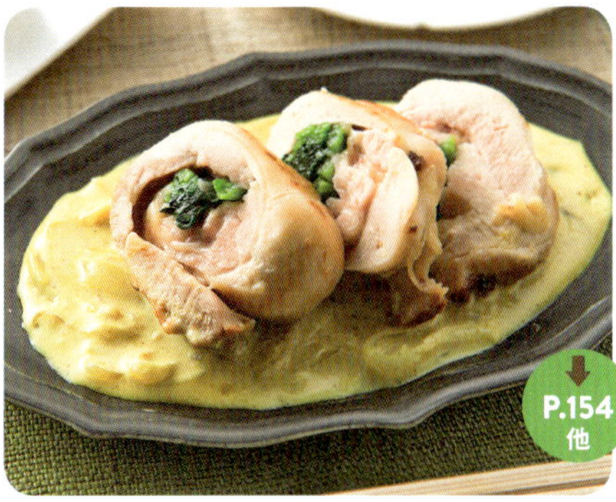

P.154 他

一味唐辛子をふる

仕上げに適量の一味唐辛子などをふると、香りや辛みが食欲を刺激する。

P.139 他

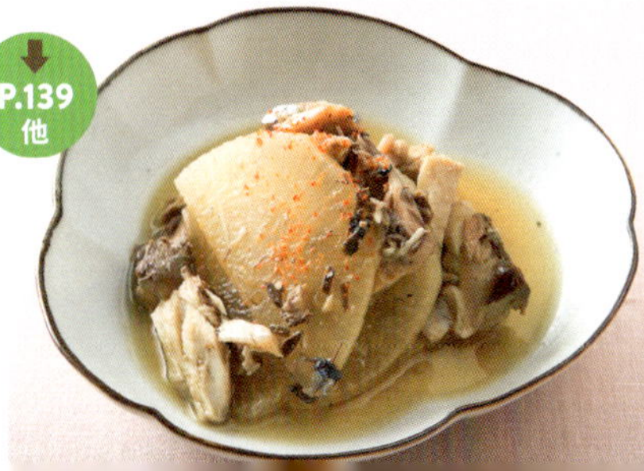

（まずは基本の主食を作る）やわらか食のごはんとパン

主食は毎日の活動のエネルギー源として重要

食事の基本は主食、主菜、副菜の料理をそろえることです。主食のごはんやパン、つまり炭水化物は1日の活動のエネルギー源として欠かせない存在。高齢者の食事も、主食を中心に栄養バランスを考えて組み合わせたいものです。普通に炊いたごはんでは食べにくそうであれば、ごはんを炊くときに水加減を変えて水分量を増やすと、ぐんと食べやすいごはんになります。おかゆも炊飯器や電気ポットを使えば手間いらずで、食べやすくやわらかに作ることができます。

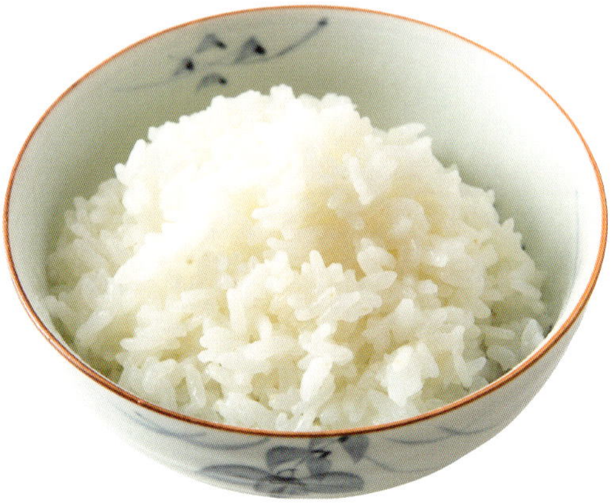

やわらかごはん

米1合＋水500ccを炊飯器で炊くと、茶碗小盛り5杯分くらい（約570g）の、歯ぐきでつぶせる程度のやわらかごはんができます。

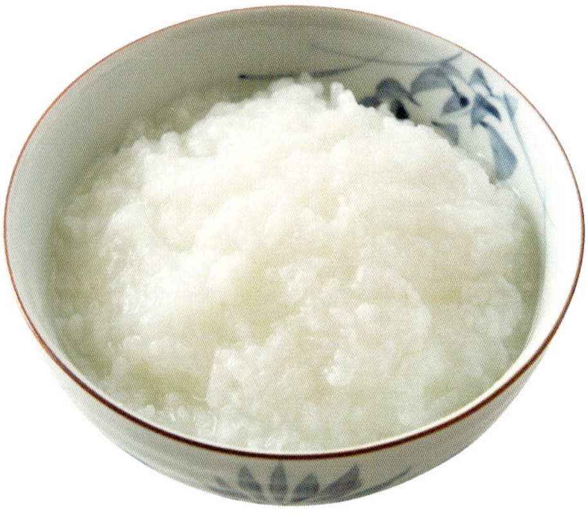

全がゆ

米の量の5倍の水量で炊いたかゆ。舌でつぶせる程度のやわらかさ。炊飯器の「全がゆモード」を活用します。

×　市販の味つきおかゆ

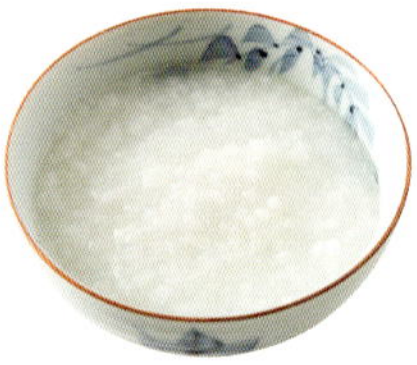

水分が多くても米の粒がかためで食べにくいものがあるので注意。味つけもないほうが使いやすい。

○　介護用市販のやわらかごはん

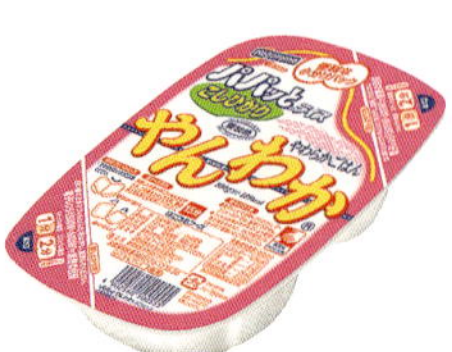

手軽なレトルトパックのやわらかごはんは、常備しておくと便利。

写真／はごろもフーズ（株）「パパッと®ライスやんわかごはんこしひかり」

簡単！

1人分をポリ袋＋電気ポット「パッククッキング」で作る

全がゆ

電気ポットを使えば、放置しておくだけで
1人分の全がゆがおいしく手間なく作れます。

材料（1人分）

米（無洗米）…… 40g
水 …… 200mℓ
※普通の米は、洗米後、ざるにあげ、水は180ccにする。

作り方

1 米と水をポリ袋に入れる。

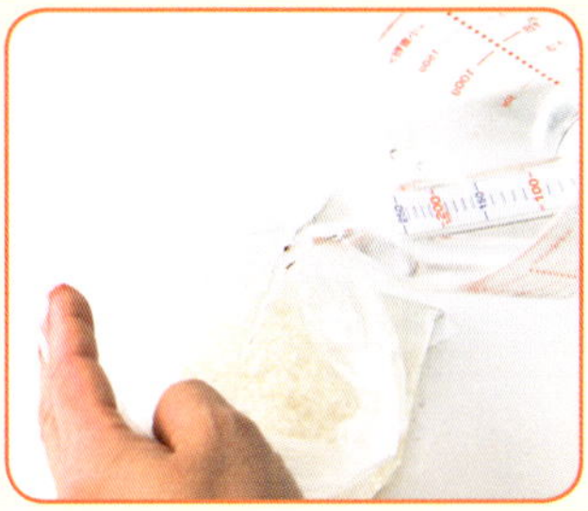

※ポリ袋（高密度ポリエチレン製の袋）は、食品包装用のマチのないものを。
※ポリ袋内の空気はしっかりと抜く。
※加熱すると袋がふくらむのでポリ袋は入り口近くの上のほうでしっかり結ぶ。（パッククッキングp.64参照）

2 空気を抜いて、水際ギリギリをつまんでポリ袋をくるくると巻いて上のほうで結ぶ。

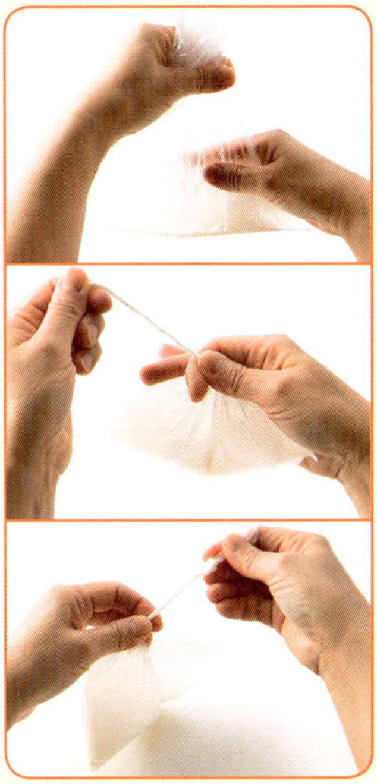

3 ポリ袋を広げて、⅓程度の沸騰した湯が入ったポットに入れ、98℃で60分加熱する。

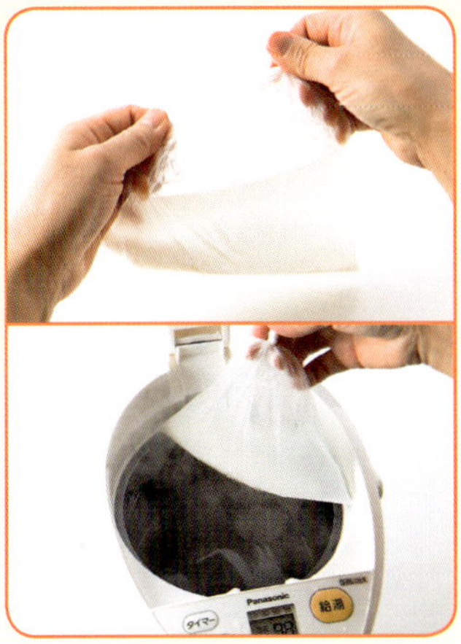

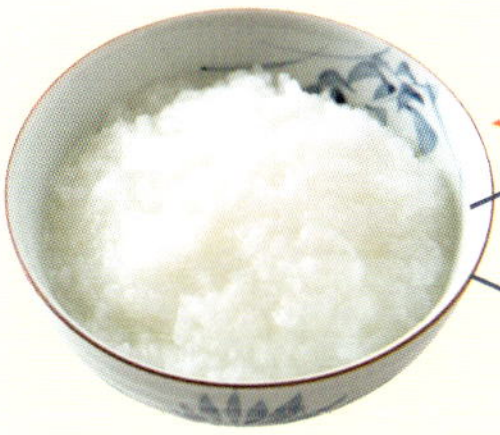

でき上がり！

牛乳と卵のやさしい味わい

パンがゆ

簡単に作れて、朝食にもおすすめ。最後にバターを少し入れてもOK。
風味もエネルギーもアップします。

材料（1人分）

食パン（6枚切り）…… 1枚
牛乳 …… 180mℓ　砂糖 …… 小さじ1
溶き卵 …… ⅓個

作り方

1 食パンは耳を落とし、小さくちぎって鍋に入れる。

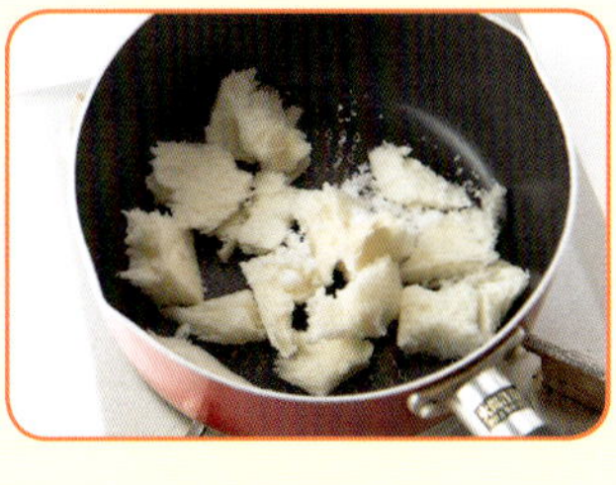

2 牛乳と砂糖を入れて、弱火でトロトロになるまでじっくり煮る。

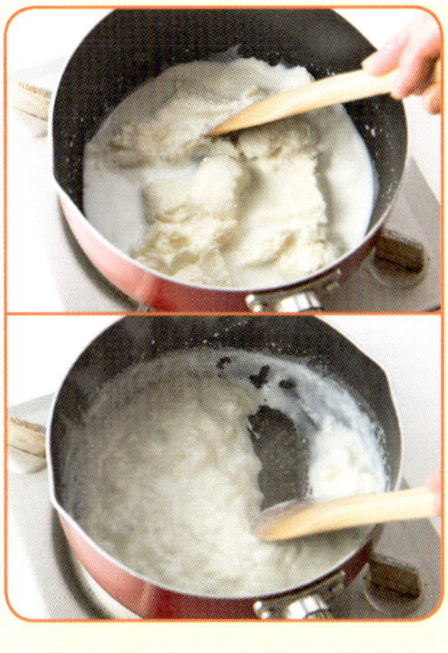

3 水気がほぼなくなったら火を止め、溶き卵を入れて余熱で火を通す。

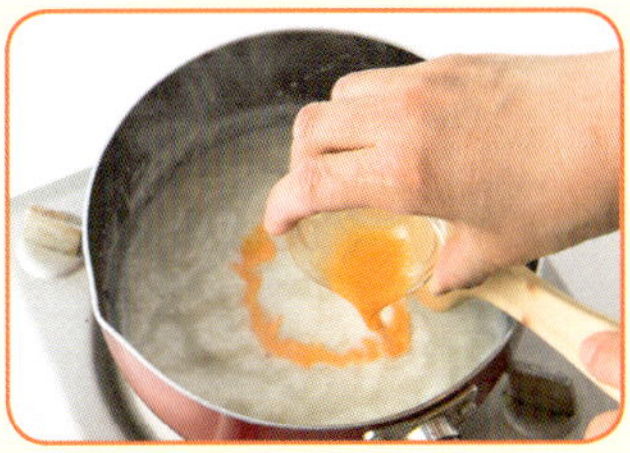

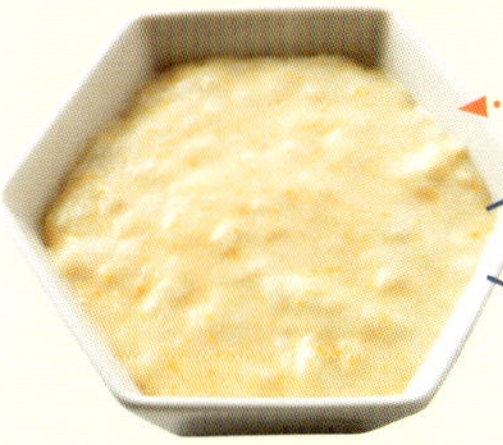

でき上がり！

もっとやわらかくしたいときのテクニック

（舌でつぶせる、かまなくてよいやわらかさにする）

素材の風味や色を損ねず やわらかく食べやすく

かみにくい、飲み込みにくい症状が進み、食事をさらにやわらかくしたい場合でも、食べやすさはもちろん、おいしさや栄養を損ねない方法があります。たとえば、つぶしたりきざむだけでは食べにくいものは、ゆでた里いもをマッシュしてあえるとまとまって食べやすくなります。かまなくてよいやわらかさにするには、かゆゼリー（p.35参照）と一緒にミキサーにかけると適度な粘度がつき、栄養価も高まり、おいしくでき上がります。里いももやかゆゼリーは冷凍しておくと便利です。

● 基本のテクニック（まぐろのしょうが煮の場合→p.135）●

里いもは淡白なので、料理の味に影響しない。また、ミキサーにかける場合は、水分を足すよりもかゆゼリーのほうが粘度もほどよく、味もよい。

かまなくてよいやわらかさ

1 でき上がったまぐろのしょうが煮1人分とかゆゼリー大さじ1～2をミキサーに入れる。

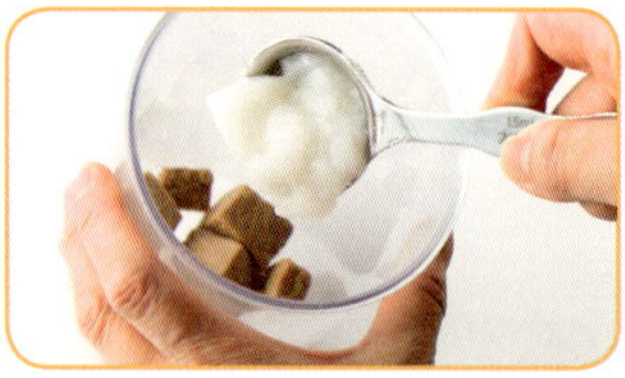

2 ミキサーでよく攪拌する。ハンドブレンダーを使うときは容器を斜めに持って使うと少量でもむらなく攪拌できる。

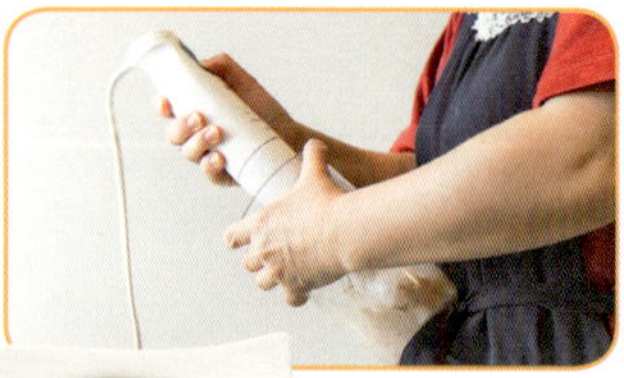

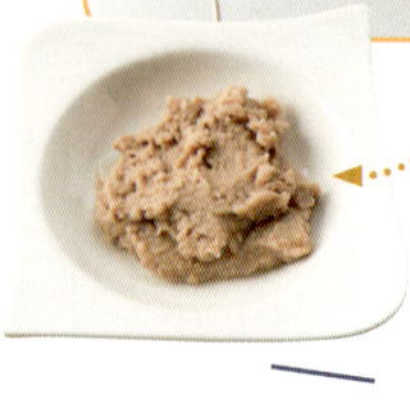

舌でつぶせるやわらかさ

1 でき上がったまぐろのしょうが煮を包丁でたたいて細かくする。

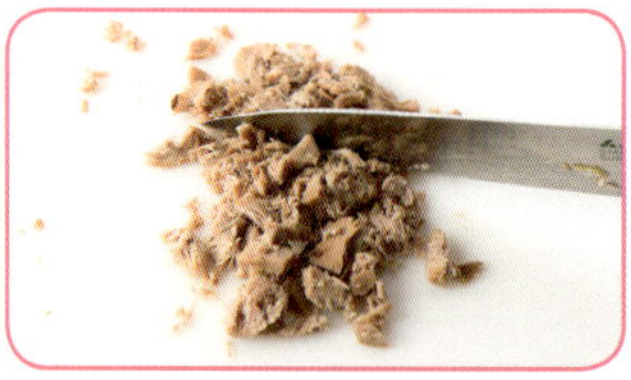

2 里いもを一口大に切ってポリ袋に入れ、電子レンジでやわらかく加熱し、熱いうちにふきんなどを使ってつぶす。

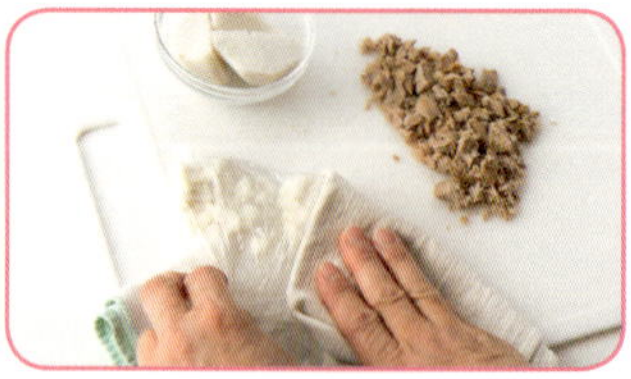

3 2に1を入れて、ポリ袋をもむようにしてよく混ぜる。

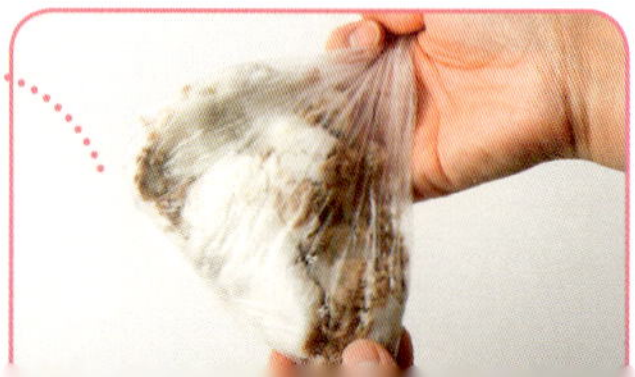

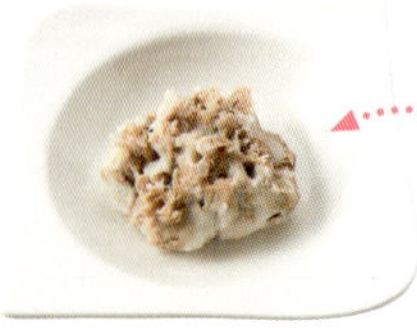

でき上がり！

ひと手間でさらにおいしく

ペースト作りに必要なもの

量が多くない1人分を作る場合、ハンドブレンダーや小型のミキサーが重宝する。

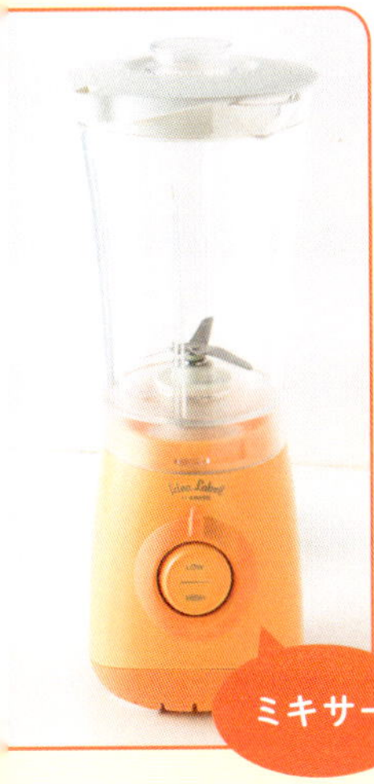

ミキサー

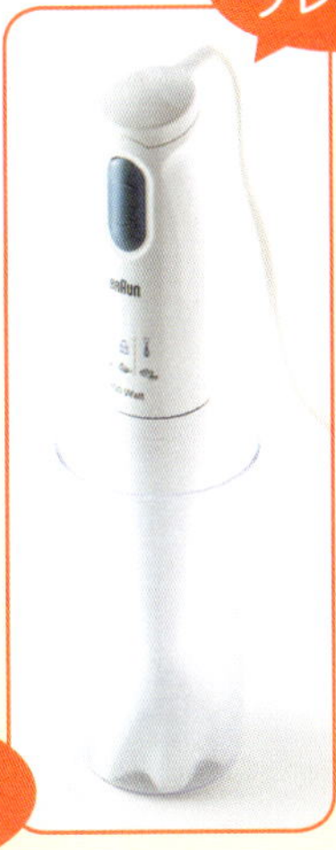

ハンドブレンダー

肉を生のパイナップルと一緒に漬ける

生のパイナップルの酵素が肉のタンパク質を分解し、やわらかくなる。肉の形状、厚みによって漬ける時間を調整する。

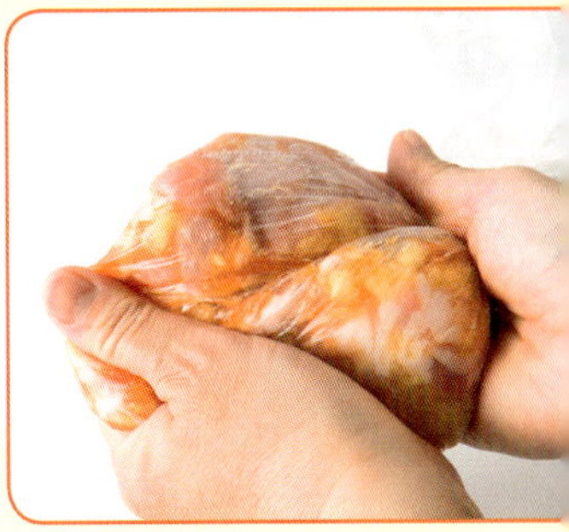

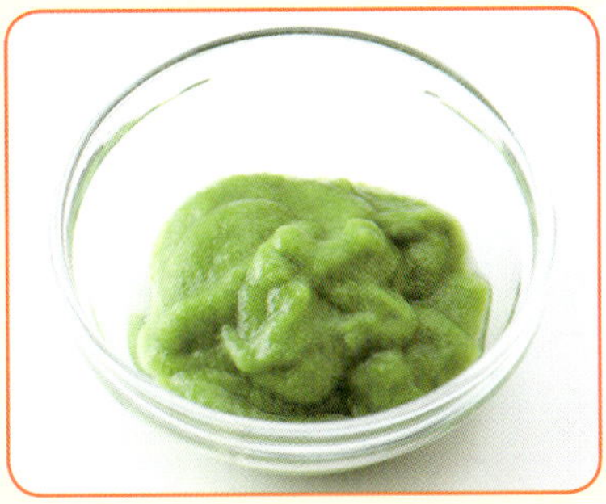

さやいんげんなど色のきれいなものはペーストにしておく

きれいな色の野菜はペーストにして添えると華やかになり食欲をそそる。やわらかくゆでてかゆゼリーやとろみ調整食品と一緒にミキサーにかけ、冷凍しておく。

主食にもなり、ミキサーにかけるときのとろみ調整にも

かゆゼリーの作り方

ベタつかずに飲み込め、エネルギー源として、とろみづけとして重宝します。冷凍保存できます。

酵素入りゲル化剤

ミキサーにかけてサラサラした状態のものをゼリー状に。70～80℃でないと固まらないので、温度が下がったら再加熱してから作る。

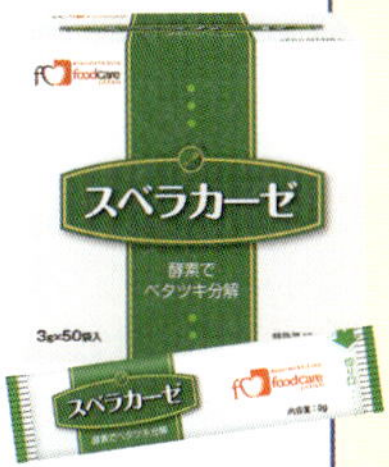

スベラカーゼ
(株)フードケア
スティック分包
3g入り

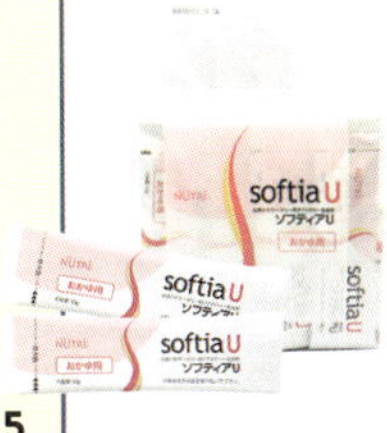

ソフティアU
ニュートリー(株)
スティック分包
3g入り

材料（2人分）

全がゆ …· 200g
酵素入りゲル化剤
（スベラカーゼ 3g　またはソフティアU 1g）

作り方

1 全がゆを作り（p.33参照）、温かいうちに酵素入りゲル化剤を加える。

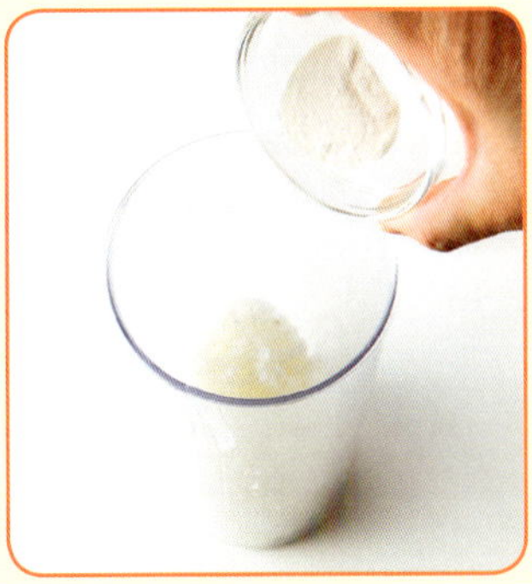

2 ミキサーにかけて、なめらかになるまでしっかり攪拌する。

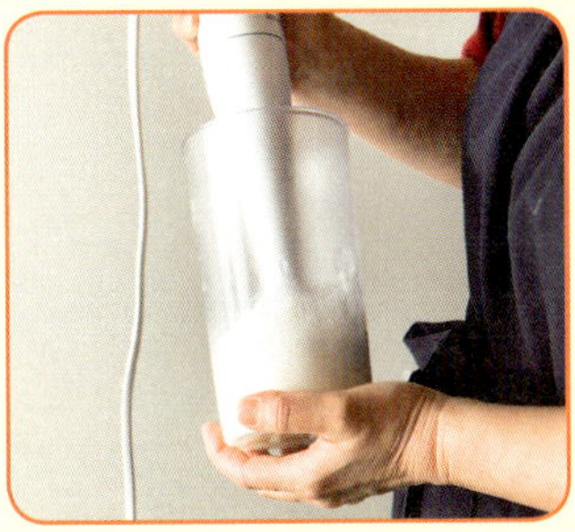

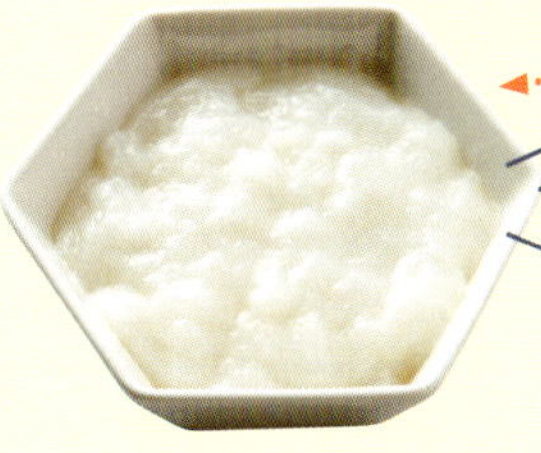

でき上がり！

高齢者の食事素朴なギモン Q&A

Q 入れ歯の場合の食事で、とくに注意することはありますか？

A 入れ歯だからと食事を注意するより、入れ歯がきちんと合っているかどうかが重要です。口腔内も太ったりやせたりするので、いつの間にか合わなくなっていることも。定期的な検診でみてもらいましょう。

Q 用意した食事を残してしまいがち。無理にでも食べさせたほうがいいの？

A 体力や機能が低下してくると、食べるだけで疲れてしまうものです。疲れると誤嚥しやすくなります。無理して完食させるよりも、1回の食事量は少なくし、回数を増やして栄養を補給する方向で考えましょう。たとえば、1日3食を5食にしたり、食事の合間に食べやすくカロリーの高いおやつなどをはさむようにします。

Q 食事中むせてしまったら、どうすればいいの？

A 異物が気管に入る＝「むせる」と、固形物がのどに詰まる＝「詰まる」は違う症状です。一番むせやすいのは水分ですから、むせたときに水やお茶を飲ませるのは逆効果です。前かがみの姿勢をとり、声を出してもらい、大きく息を吐き出すように促してください。実は、「気管に入った異物を外へ出そうとしてむせること」は体の自然な防御反応です。むせ方が弱い、むせる反応が遅いのは機能が弱っている証拠なので、注意しましょう。

Q かみにくくなったら、やわらかいものだけを食べるのがよいのですか？

A 必要以上のやわらかさは機能を低下させます。まったくかめないのなら別ですが、「かみにくい」状態なら、かむことによる刺激も大切です。かむ機能は、訓練することで回復させることもできますので、適度にかむ必要がある食事も意識してください。また、口を大きく開けたりすぼめたり、口を閉じて歯をしっかりかみ合わせたり、また、舌を長く出したり、のどの奥に引いたりなどの「口やのどの体操」を習慣づけると機能回復に効果的です。

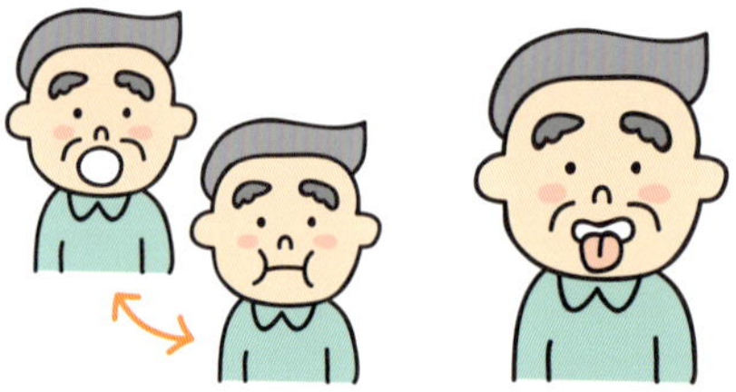

Q 食べるときの姿勢で注意することはありますか？

A できるだけ自力で食べるためには、安定した姿勢を保つことがとても大事です。まずリラックスして腰掛け、食べる前に腰を引きしっかり座り直すようにします。かかとが浮かないよう足を置き、浮く場合は足置きなどを置いて安定させましょう。浅く座ってしまうときは背中にクッションを入れます。手は下にだらりと下がらないように、両手をテーブルの上に置きます。

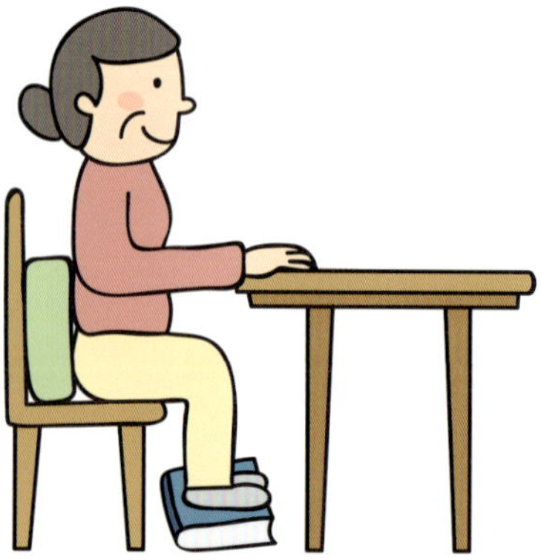

2章

定番の味がうれしいやわらか食

食べ慣れた
定番のメニューを食卓に！
家族と一緒に食べたい味です。
高齢者も食べやすいように
工夫されたおなじみの料理を
紹介します。

薄切り肉を重ねてやわらかに
とんかつ（ミルフィーユかつ）

エネルギー 272kcal　脂質 15.9g
タンパク質 18.8g　塩分 1.5g

材料（2人分）

豚肩ロース薄切り肉 ……6枚（150g）
塩 ……小さじ⅕
こしょう ……少々
パイナップル（生・カット） ……1～2切れ（30g）
A 小麦粉 ……大さじ1
A 粉チーズ …小さじ1
小麦粉 ……大さじ2
卵 ……½個
パン粉 ……大さじ3
キャベツ ……小2枚（100g）
トマト ……½個（100g）
揚げ油 ……適宜

作り方

1. 豚肉は塩、こしょうをふり、薄切りにしたパイナップルと混ぜ合わせて15分漬ける。
2. キャベツはやわらかくゆでて短冊切りにする。トマトは皮をむき、くし形切りにする。
3. 1の豚肉を広げて混ぜ合わせたAをまぶしながら3枚ずつ重ねる。2組作る。
4. 重ねた肉がバラバラにならないようにそれぞれに小麦粉、卵、パン粉の順で衣をつけ、180℃の揚げ油で揚げる。
5. 4を器に盛り、2を添える。

！
薄切り肉を生のパイナップルの酵素でさらにやわらかくし、重ねることで食べやすく満足感の高いとんかつに。味がしっかりついているので、ソースをかけなくてもおいしく食べられます。

調理のポイント

酵素でタンパク質を分解
生パイナップルのタンパク質分解酵素の働きが、肉をやわらかくする。
POINT 2 P.18

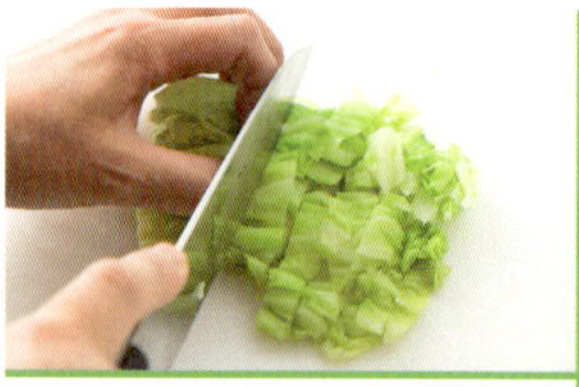

加熱する
つけ合わせも食べやすくする工夫を。生のキャベツはゆでてやわらかく。
POINT 3 P.20

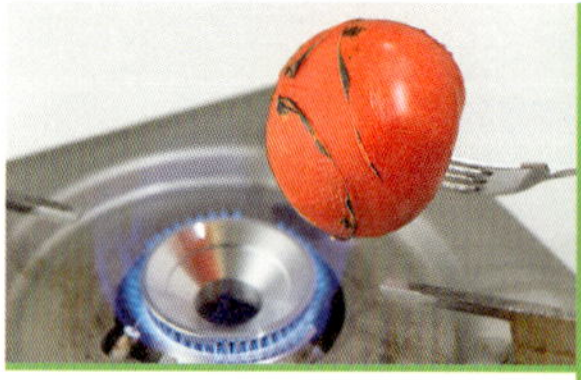

皮をむく
トマトは皮をむくと食べやすい。十字に切り目を入れて火であぶると簡単にむける。
POINT 2 P.18

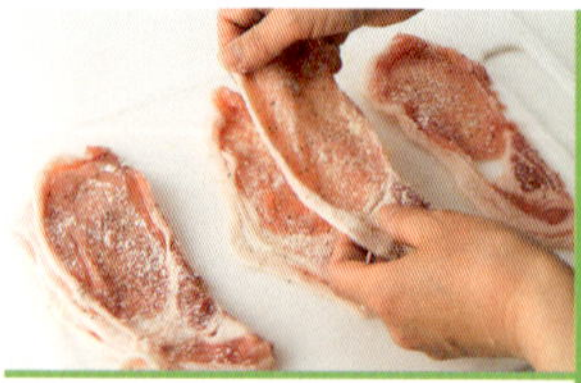

部位や形状を選ぶ
薄切り肉を重ねることで、かみやすくなり、ボリュームもアップする。
POINT 1 P.16

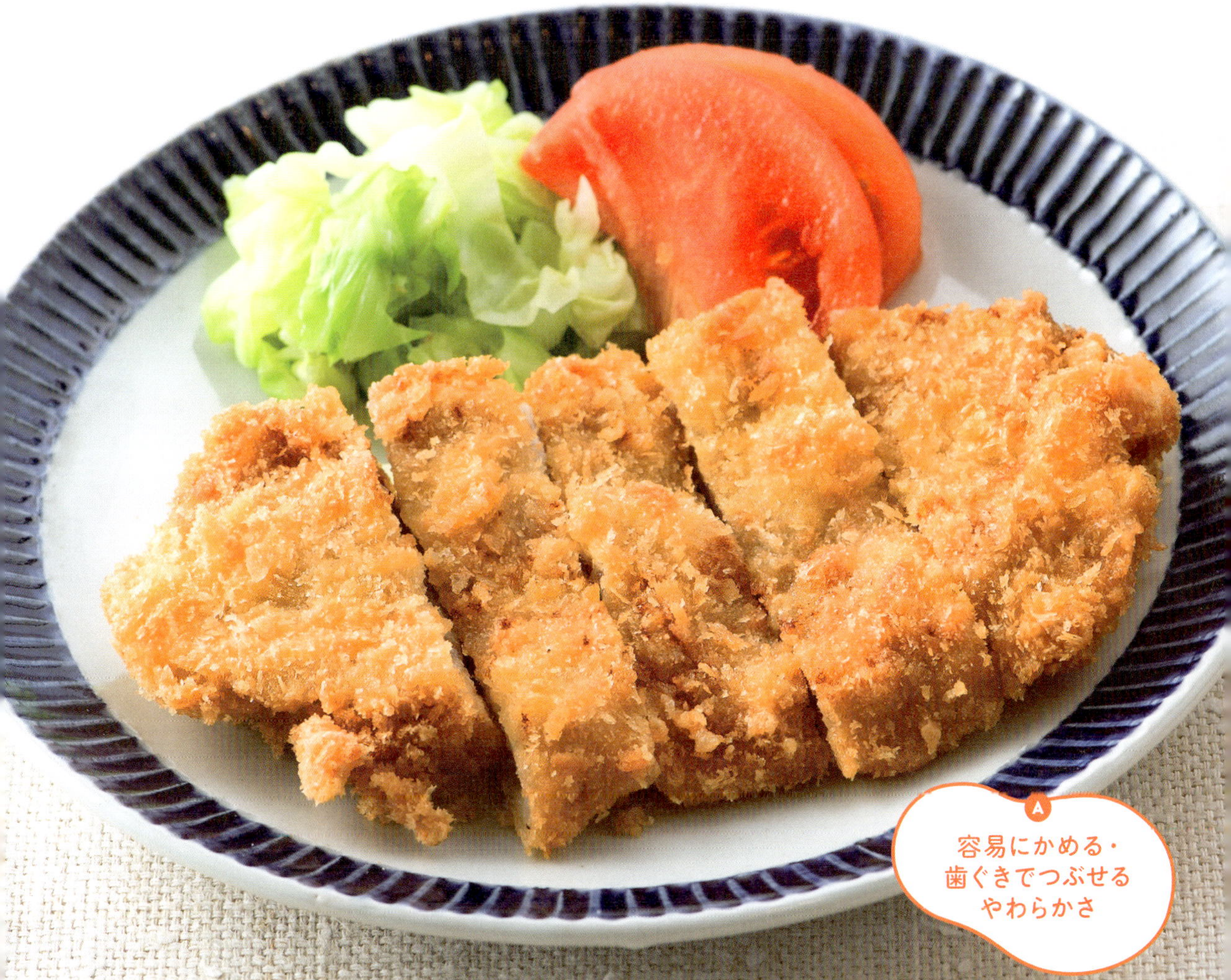

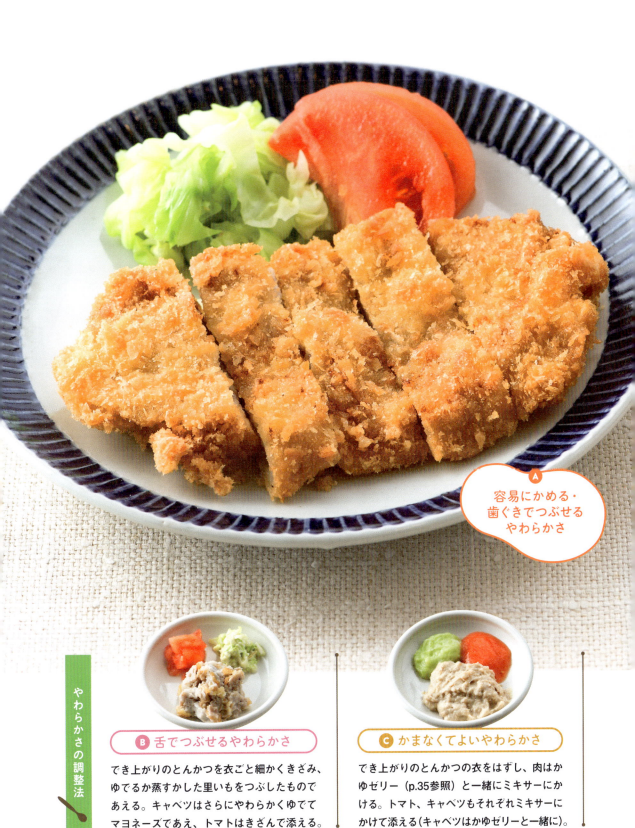

A 容易にかめる・歯ぐきでつぶせるやわらかさ

やわらかさの調整法

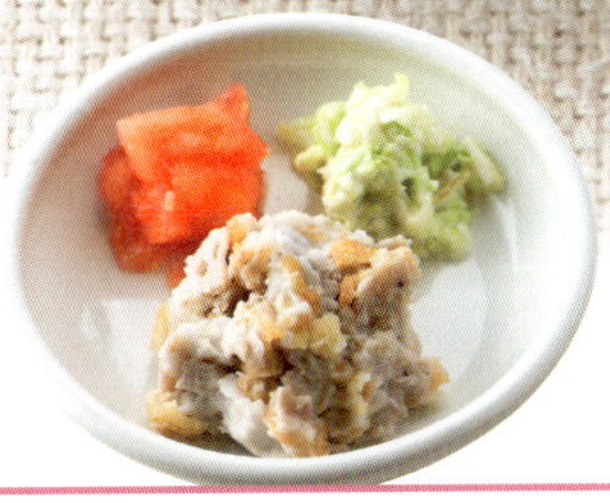

B 舌でつぶせるやわらかさ

でき上がりのとんかつを衣ごと細かくきざみ、ゆでるか蒸すかした里いもをつぶしたものであえる。キャベツはさらにやわらかくゆでてマヨネーズであえ、トマトはきざんで添える。

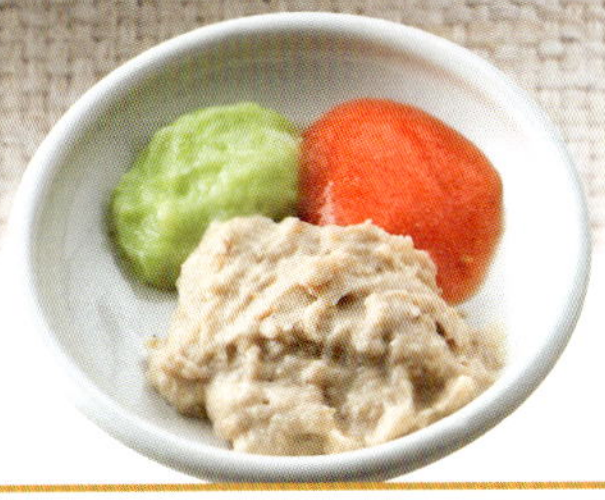

C かまなくてよいやわらかさ

でき上がりのとんかつの衣をはずし、肉はかゆゼリー（p.35参照）と一緒にミキサーにかける。トマト、キャベツもそれぞれミキサーにかけて添える（キャベツはかゆゼリーと一緒に）。

ソースで煮込んでふっくらと

煮込みハンバーグ

エネルギー 359kcal
脂質 24.2g
タンパク質 12.6g
塩分 1.9g

材料（2人分）

- 合いびき肉 …… 100g
- 玉ねぎ …… ½個（100g）
- A
  - 卵 …… ½個
  - パン粉 …… 大さじ2
  - 牛乳 …… 大さじ1
  - 塩 …… 小さじ⅕
  - こしょう …… 少々
- サラダ油 …… 小さじ2

〈ソース〉

- バター …… 20g
- 玉ねぎ …… ¼個（50g）
- 小麦粉 …… 大さじ2
- 水 …… 400mℓ
- B
  - 顆粒コンソメスープの素 …… 小さじ½
  - ケチャップ、ウスターソース …… 各大さじ1½

作り方

1. 玉ねぎ½個はすりおろし、ソース用の玉ねぎ¼個は繊維を断つように薄切りにする。
2. ひき肉をよく練ってから、1のすりおろした玉ねぎとAを混ぜ、さらにねばりが出るまでよく練る。小判形に丸める。
3. ソースを作る。フライパンに、バターを溶かし、弱火で1のソース用の玉ねぎを炒める。小麦粉を入れて炒め、少しずつ水を加えて溶き、Bを加えて煮立たせ、別の器に移す。
4. 3のフライパンにサラダ油をひいて2を入れ、両面に薄く焼き目がついたらソースを戻し、中火で火が通るまでじっくり煮込む。

!

玉ねぎや調味料を加える前にひき肉をよく練り、かたくならないよう軽く表面を焼き、じっくり煮込むのがコツ。とろみのあるソースごと、のどごしよく食べられます。

調理のポイント

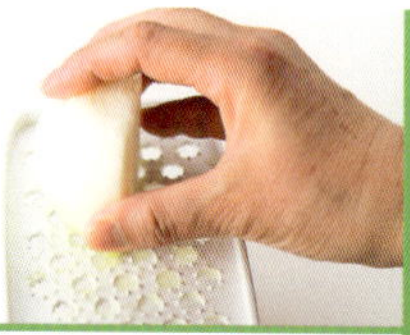

切り方を変える

玉ねぎはみじん切りではなくすりおろすことでよりやわらかくなる。

POINT 2 P.18

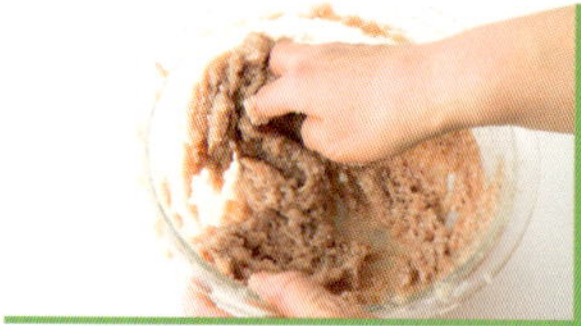

よく練り混ぜる

ひき肉はまずそれだけで練ってから、ほかの材料を混ぜてさらによく練る。

POINT 2 P.18

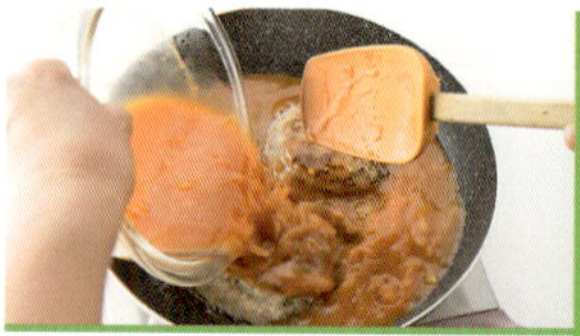

焼きすぎない

焦げ目はかたいので焼きすぎないように。ソースでじっくり煮込む。

POINT 3 P.20

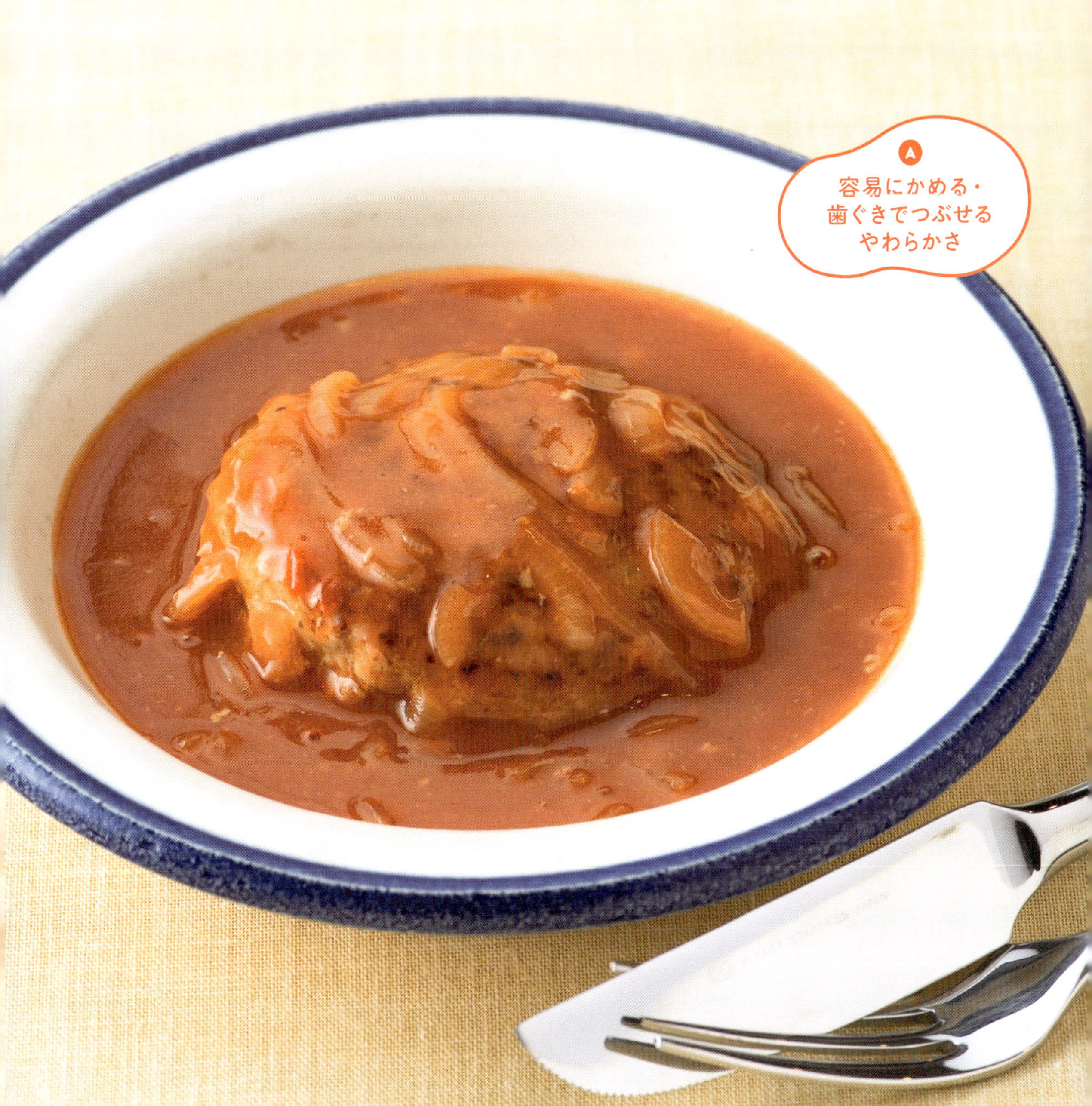

A 容易にかめる・歯ぐきでつぶせるやわらかさ

やわらかさの調整法

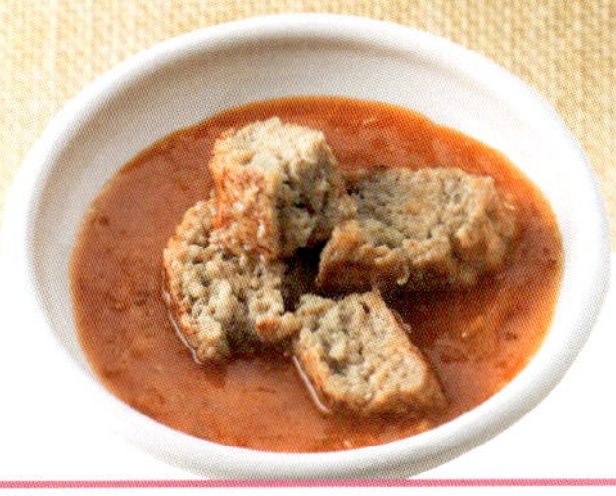

B 舌でつぶせるやわらかさ

でき上がりのハンバーグは食べやすく切る。ソースは軽くミキサーにかけて、ハンバーグをのせる。

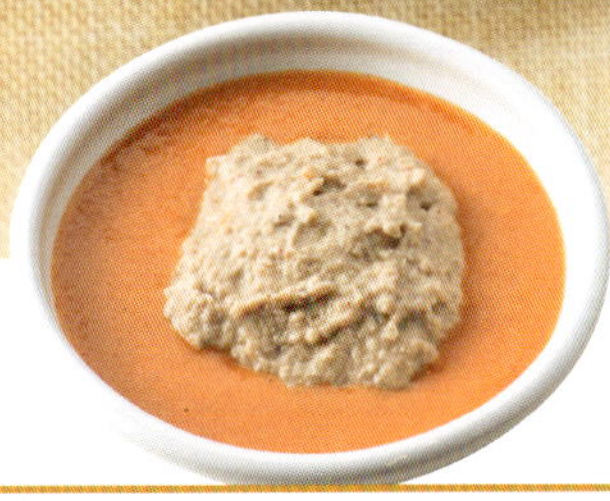

C かまなくてよいやわらかさ

Bのでき上がりのハンバーグをかゆゼリー(p.35参照)と一緒にミキサーにかける。ソースも別に、さらにミキサーにかけ、ハンバーグをのせる。

しゃぶしゃぶ用の肉を使って

肉じゃが

エネルギー 301kcal　脂質 13.4g
タンパク質 13.1g　塩分 2.1g

材料（2人分）

牛しゃぶしゃぶ用肉 ………………………… 100g
パイナップル（生・カット） ……… 1～2切れ（30g）
じゃがいも …………… 2個（200g）
にんじん ………… 小½本（80g）
玉ねぎ ……… 1個（200g）
さやいんげん ……… 2～3本（20g）
だし汁 ……………… 300㎖
A
酒、しょうゆ ………… 各大さじ2
みりん …… 大さじ1
砂糖 ……… 大さじ½
サラダ油 ……… 小さじ1

作り方

1 牛肉は5cm長さに切り、薄切りにしたパイナップルと合わせて15分漬ける。じゃがいもとにんじんは乱切りにし、玉ねぎは縦に半分に切り、繊維を断つように薄切りにする。

2 さやいんげんは3cm長さの薄いななめ切りにし、やわらかくゆでる。

3 鍋にサラダ油をひき、玉ねぎを炒め、牛肉を半分加えて炒め、さらにじゃがいも、にんじんを加えて炒める。

4 だし汁を入れ、沸騰したらアクをとってAを加え、落としぶたをして弱火で20分ほど煮る。

5 残りの牛肉を入れてさらに5分煮て、器に盛り、2のさやいんげんをのせる。

!
やわらかなしゃぶしゃぶ肉を使い、半量はだしをとるために先に入れ、半量はあとから入れることで、やわらかいまま食べられます。繊維のある野菜は切り方を工夫します。

調理のポイント

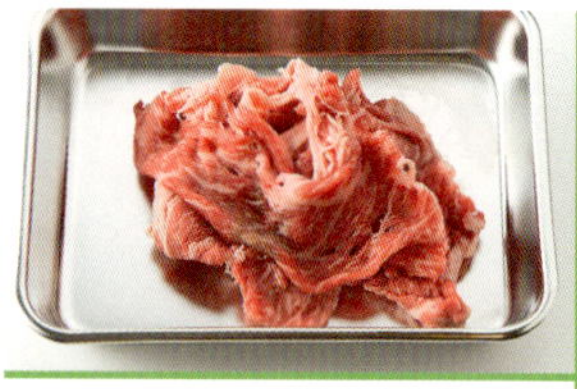

部位や形状を選ぶ
肉はかみやすいように しゃぶしゃぶ用の薄い肉を使う。

POINT 1 P.16

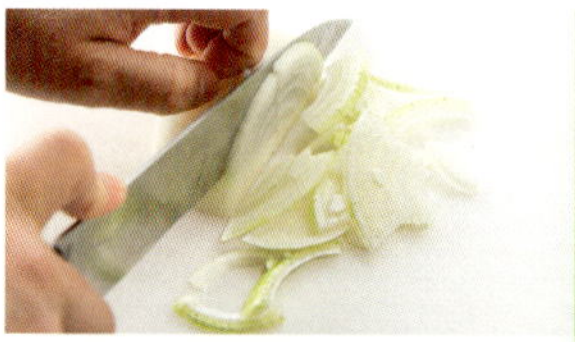

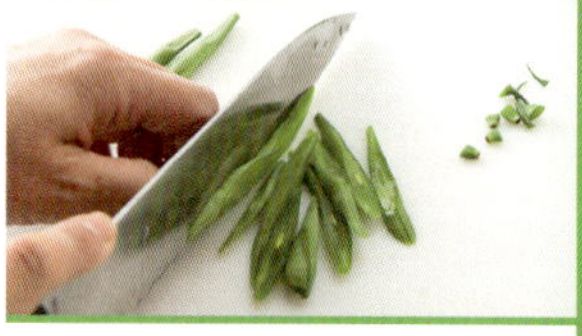

切り方を工夫する
玉ねぎやさやいんげんなど野菜を切るときは、繊維を断つように切るとかみやすい。

POINT 2 P.18

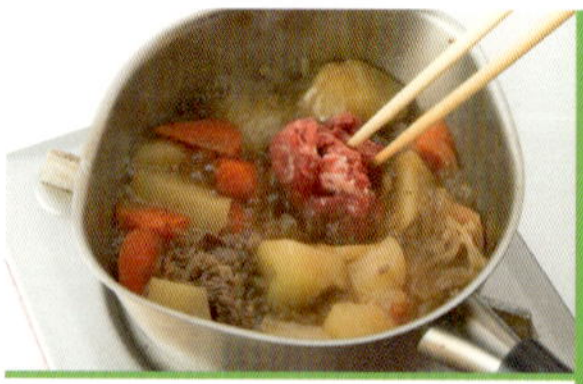

火を通しすぎない
薄切り肉は火を通しすぎるとかたくなるので、半量はあとから入れる。

POINT 3 P.20

A
容易にかめる・
歯ぐきでつぶせる
やわらかさ

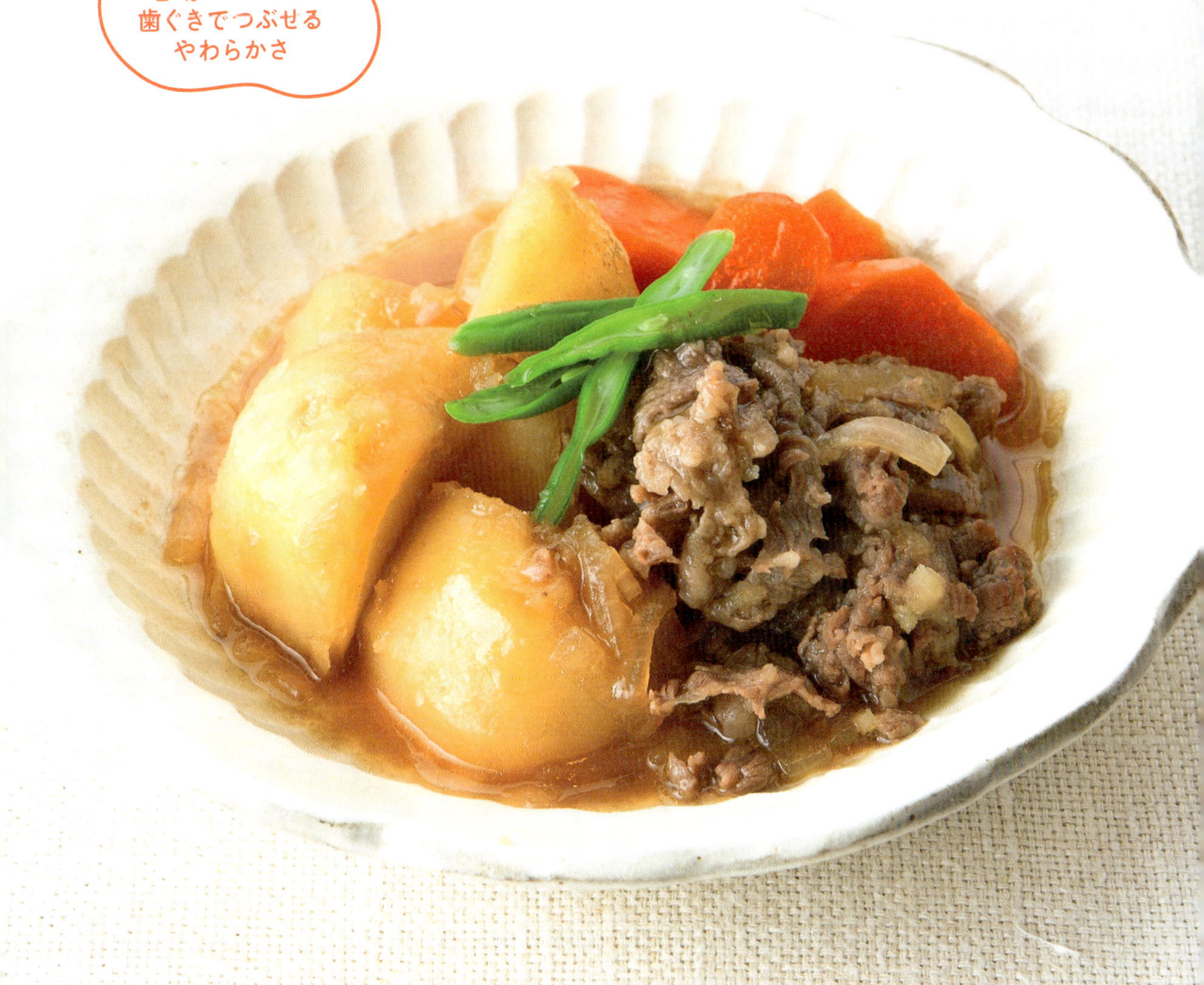

やわらかさの調整法

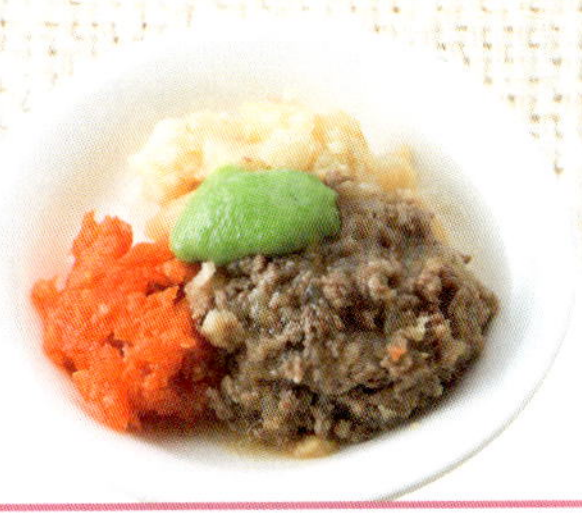

B 舌でつぶせるやわらかさ

でき上がりの牛肉と玉ねぎは細かくきざみ、じゃがいも半量をつぶしたものと合わせる。残りのじゃがいも、にんじんはそれぞれつぶし、さやいんげんはミキサーにかけ、別々に添える。

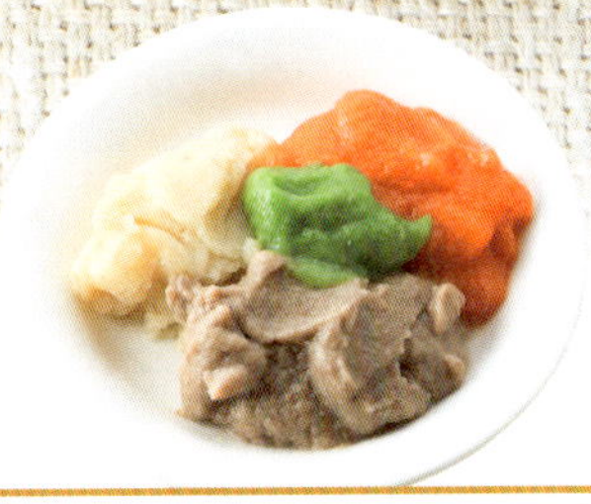

C かまなくてよいやわらかさ

でき上がりの牛肉と玉ねぎはきざんで、かゆゼリー（p.35参照）と一緒にミキサーに。にんじんとさやいんげんはミキサーにかけ、じゃがいもは裏ごしして煮汁か少量のサラダ油でのばす。

しょうがの香りが食欲を誘う

豚肉のしょうが焼き

エネルギー	脂質
458kcal	34.4g
タンパク質	**塩分**
14.1g	2.1g

材料（2人分）

- 豚バラしゃぶしゃぶ用肉……160g
- パイナップル（生・カット）……1～2切れ（30g）
- 玉ねぎ……½個（100g）
- キャベツ……小2枚（100g）
- ブロッコリー……40g
- トマト……½個（100g）
- A
  - しょうゆ……大さじ1½
  - しょうが（すりおろし）……1かけ
  - 酒、みりん……各大さじ1
  - 砂糖……小さじ1
  - 片栗粉……小さじ½
- サラダ油……小さじ1

！ 脂が多くやわらかいしゃぶしゃぶ用のバラ肉を使い、下味をつけるときに生のパイナップルを加えることで、よりやわらかくなり、味もしっかりとつきます。

作り方

1. 豚肉は半分に切り、薄切りしたパイナップルとAを混ぜて15分漬け、パイナップルを除く。
2. 玉ねぎは縦に半分に切り、繊維を断つように薄切りにする。
3. フライパンにサラダ油をひき、1の豚肉を取り出して炒め、玉ねぎを加えて火が通ったら、1で漬け込んだ調味液を入れてさらに炒める。
4. キャベツはやわらかくゆで短冊切りにする。ブロッコリーは、小房に分け（大きいものはさらに切る）、やわらかくゆでる。トマトは皮をむき、くし形切りにする。
5. 3を器に盛り、4を添える。

調理のポイント

水分、脂分を保つ
調味液に片栗粉を入れることで、加熱時に豚肉から水分や脂分が抜けにくい。

POINT 4
P.22

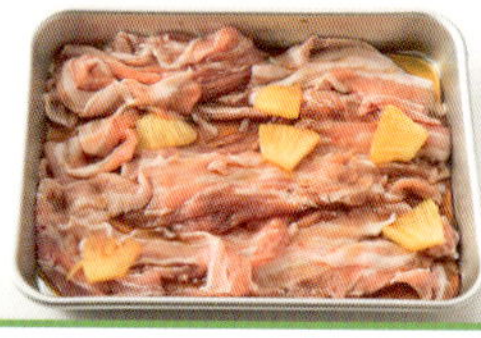

酵素でタンパク質を分解
豚肉は調味液と一緒に生のパイナップルに漬けて、肉をやわらかくする。

POINT 2
P.18

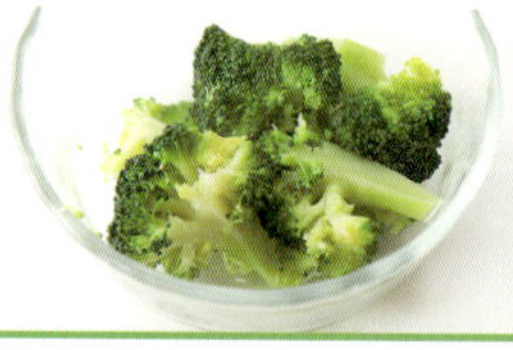

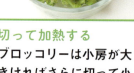

切って加熱する
ブロッコリーは小房が大きければさらに切って小さめにして、しっかりゆでる。

POINT 2、3
P.18、20

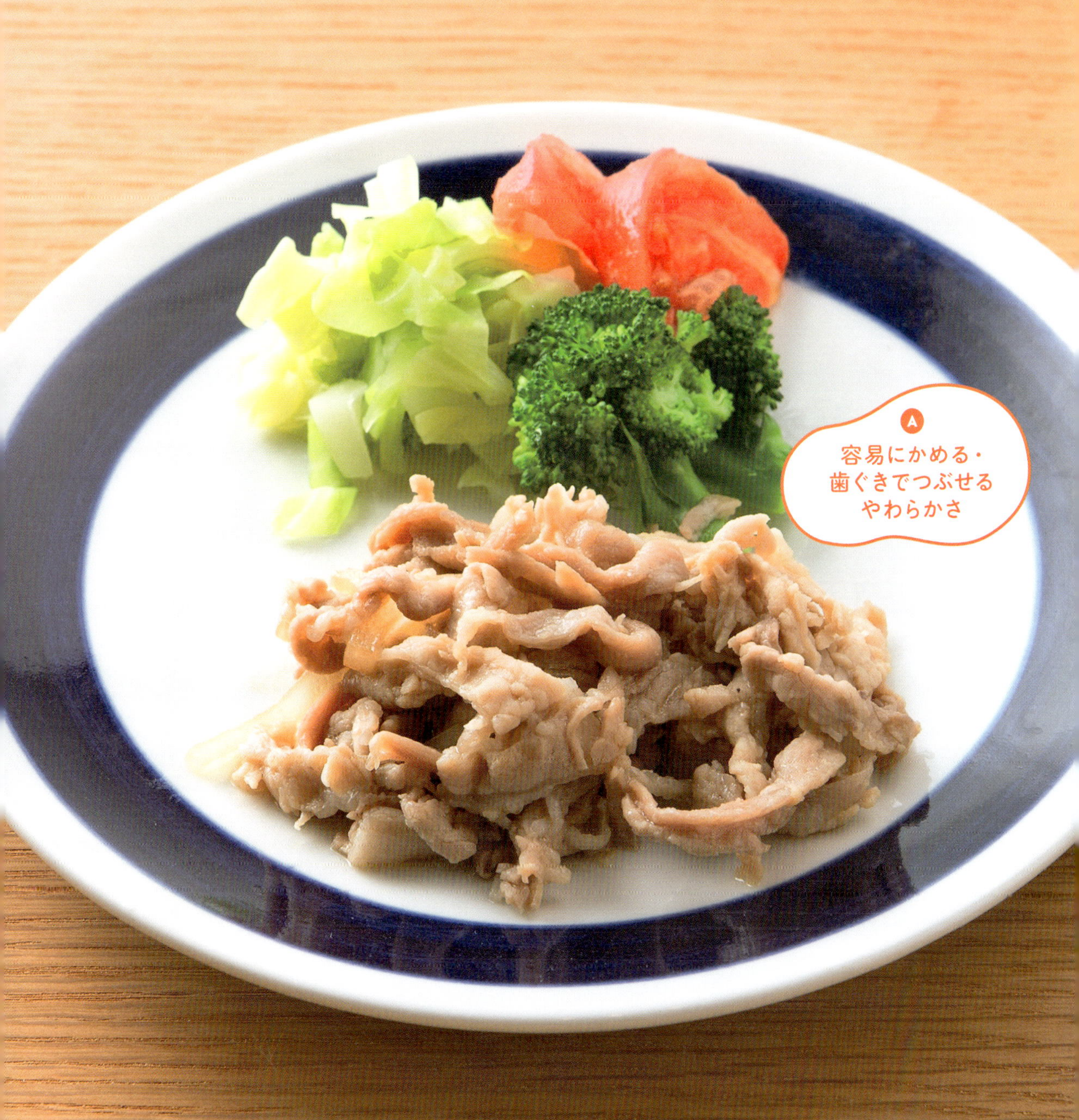

やわらかさの調整法

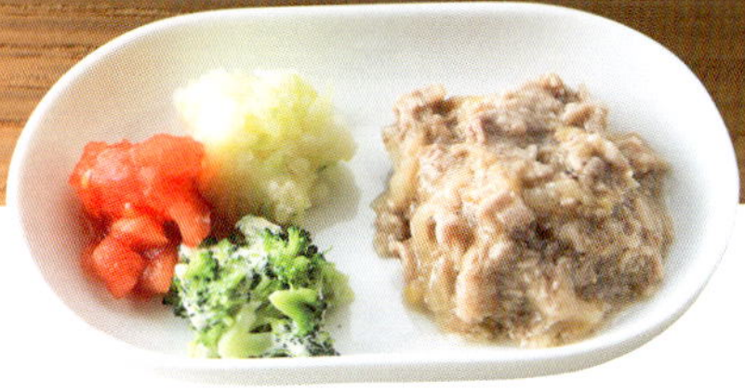

B 舌でつぶせるやわらかさ

でき上がりの肉と玉ねぎ、キャベツはきざんでそれぞれマッシュポテト（市販品でも OK）と混ぜる。ブロッコリーは花の部分をきざんでマヨネーズであえる。トマトはきざむ。

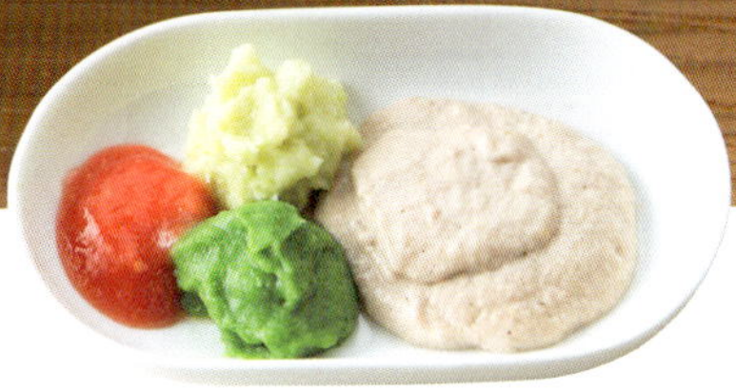

C かまなくてよいやわらかさ

B の肉と玉ねぎ、ブロッコリーはかゆゼリー（p.35参照）と一緒に、他の野菜もそれぞれミキサーにかける。トマトはとろみ調整食品（p.28参照）を加えてまとめる。

むね肉をミンチにしてソフトに

鶏のから揚げ
(チキンナゲット)

エネルギー 382kcal
脂質 22.9g
タンパク質 22.1g
塩分 1.5g

材料 (2人分)

鶏むね肉 …… 150g
玉ねぎ …… 大1/8個(30g)
木綿豆腐 …… 1/10丁(30g)
A
- 小麦粉 …… 大さじ2
- マヨネーズ …… 大さじ1
- 卵 …… 1/2個
- 塩 …… 小さじ1/2
- こしょう …… 少々

小麦粉 …… 大さじ3
揚げ油 …… 適宜

作り方

1 鶏肉をみじん切りにしてたたき、ミンチにして練る。玉ねぎはすりおろす。豆腐はペーパータオルに包んで軽く水きりする。

2 1をボウルに入れ、Aを加えてよく練り合わせたら、一口大に丸める。耐熱皿にのせてラップをして電子レンジで1分加熱する。

3 2に小麦粉をまぶし、180℃の揚げ油で揚げる。

!

たねに豆腐や卵、マヨネーズを加えることで、ふっくらとやわらかく仕上がります。鶏肉はひき肉を使ってもOKですが、粒をつぶすようによく練るのがコツです。

調理のポイント

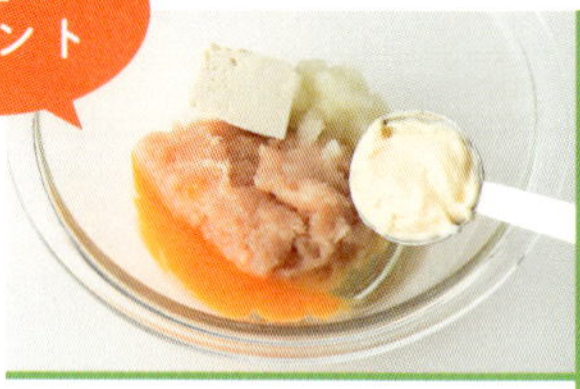

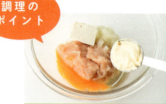

つなぎと油脂を加える
たねに豆腐とマヨネーズを入れることでふっくらやわらかくなる。

POINT 5 P.24

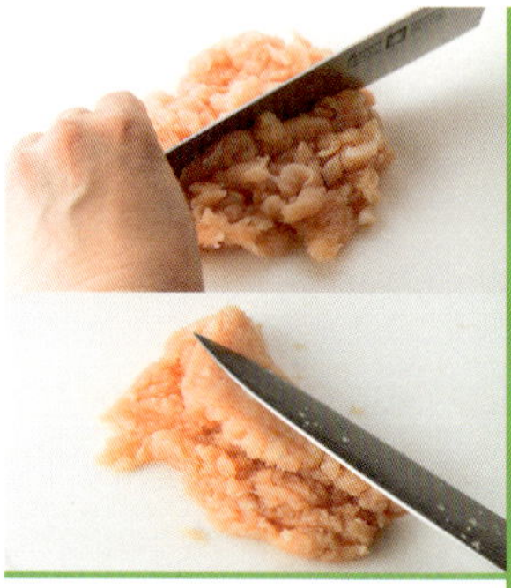

ミンチにして練る
みじん切りにしたら包丁を使って練るようにしてなめらかなミンチにする。

POINT 2 P.18

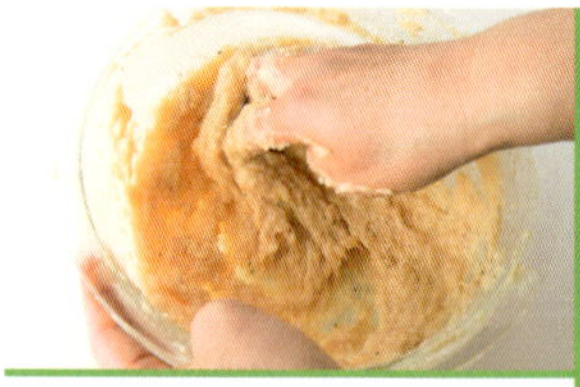

つなぎを入れてよく練る
つなぎが多めなのでよく練ることでかなりやわらかくなる。丸めたものを電子レンジで1分加熱するとしっかりするので、揚げやすい。

POINT 5 P.24

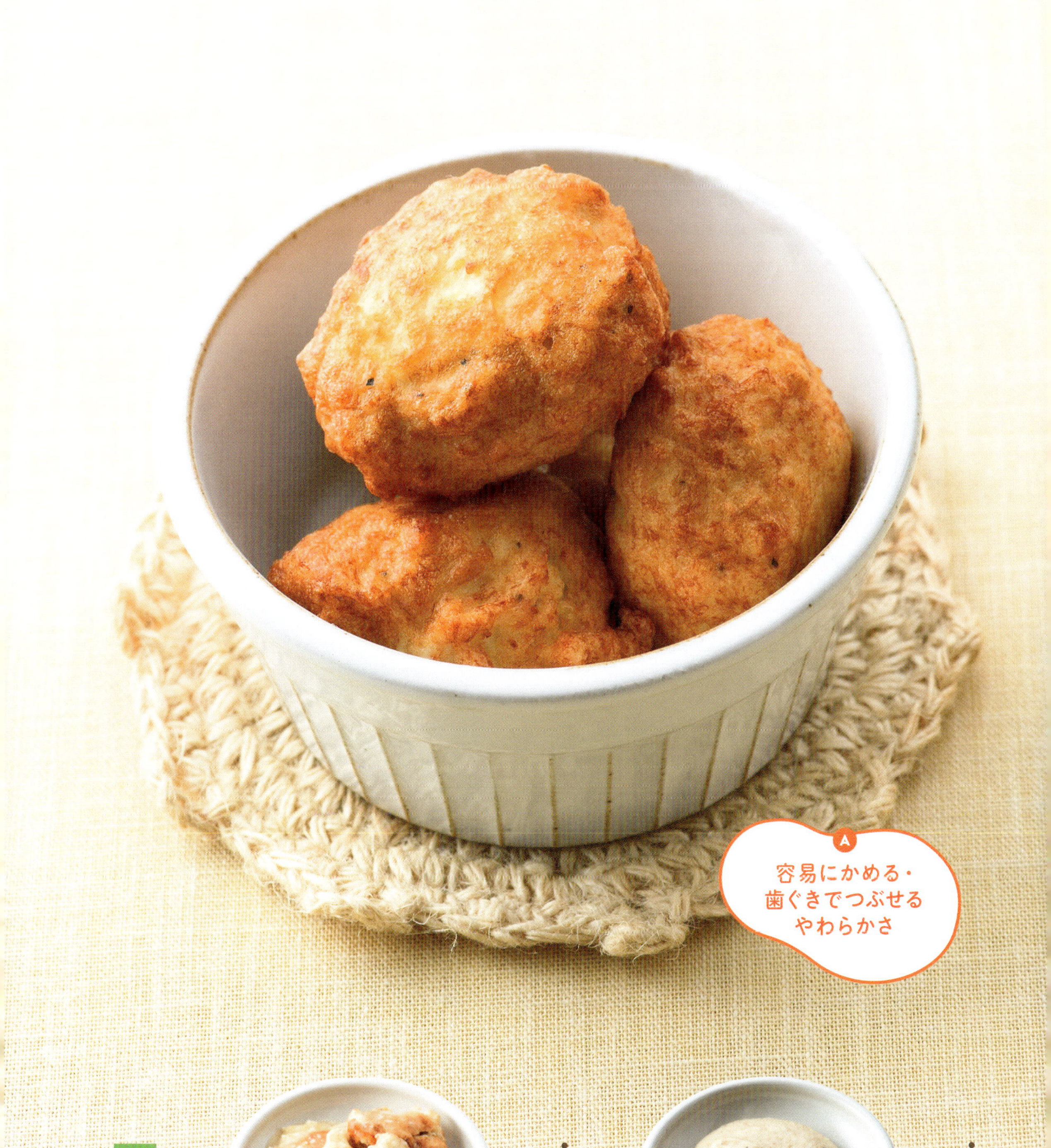

やわらかさの調整法

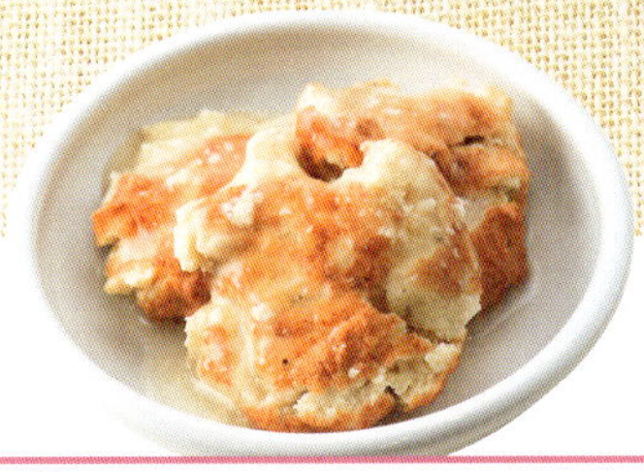

B 舌でつぶせるやわらかさ

でき上がりのから揚げを包丁の腹でつぶし、コンソメスープに浸して、表面の衣をやわらかくする。別にスープを作り、とろみ調整食品（p.28参照）でとろみをつけてかける。

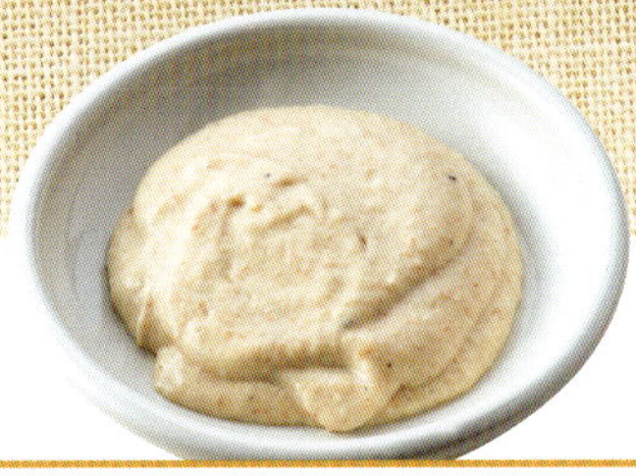

C かまなくてよいやわらかさ

でき上がりのから揚げをかゆゼリー（p.35参照）と一緒にミキサーにかける。

ルウのとろみが食べやすい

カレーライス

エネルギー 649kcal
脂質 39.8g
タンパク質 11.3g
塩分 4.0g

材料（2人分）

牛バラ薄切り肉……100g
パイナップル（生・カット）……1～2切れ（30g）
小麦粉……小さじ2
玉ねぎ……1個（200g）
じゃがいも……1個（100g）
にんじん……¼本（50g）
塩……小さじ½
こしょう……少々
カレー粉……小さじ1
水……400mℓ
ローレル……1枚
カレールウ（市販品）……3片（60g）
ガラムマサラ（あれば）……適宜
やわらかごはん（p.32参照）……茶碗1杯分（150g）
サラダ油……小さじ2

作り方

1. 牛肉は5cm長さに切り、薄切りにしたパイナップルと合わせて15分漬ける。小麦粉をまぶす。
2. 玉ねぎは半分に切り、繊維を断つように薄切りにし、じゃがいもとにんじんは小さめの乱切りにする。
3. 鍋にサラダ油をひき、玉ねぎを炒める。牛肉を入れて炒め、にんじん、じゃがいもも入れて炒める。全体に油が回ったら、塩、こしょうをふり、カレー粉を入れてさらに炒める。
4. 水とローレルを入れて煮込み、時々アクをとる。やわらかくなったら、いったん火を止め、カレールウを割り入れてよくとかす。
5. ルウがとけたら再び火をつけ、弱火でとろみが出るまで煮込む。仕上げにガラムマサラなどで味をととのえる。ごはんとともに器に盛る。

調理のポイント

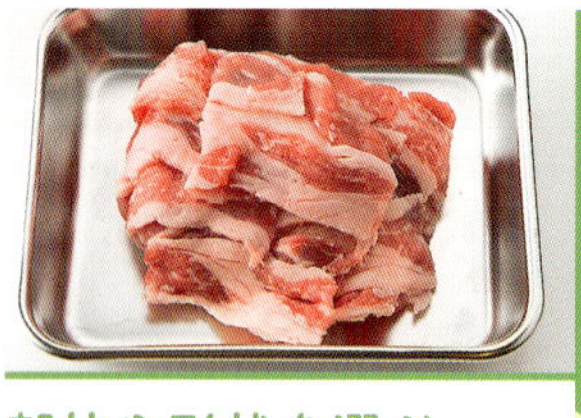

部位や形状を選ぶ

肉は塊肉ではなく薄切り肉を使う。

POINT 1 P.16

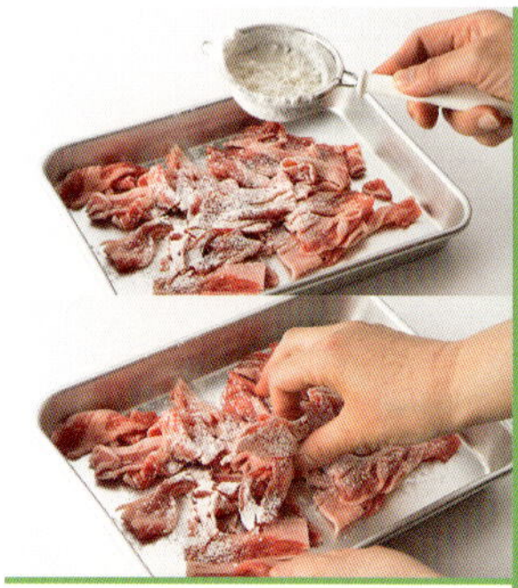

水分や脂分を保つ

小麦粉をふってよくもみ込んでおくと、加熱時に水分や脂分が抜けにくくやわらかく焼き上がる。

POINT 4 P.22

!

具がやわらかく煮込まれ、ルウを使ったとろみのあるカレーは食べやすい料理です。スパイスの香りや辛みが食欲をそそり、味覚や神経をほどよく刺激する効果もあります。

A
容易にかめる・
歯ぐきでつぶせる
やわらかさ

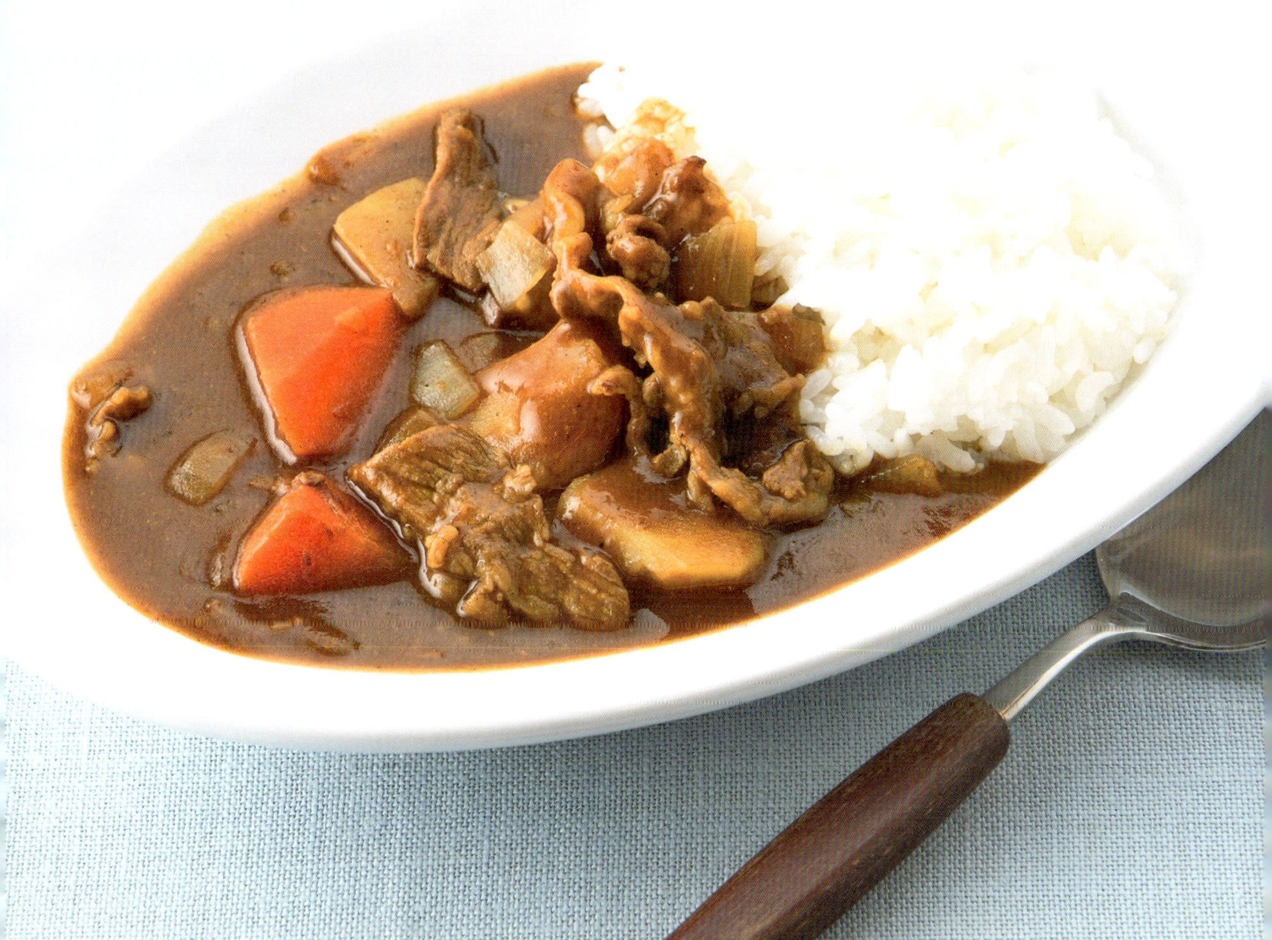

やわらかさの調整法

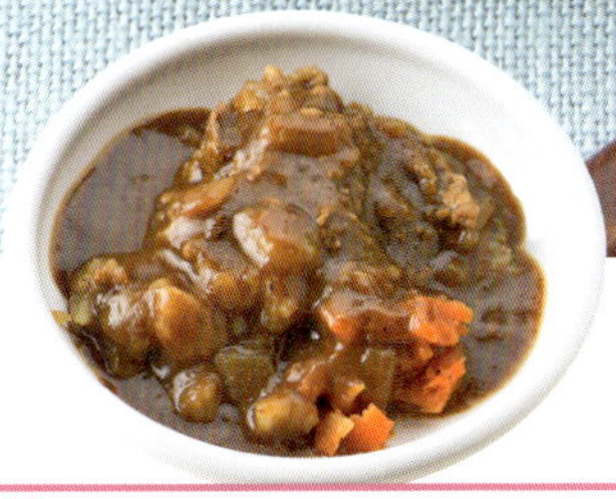

B 舌でつぶせるやわらかさ

でき上がりのカレーの肉と玉ねぎは包丁で細かくたたく。他の野菜はそれぞれ粗くつぶす。肉とつぶしたじゃがいもを混ぜるとより食べやすい。やわらかごはんか全がゆにかける。

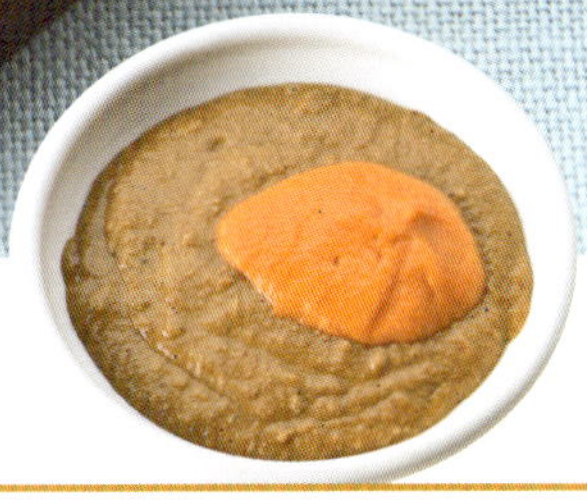

C かまなくてよいやわらかさ

でき上がりのカレーの肉と玉ねぎ、具材をそれぞれかゆゼリー（p.35参照）と一緒にミキサーにかける。分けてミキサーにかけることで、味の違いを楽しめる。かゆゼリーにかける。

具材を選んで、家族で楽しむ
おでん

エネルギー	脂質
221kcal	5.4g
タンパク質	塩分
12.0g	2.9g

材料（2人分）

大根 …… 3～4cm（200g）
じゃがいも …………… 2個（200g）
はんぺん …………… 小1枚（50g）
卵 …………………………… 2個
ちくわ ……………………… 1本
ごぼう巻き …………… 2本
結び昆布 ………………… 2個
いわしのつみれ …… 2個
だし巻き卵 …………… 2切れ（100g）

A
- だし汁 ………… 800mℓ
- しょうゆ、みりん ………… 各大さじ2
- 塩 ………… 小さじ ¼

※ 茶色字の具材は普通に食べられる家族用

作り方

1. 大根は皮を厚めにむき、2cm厚さに切り、裏表に包丁で十字の切れ目を入れ、串が通るぐらいやわらかく下ゆでする。
2. じゃがいもは皮をむいて半分に切る。卵はゆでて殻をむく。はんぺんは4等分にし、ちくわとごぼう巻きは食べやすい大きさに切り、湯通しする。
3. 鍋にAと結び昆布を入れ、1と2、いわしのつみれ、だし巻き卵を入れ、じっくり煮る。

！
煮込んだ野菜や、やわらかな練り製品など、かみやすく、飲み込みやすい具材を選べば、みんなで鍋を囲んで楽しめます。卵はだし巻き卵を使えば、やわらかくおいしい。

調理のポイント

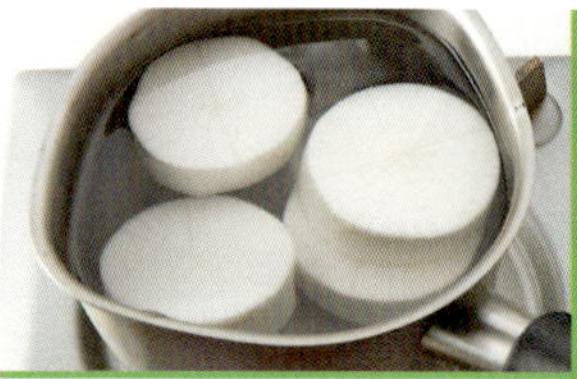

下ゆでする
じっくり火を通すほどやわらかくなる大根は十分下ゆでしておく。

POINT 3
P.20

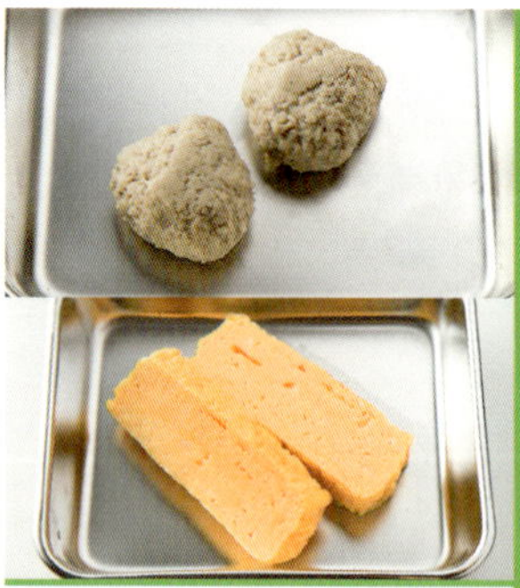

やわらかいものを選ぶ
食べにくいちくわやごぼう巻きのかわりにいわしのつみれを、ゆで卵のかわりにだし巻き卵を入れるとよい。

POINT 1
P.16

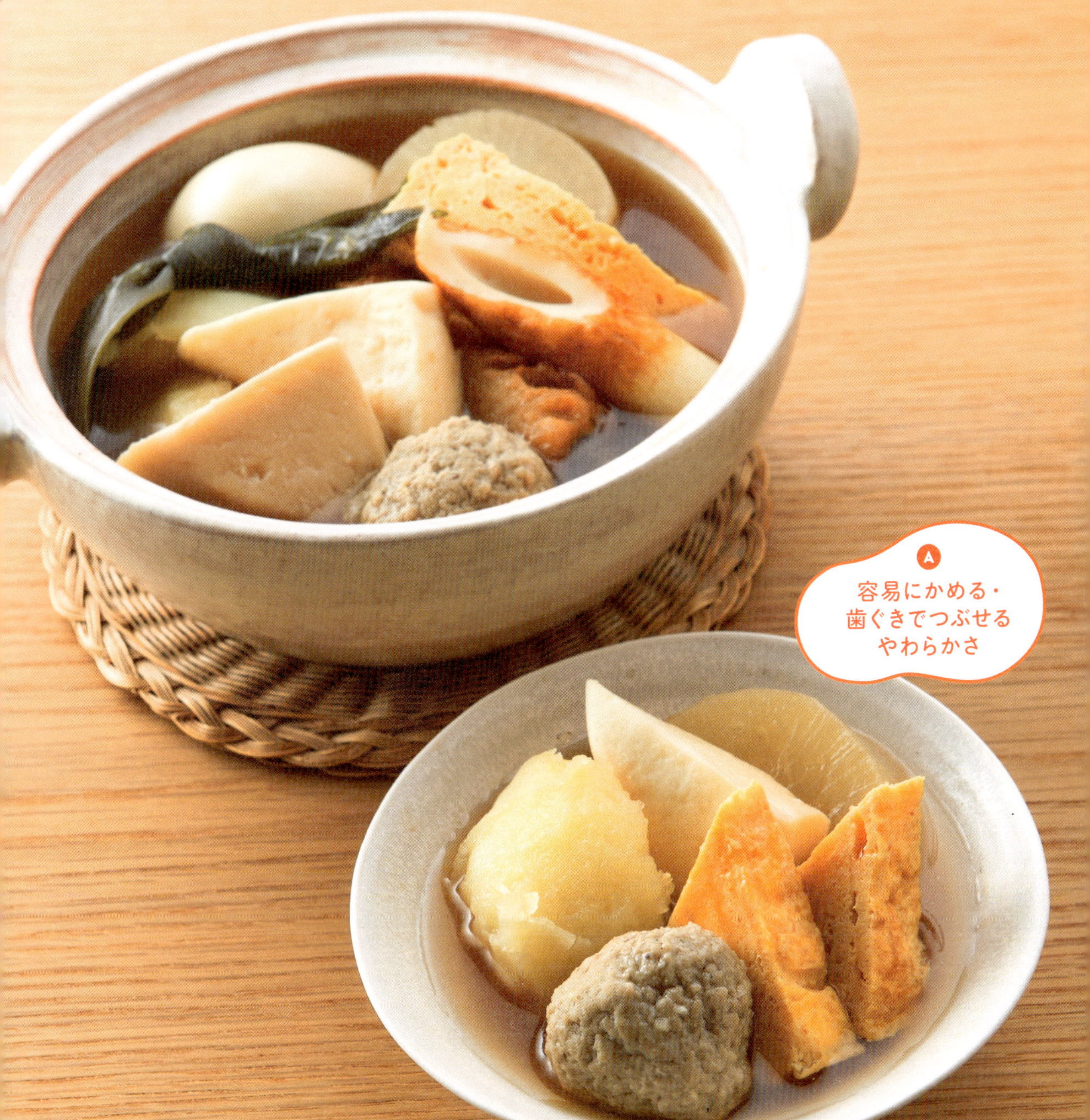

A 容易にかめる・歯ぐきでつぶせるやわらかさ

やわらかさの調整法

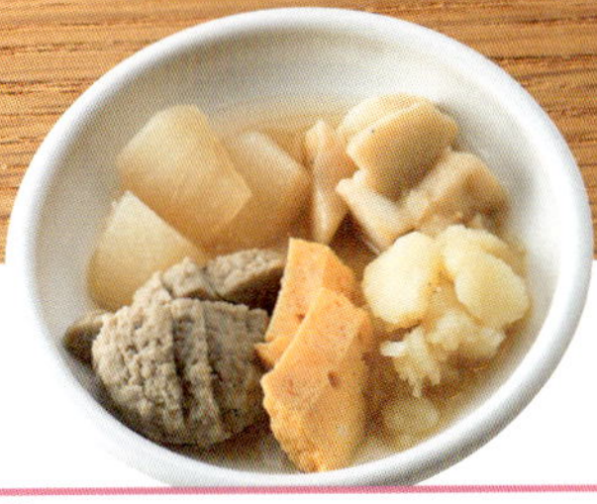

B 舌でつぶせるやわらかさ

でき上がりから、大根、はんぺん、つみれ、だし巻き卵を食べやすく切って盛って汁をかける。汁はとろみ調整食品（p.28参照）でとろみをつけても。

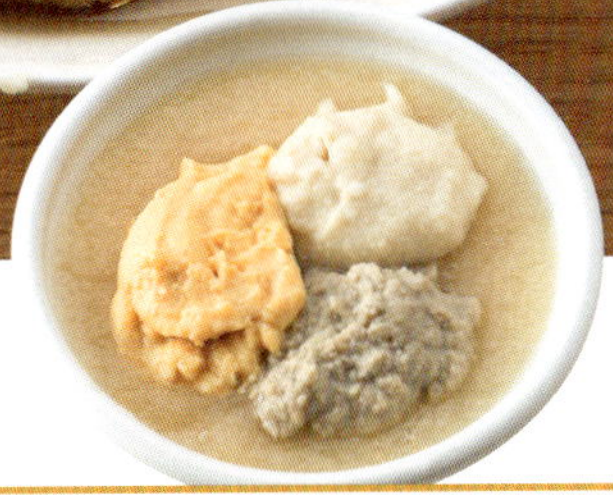

C かまなくてよいやわらかさ

Bの具材をそれぞれミキサーにかける。はんぺん、大根はそのまま、それ以外はかゆゼリー（p.35参照）と一緒に。水気の多い大根はソースのように敷いて、汁はBと同様にとろみをつける。

脂の多い腹身にたれをからめて

ぶりの照り焼き

エネルギー 284kcal
脂質 16.1g
タンパク質 18.1g
塩分 1.8g

材料（2人分）

ぶり（脂身の多い部分）
……… 2切れ（80g×2）
塩 ………………… 小さじ⅕
小麦粉 …………… 小さじ1

A | 砂糖、みりん、しょうゆ ……… 各大さじ1

大根おろし ………… 100g
サラダ油 ……… 少さじ1

作り方

1 ぶりは塩をまぶして5分おき、ペーパータオルで水気をふいて薄く小麦粉をふる。

2 フライパンにサラダ油をひいて中火で熱し、ぶりの両面を2分ずつ焼いて取り出す。

3 フライパンの余分な脂をふき取り、Aを入れて煮立たせ、とろりとしてきたらぶりを戻してからめて器に盛る。大根おろしを添える。

！
焼き魚は身がかたくなりがちですが、脂の多い部位を選び、焼きすぎないように火を通せばふんわりとソフトな食感に。火を通した魚を一度取り出し、たれを煮詰めてからめます。

調理のポイント

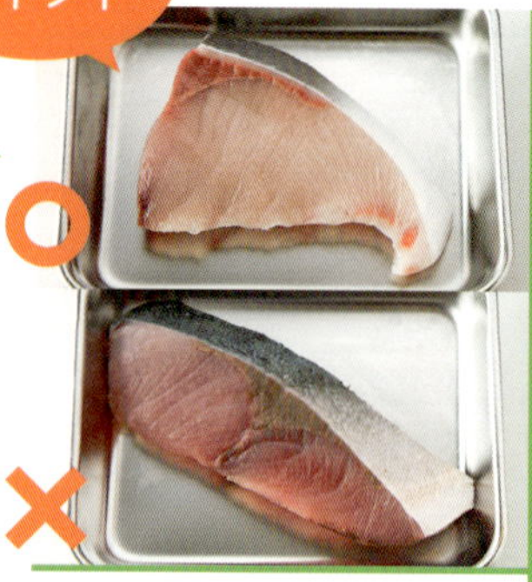

脂の多い部位を選ぶ

ぶりの切り身は脂の多い、白っぽい色をした腹身を選ぶ。写真上が腹、下が背の部分の切り身。

POINT 1 P.16

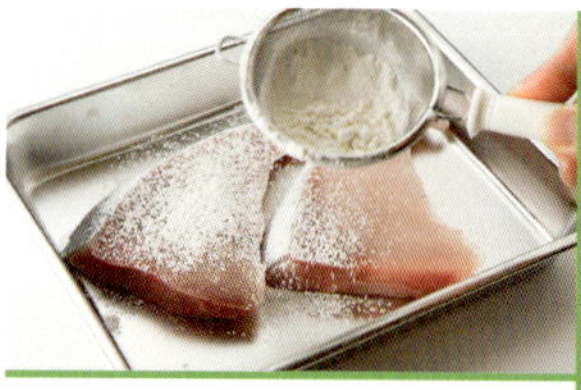

水分や脂分を保つ

小麦粉をまぶすことで、水分や脂分が抜けず、やわらかく焼き上がる。

POINT 4 P.22

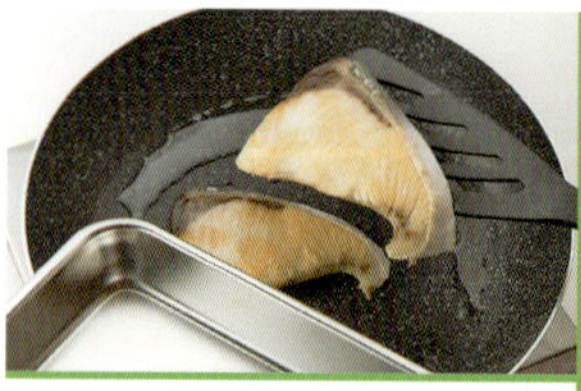

火を通しすぎない

火が通りすぎてかたくならないように一度取り出して、最後にたれとからめる。

POINT 3 P.20

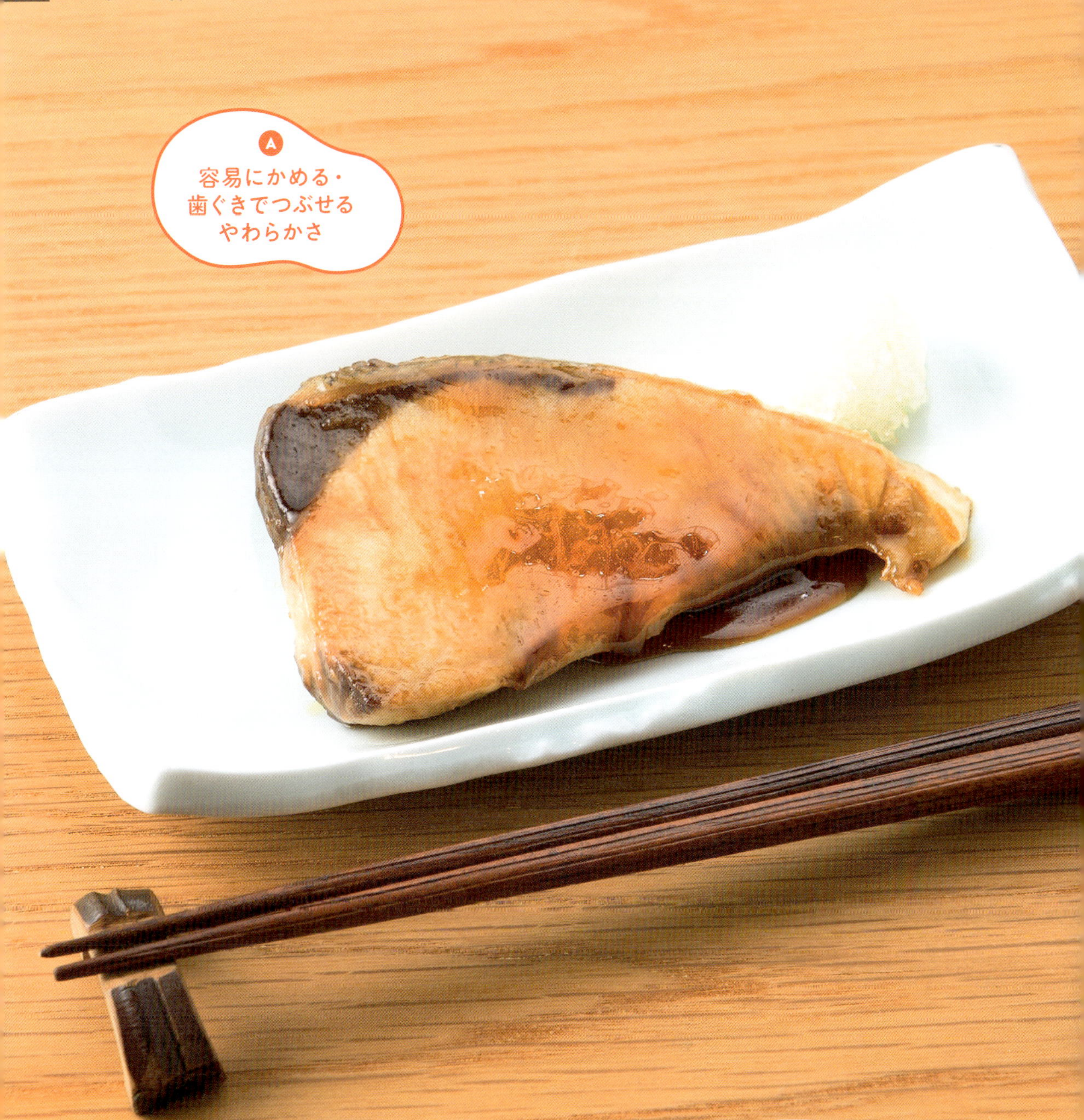

A
容易にかめる・
歯ぐきでつぶせる
やわらかさ

やわらかさの調整法

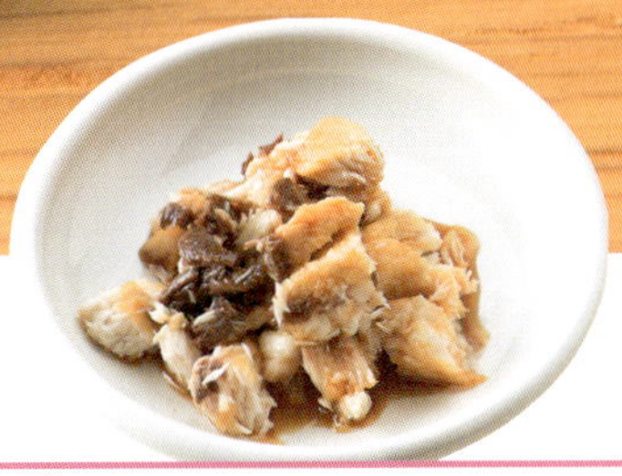

B 舌でつぶせるやわらかさ

でき上がりのぶりをほぐし、照り焼きのたれをかけてからめる。大根おろしは、むせる心配がなければ添えてもOK。

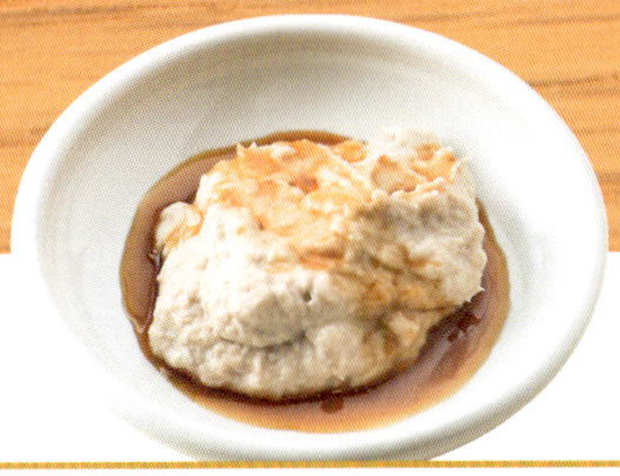

C かまなくてよいやわらかさ

Bのぶりのほぐし身はかゆゼリー（p.35参照）と一緒にミキサーにかける。照り焼きのたれをかける。

肉のかわりにさばを甘酢あんで

塩さばの酢豚風

エネルギー 341kcal
脂質 17.5g
タンパク質 20.1g
塩分 3.9g

材料（2人分）

塩さば……1枚（140g）
片栗粉…………小さじ2
ピーマン……1個（35g）
にんじん
…………小¼本（40g）
玉ねぎ……½個（100g）
サラダ油………小さじ2

A
片栗粉……小さじ2
しょうゆ、砂糖、酢、
ケチャップ、水
…………各大さじ2

塩…………………小さじ⅕
こしょう……………少々

作り方

1 さばは骨をとって一口大に切り、片栗粉をまぶす。

2 ピーマン、にんじんはみじん切り、玉ねぎは縦に半分に切り繊維を断つように薄切りにする。すべての野菜をやわらかく下ゆでしてざるにとり、水気をきる。

3 フライパンにクッキングシートを敷き、さばの両面を薄く焼き目がつく程度に焼く。

4 さばとクッキングシートを取り出してサラダ油をひき、2の野菜をさっと炒め、さばを戻す。

5 Aを合わせ、フライパンに加えて煮詰め、ソースにとろみがついたら、塩、こしょうで味をととのえる。

!
豚肉のかわりに塩さばを。甘酢あんとよく合います。市販の塩さばはやわらかく調理しやすいおすすめの食材。なめらかなあんをからめた食べやすい料理です。

調理のポイント

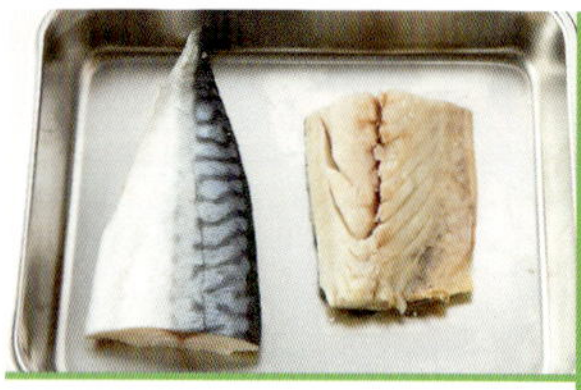

食材を選ぶ
豚肉のかわりに市販の塩さばを使う。骨の少ないものを選ぶ。やわらかく、食べやすい。

POINT 1
P.16

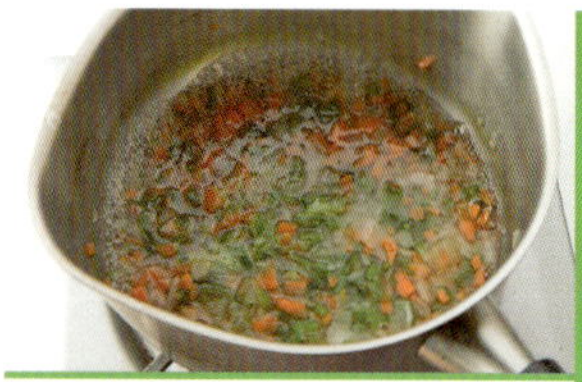

下ゆでする
野菜は炒めるとなかなかやわらかくならないので、先に下ゆでしておく。

POINT 3
P.20

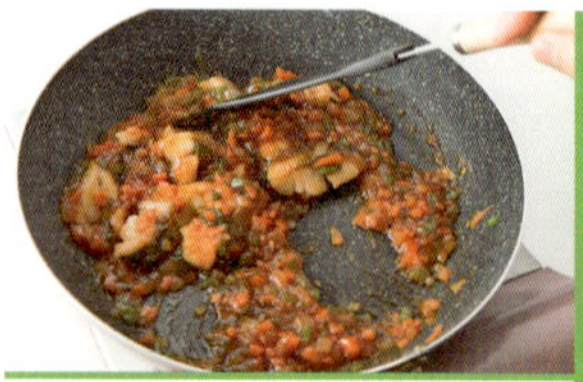

とろみをつける
とろみのついたあんかけになっているので、まとまりやすく食べやすい。

POINT 7
P.28

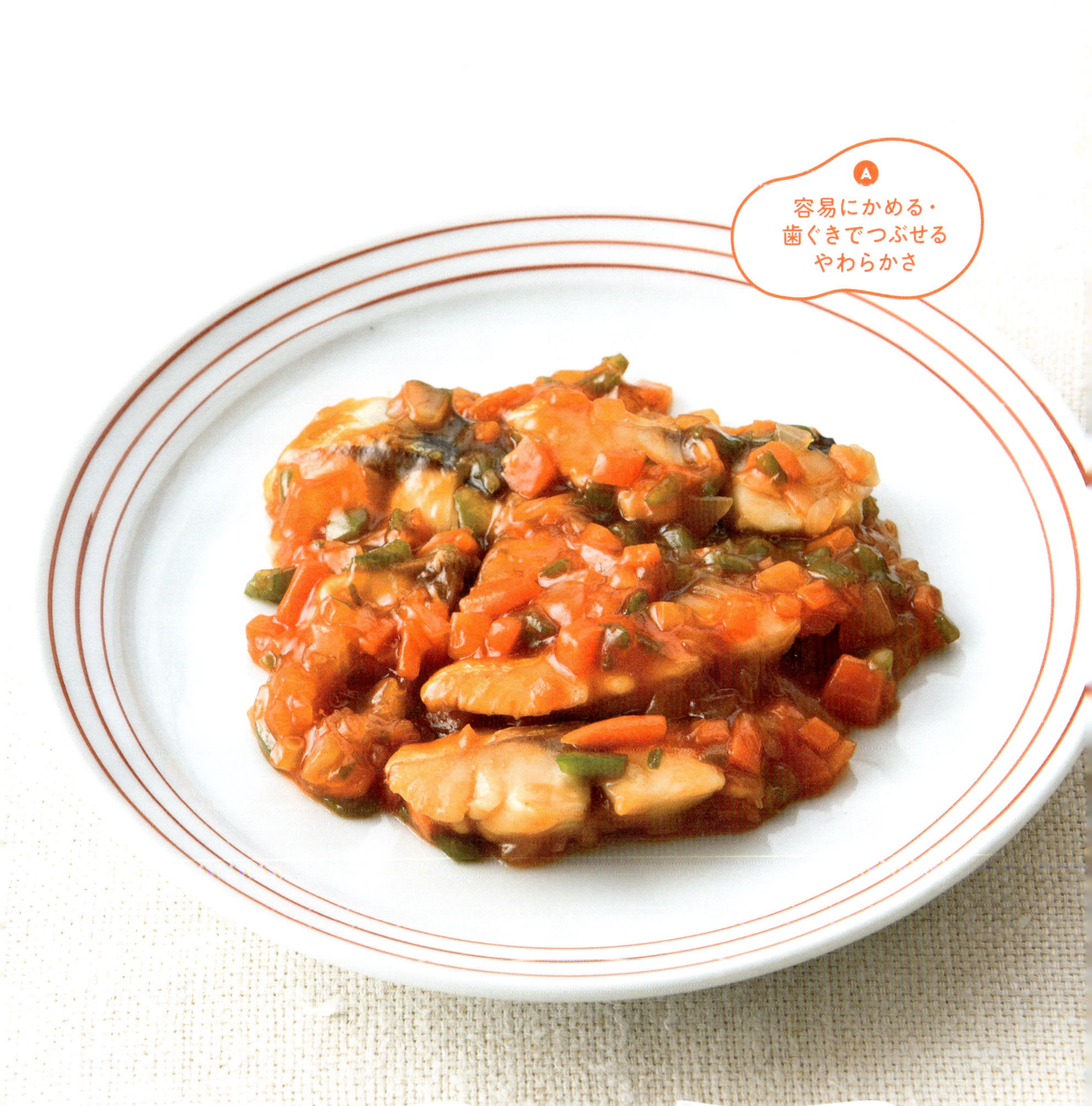

A 容易にかめる・
歯ぐきでつぶせる
やわらかさ

やわらかさの調整法

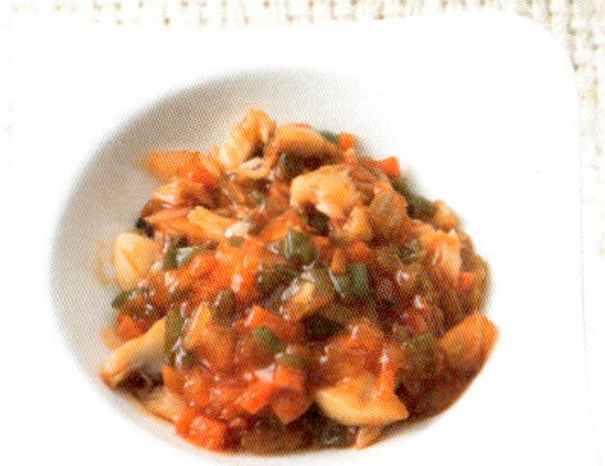

B 舌でつぶせるやわらかさ

塩さばを焼いた段階で皮をはずし、身をほぐす。野菜と甘酢あんは同様に調理し、ほぐしたさばを混ぜる。

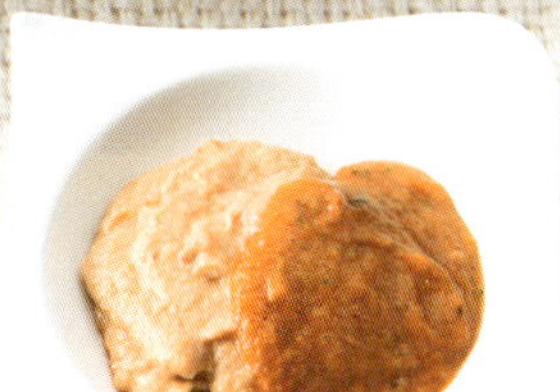

C かまなくてよいやわらかさ

Bの皮をはずした塩さばは、かゆゼリー（p.35参照）と一緒にミキサーにかける。野菜と甘酢あんを一緒にミキサーにかける。半々に盛りつけ、混ぜながら食べる。

つるっとなめらかな薄皮で

水餃子

エネルギー	脂質
211kcal	12.4g
タンパク質	塩分
6.1g	0.4g

材料 (2人分)

豚ひき肉 …………… 50g
にら ………… ⅕束 (20g)
キャベツ …… ½枚 (30g)
餃子の皮 (薄いもの)
………………………… 8枚

A
酒、みりん、
オイスターソース、
ごま油
………… 各小さじ1
すりおろししょうが、
すりおろしにんにく
………… 各小さじ⅓

作り方

1 にらはみじん切り、キャベツは芯をとりラップに包んで電子レンジで2分加熱し、粗熱をとってみじん切りにする。

2 ボウルに、ひき肉、1とAを入れ、ねばりが出るまでよく混ぜて8等分し、餃子の皮で包む。

3 大きな鍋に湯を沸かし、2の餃子を入れてゆでる。火が通ってやわらかくなったらゆで汁とともに器に盛る。

!

よく練ったひき肉と野菜を、薄めの皮で包んでゆでた餃子は、つるりとしたのどごしとソフトな食感が高齢者にもやさしい料理です。具にしっかり味をつけて、そのまま食べます。

調理のポイント

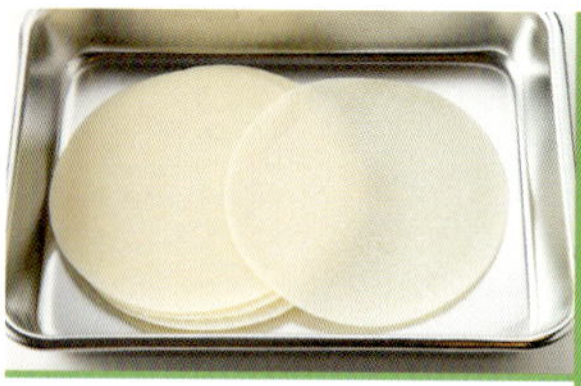

食材を選ぶ
餃子の皮は厚くてもちもちしたものは食べにくいので、薄いものを選ぶ。

POINT 1 P.16

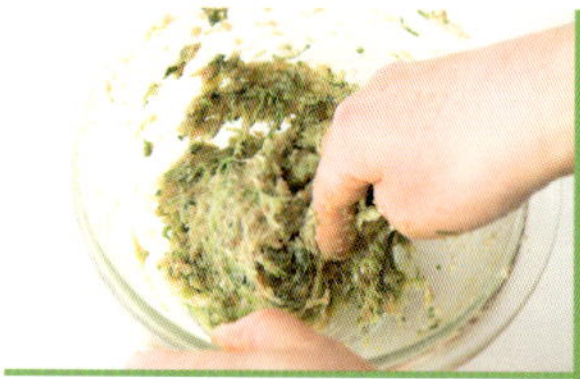

よく練り混ぜる
餃子のたねには野菜も入るのでとくによく練り混ぜる。

POINT 2 P.18

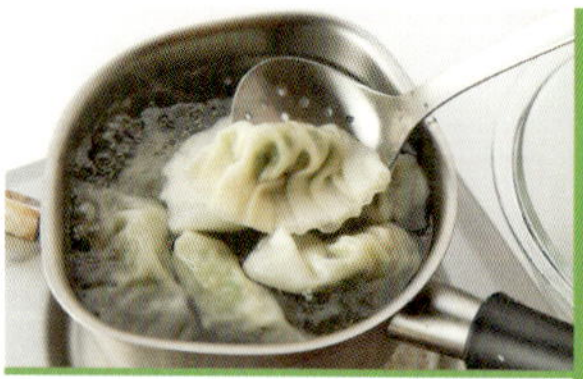

焼かずにゆでる
焼く、揚げるではなく、ゆでることでやわらかく仕上がり、時間がたってもかたくならない。

POINT 3 P.20

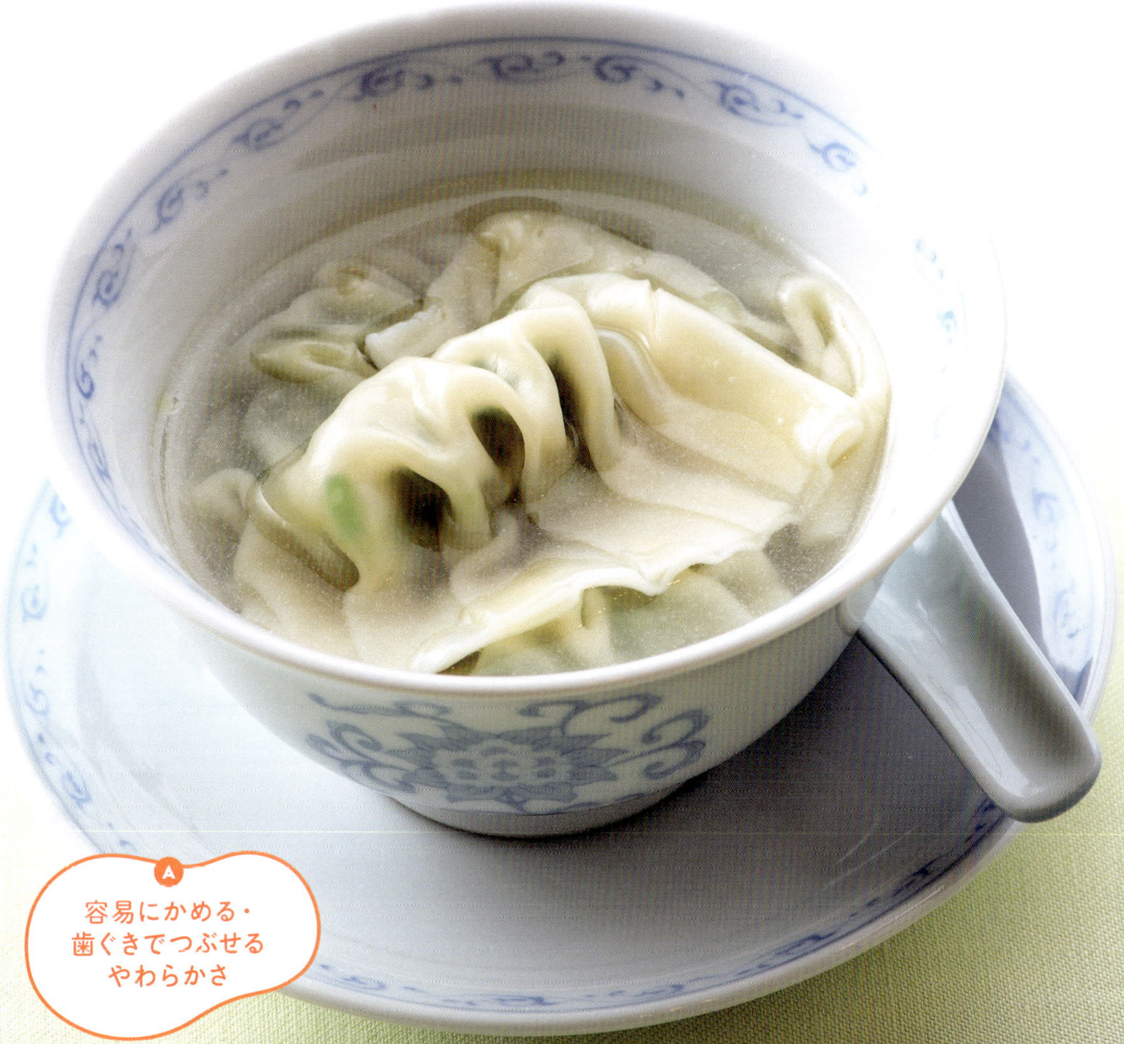

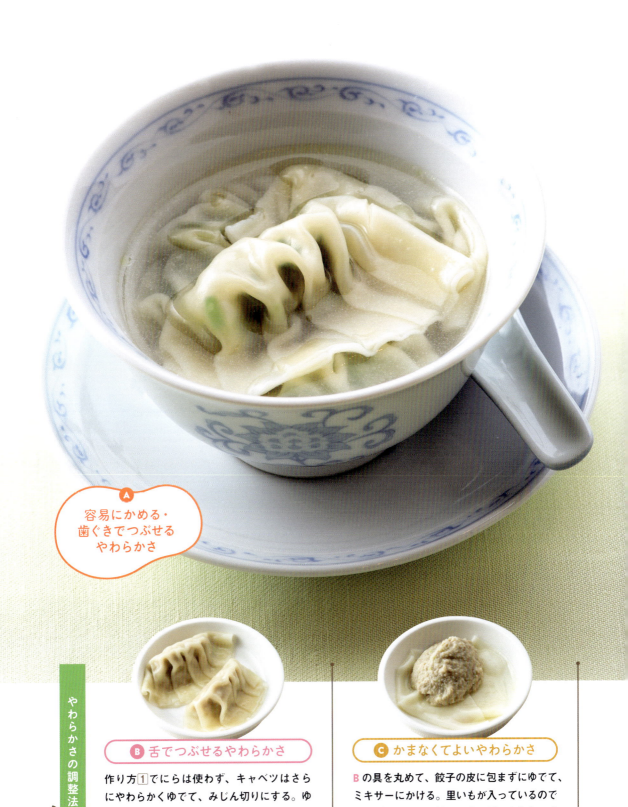

A
容易にかめる・
歯ぐきでつぶせる
やわらかさ

やわらかさの調整法

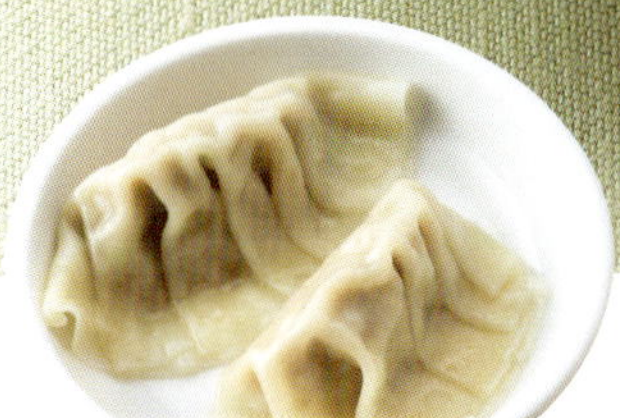

B 舌でつぶせるやわらかさ

作り方1でにらは使わず、キャベツはさらにやわらかくゆでて、みじん切りにする。ゆでるか蒸すかした里いもをつぶしたものを具に加えてまとめ、餃子の皮で包んでゆでる。

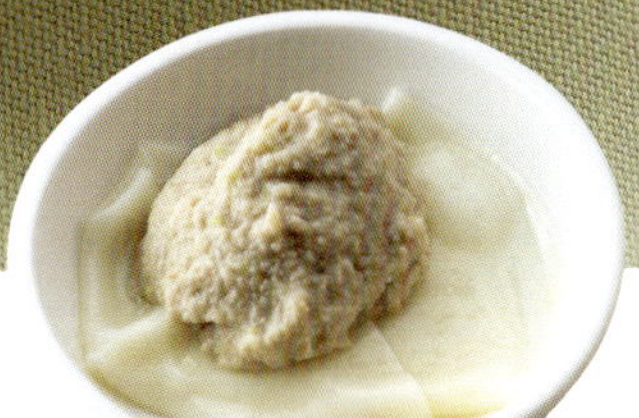

C かまなくてよいやわらかさ

Bの具を丸めて、餃子の皮に包まずにゆでて、ミキサーにかける。里いもが入っているのでかゆゼリー不要。餃子の皮は別にやわらかくゆでて器に敷いて、具をのせる。

ひき肉をほぐしすぎない
麻婆なす

エネルギー 442kcal
脂質 37.2g
タンパク質 12.5g
塩分 1.7g

ひき肉をそぼろ状にしないのが、食べやすさのポイント。弱火で焼きつけ、ゆっくりと火を通します。とろみが具材をまとめ、のどの通りもよくします。

材料（2人分）

豚ひき肉 …………… 150g
なす ……… 2本（140g）
玉ねぎ ……… ¼個（50g）
にんにく ………… 1かけ
しょうが ………… 1かけ
A
　甜面醤《てんめんじゃん》 …… 大さじ1
　しょうゆ … 小さじ1
　豆板醤 …… 小さじ⅕
B
　水 …………… 200mℓ
　砂糖、顆粒中華スープの素 …… 各小さじ1
　片栗粉 …… 小さじ2
サラダ油 ……… 大さじ1
ごま油 ………… 小さじ1
※ 甜麺醤がなければ赤みそを使ってもよい。

作り方

1 ひき肉は手で押しつぶす。なすは皮を縞目にむき、乱切りにして水にさらす。玉ねぎはみじん切りに、にんにくとしょうがはすりおろす。

2 フライパンにサラダ油をひき、なすを入れて炒め、油が回ったら取り出して耐熱容器に入れ、ラップをして電子レンジで3分加熱する。

3 2のフライパンに、にんにくとしょうがを入れてさっと炒め（焦げつきそうなら油を足す）、ひき肉を入れて焼きつけるようにして弱火でゆっくりと加熱する（ポロポロにほぐさない）。

4 ひき肉に七分ほど火が通ったら、玉ねぎを入れてさらに炒める。

5 合わせたAを入れて炒め合わせ、Bを入れて混ぜながら弱火で加熱する。

6 とろみがついたら2のなすを戻し、5とからめる。香りづけにごま油を入れる。

調理のポイント

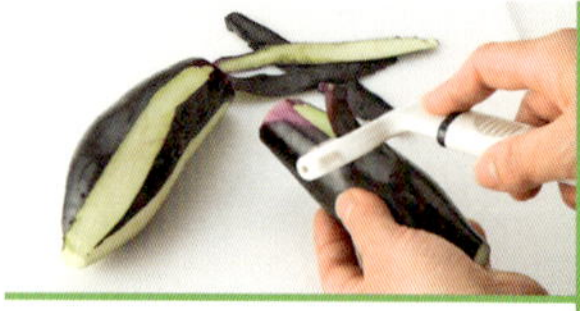

皮をむく
なすの皮はかたいので、縞目に部分的にむくと食べやすい。

POINT 2 P.18

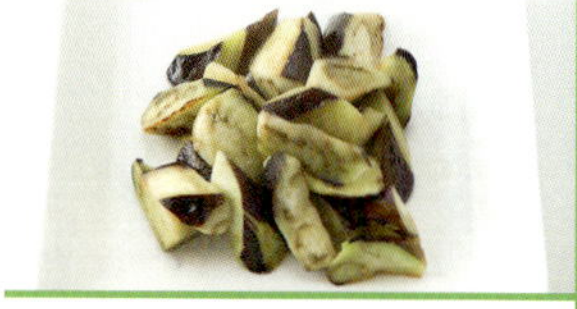

レンジで加熱する
なすは油を吸いやすいので、途中で一度取り出して電子レンジで加熱する。

POINT 3 P.20

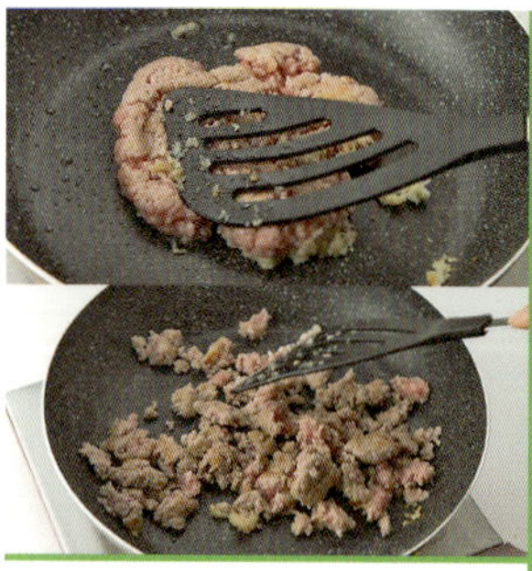

ポロポロにしない
ひき肉は粒をつぶしてから、焼きつけるように焼く。ほぐさないほうが食べやすい。

POINT 6 P.26

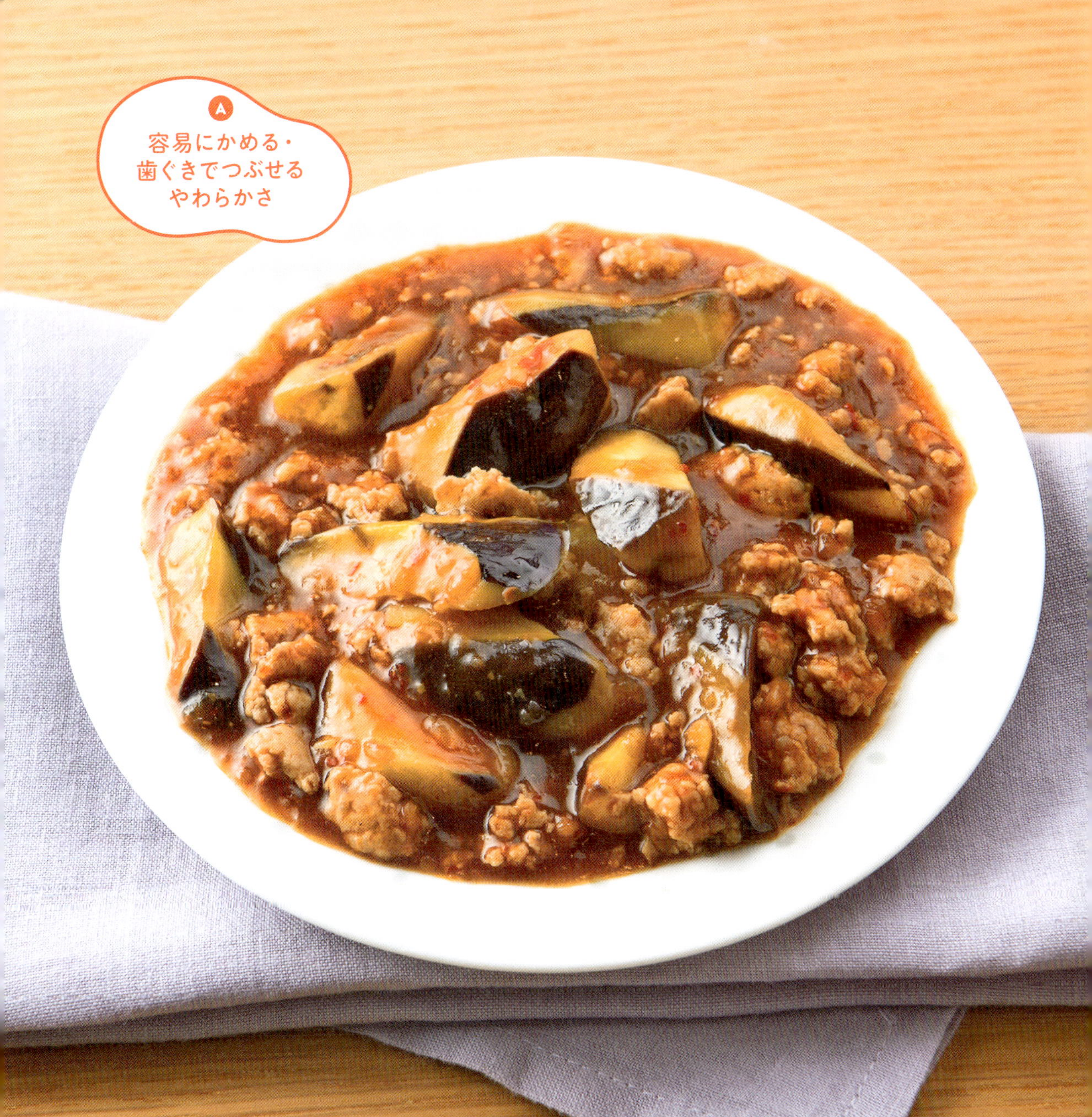

やわらかさの調整法

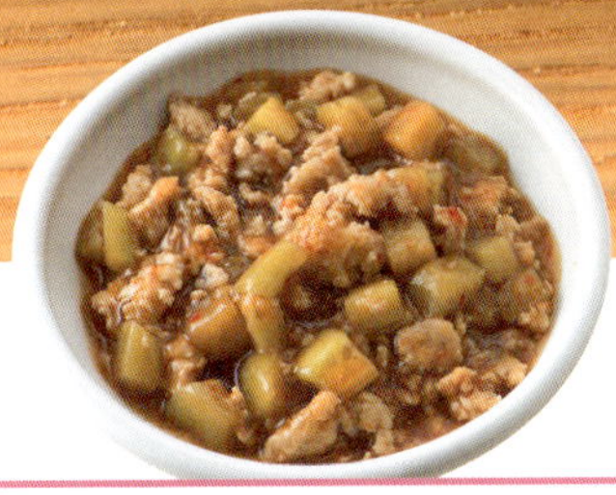

B 舌でつぶせるやわらかさ

豚ひき肉100gにはんぺん½枚を加えてよく練って、塊をくずすように炒める。玉ねぎはすりおろし、なすは皮をむいてサイコロ状に切り、同様に調理し、味つけする。

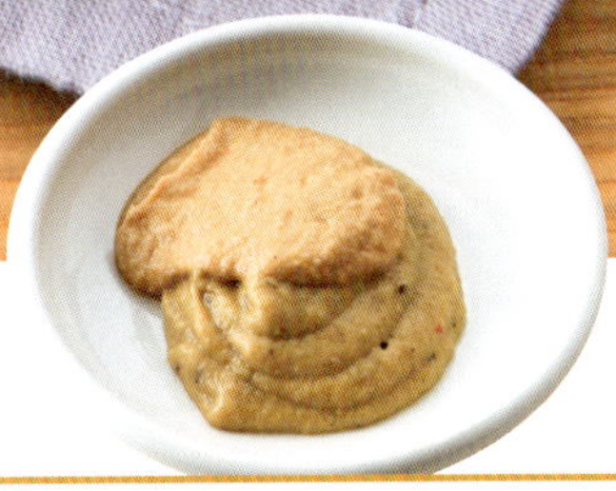

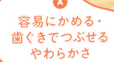

C かまなくてよいやわらかさ

Bのでき上がりから、肉はたれと一緒に、なすはかゆゼリー（p.35参照）と一緒に、それぞれミキサーにかけ、器に盛る。

やわらかな魚を選んで楽しむ

刺身盛り合わせ

エネルギー	脂質
167kcal	11.0g
タンパク質	塩分
12.8g	0.6g

材料（2人分）

まぐろ（中とろ）……… 30g
キングサーモン（刺身用）……………………… 30g
帆立貝柱（刺身用）…… 30g
甘えび（刺身用）……… 6〜8尾（60g）
大根 …… 5cm長さ（100g）
アボカド …… ½個（50g）

作り方

1 まぐろ、サーモン、帆立貝柱はそれぞれ食べやすい大きさに切る。

2 大根はすりおろし、アボカドは皮と種をとり、8等分にする。1と甘えび、大根とアボカドを器に盛る。

！
加熱した魚よりも生魚はやわらかいので、刺身も種類を選べば、そのままでも食べやすく、たたいてもおいしく楽しめます。やわらかごはんにのせて、海鮮丼にしても。

調理のポイント

生で食べやすいものを選ぶ

魚は加熱するとパサパサしやすいため、生のほうが食べやすく、飲み込みやすい。

POINT 1
P.16

食材を選び切り方に工夫

つまのかわりに、すりおろした大根と厚めに切ったアボカドを添える。見た目もきれいで、混ぜて食べてもおいしい。

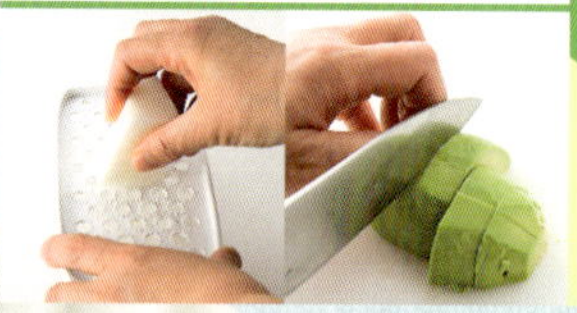

POINT
1、2
P.16、18

やわらかさの調整法

B 舌でつぶせるやわらかさ

刺身は、それぞれ包丁で粗めにたたく。アボカドは1cm角に切る。大根おろしはAのままで、器に盛る。

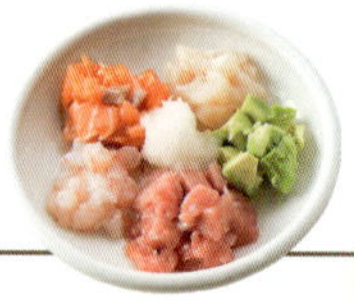

C かまなくてよいやわらかさ

刺身は、それぞれ包丁で細かくしっかりたたく。アボカドはつぶしてなめらかにする。大根おろしはAのままで、器に盛る。

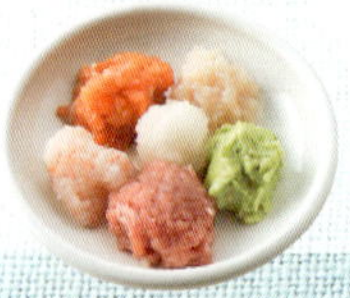

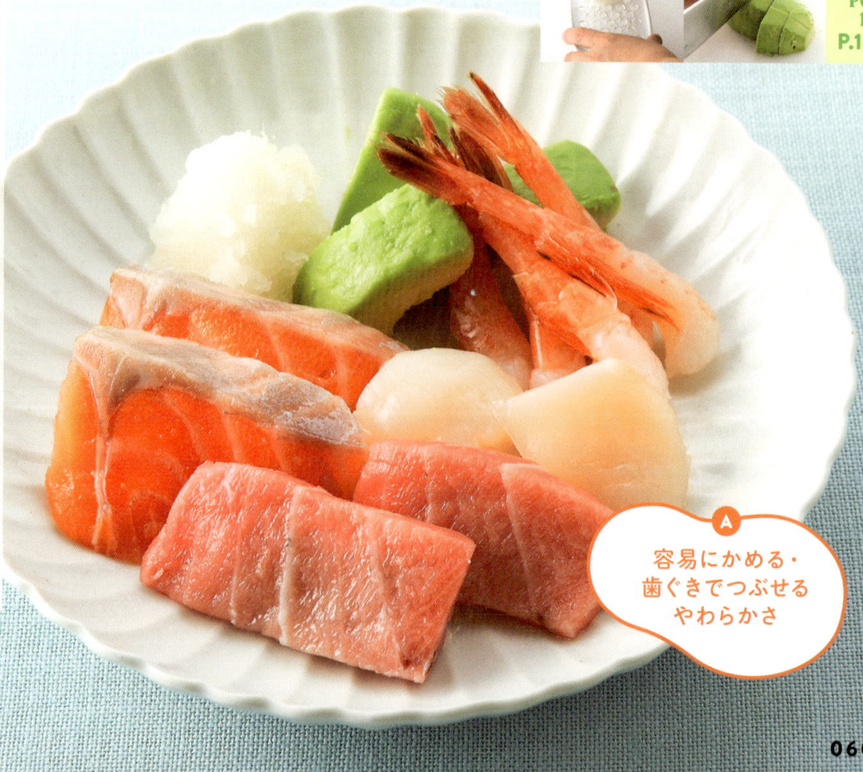

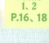

A 容易にかめる・歯ぐきでつぶせるやわらかさ

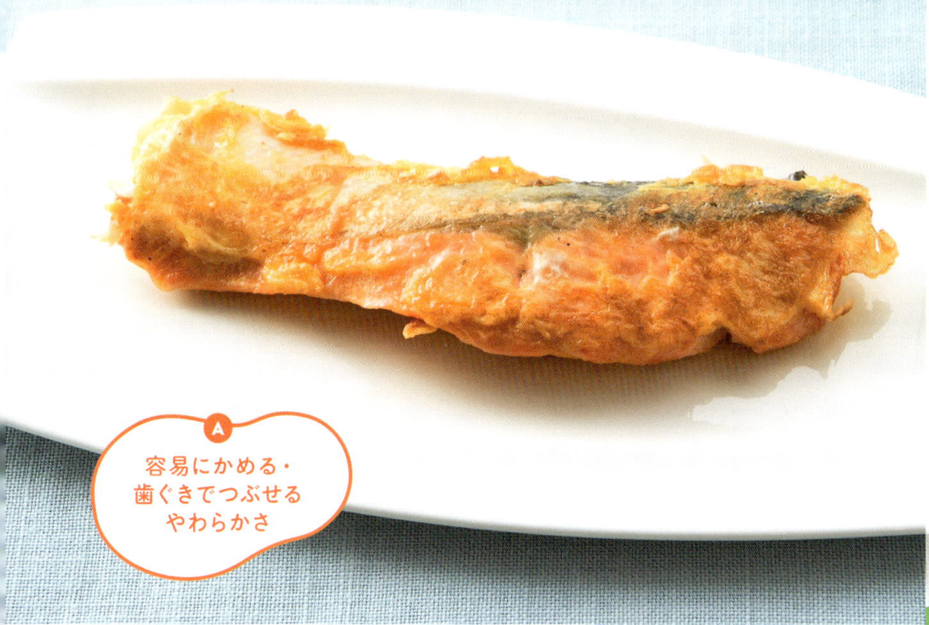

やわらかさの調整法

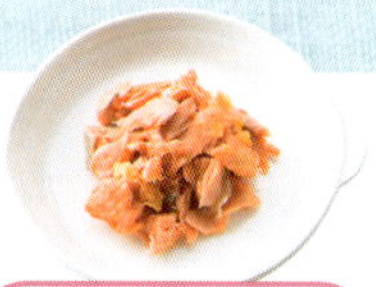

B 舌でつぶせるやわらかさ

でき上がりのサーモンの皮をとり、身を食べやすくほぐす。

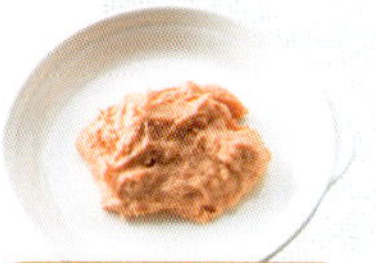

C かまなくてよいやわらかさ

Bのほぐした身をかゆゼリー（p.35参照）と一緒にミキサーにかける。

脂ののったサーモンに衣をつけて

サーモンのピカタ

エネルギー	脂質
247kcal	14.6g
タンパク質	**塩分**
19.2g	0.5g

！

やわらかなトラウトサーモンに、卵のふんわりとした衣をつけて焼き、しっとりと仕上げた魚料理です。バターの風味もよく、食欲をそそります。

材料（2人分）

- トラウトサーモン……2切れ（80g × 2）
- 塩、こしょう……各少々
- 小麦粉……大さじ1
- バター……小さじ1
- A
  - 卵……½個
  - 粉チーズ……大さじ2
  - 小麦粉……大さじ1

調理のポイント

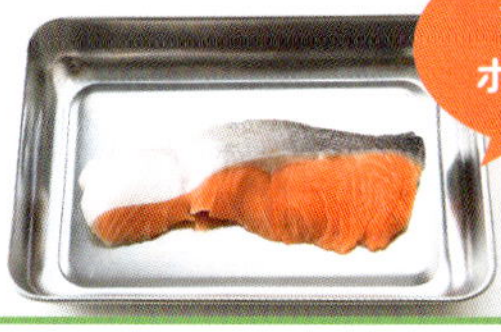

脂が多い種類を選ぶ

鮭ではなく脂が多くてやわらかい、トラウトサーモンなどを選ぶ。

POINT 1 P.16

水分や脂分を保つ

焼く前に小麦粉と卵をまぶすことで、水分や脂分が抜けにくくなりふんわりやわらかく仕上がる。

POINT 4 P.22

作り方

1. サーモンは塩、こしょうをふって少し置いて水気をふき、小麦粉をまぶす。ボウルにAを混ぜ、卵液を作る。
2. フライパンにバターを溶かし、1のサーモンを卵液にくぐらせて入れ、中火で薄く焦げ目をつける。弱火にしてふたをし、中まで火が通るように蒸し焼きにする。

鶏も卵もふんわり
やわらかに

親子煮

エネルギー	脂質
279kcal	10.0g
タンパク質	塩分
29.4g	1.6g

材料（2人分）

鶏もも肉 …………… 200g
パイナップル（生・カット）
…… 1～2切れ（30g）
片栗粉 ………… 小さじ1
玉ねぎ …… ½個（100g）
卵 ……………………… 2個
だし汁 …………… 200mℓ
A しょうゆ、みりん、
酒……… 各大さじ1
砂糖 ……… 小さじ1
小ねぎ（小口切り）…… 少々

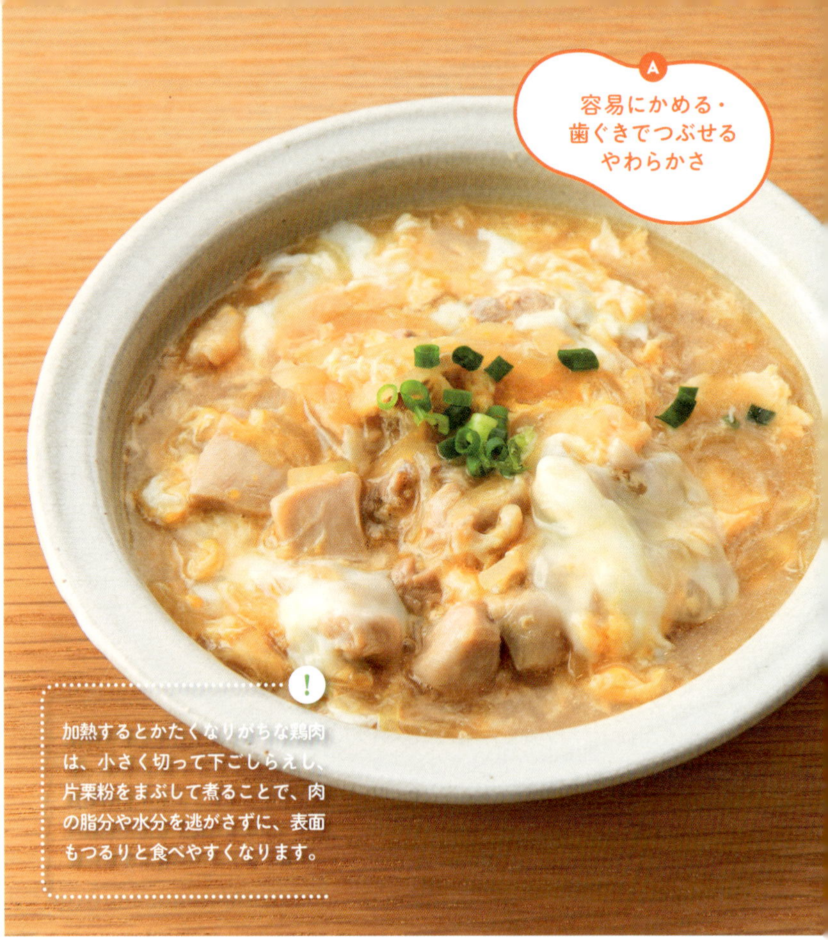

A 容易にかめる・歯ぐきでつぶせるやわらかさ

! 加熱するとかたくなりがちな鶏肉は、小さく切って下ごしらえし、片栗粉をまぶして煮ることで、肉の脂分や水分を逃がさずに、表面もつるりと食べやすくなります。

やわらかさの調整法

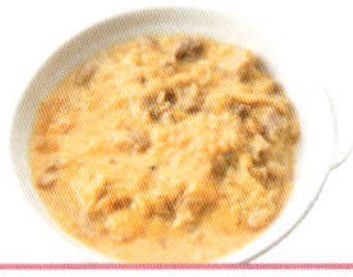

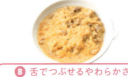

B 舌でつぶせるやわらかさ

作り方4で溶き卵を入れる前に、鶏肉と玉ねぎを取り出し、細かくたたいてから戻し、卵でとじる。小ねぎは入れない。

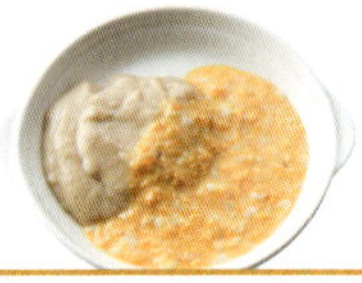

C かまなくてよいやわらかさ

Bをミキサーにかける。肉と玉ねぎ、卵を別にミキサーにかけて盛りつけると見た目もよく、味の違いを楽しめる。

作り方

1 鶏肉は小さく切り、薄切りにしたパイナップルと混ぜ合わせて30分漬ける。パイナップルを取り出し、鶏肉に片栗粉をまぶす。

2 玉ねぎは縦に半分に切り、繊維を断つように薄切りにする。卵は溶く。

3 鍋にだし汁とA、1の鶏肉と2の玉ねぎを入れ、中火でゆっくりと煮る。

4 煮汁が少なくなってきたら2の溶き卵を回し入れ、半熟状で火を止めて蒸らす。

5 器に盛り、小ねぎを散らす。

調理のポイント

酵素でタンパク質分解
生のパイナップルのタンパク質分解酵素の効果で鶏肉がやわらかくなる。

POINT 2 P.18

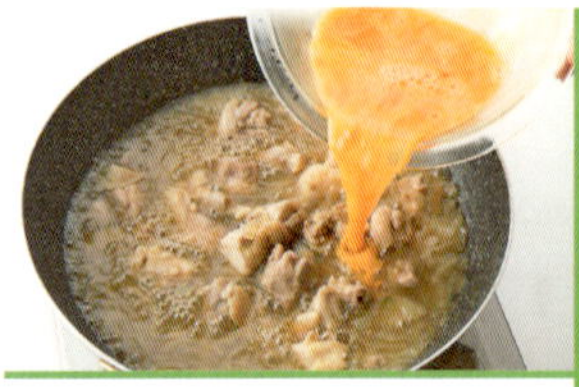

つなぎでまとめる
卵でとじることで具材がまとまり、食べやすい。

POINT 5 P.24

郵便はがき

ここに
ハガキ用の切手を
しっかり
貼ってください

1 4 1 - 8 4 1 6

東京都品川区西五反田 2-11-8

Gakken

かみやすい　飲み込みやすい

高齢者の
やわらか食132 係

ご住所（〒　　　　　　　　）

電話　　　　　　　　FAX
　　　　　　　　　　E メール

お名前（ふりがな）　　　　　　　　年齢

※ご記入いただいた個人情報（住所や名前など）は、商品・サービスのご案内、企画開発のためなどに使用いたします。お寄せいただいた個人情報に関するお問い合わせは、https://www.corp-gakken.co.jp/contact/ （お問い合わせフォーム）よりお問い合わせください。当社の個人情報保護については当社ホームページ https://www.corp-gakken.co.jp/privacypolicy/ をご覧ください。

発行元　株式会社Gakken　東京都品川区西五反田 2-11-8　代表取締役社長　南條達也

個人情報に関してご同意いただけましたら、ご送付ください。

このたびはご購読いただき、ありがとうございました。
今後の企画開発の参考のため、ご意見をお聞かせください。

＊この本を何でお知りになりましたか？

[　　　] インターネットの検索サイト　　[　　　] 書店で見て
[　　　] 友人・知人のすすめ　　[　　　] その他 [　　　　　]

＊本書をお選びくださった理由はなんですか？
あてはまるものをすべてお選びください。

[　　　] レシピが作りやすそうだったから
[　　　] 料理がおいしそうだったから
[　　　] 介護食について勉強したいから
[　　　] 内容が充実していたから
[　　　] 著者に興味があったから
[　　　] その他 [　　　　　　　　　　]

＊いろいろある介護・料理本の中で、
本書を選ばれた理由をお書きください。

＊本書のほかに、ここ３か月以内に購入した料理や介護・健康関連の書籍をお持ちでしたら、書名と出版社を教えてください。

書名 [　　　　　　　　] 出版社名 [　　　　　]
書名 [　　　　　　　　] 出版社名 [　　　　　]
書名 [　　　　　　　　] 出版社名 [　　　　　]

＊ご感想、ご要望をご自由にお書きください。

＊健康や食事、介護について知りたいことがあればお書きください。

＊今後、当編集部からのアンケートや取材にご協力いただけますか？

[　　　] YES　　[　　　] NO

ご協力ありがとうございました。

しっとりやわらか煮っころがし

厚揚げと里いものみそ煮

エネルギー	脂質
186kcal	9.2g
タンパク質	塩分
9.7g	1.1g

里いもはあらかじめ下ゆでするか、電子レンジで加熱して、やわらかな厚揚げとともにじっくりと味を含ませます。冷めてもおいしく、作り置きしても。

材料（2人分）

厚揚げ……1枚（160g）
里いも……1個（60g）
だし汁……200㎖

A
- 酒、みりん……各大さじ1
- 砂糖、しょうゆ……各小さじ2
- みそ……小さじ1

作り方

1. 厚揚げは湯をかけて油抜きし、半分に切ってから1㎝幅に切る。
2. 里いもは上下の端を切り落とし、耐熱容器に入れ、ふんわりラップをして電子レンジで2分加熱し、皮をむいて一口大に切る。
3. 鍋にだし汁とAを入れて煮立たせ、1と2を加える。落としぶたをして、弱火で煮汁が少なくなるまで煮る。

調理のポイント

レンジで先に加熱

里いもはやわらかく煮るのに時間がかかるので、電子レンジで先に加熱してやわらかくしておく。

POINT 3 P.20

落としぶたをして煮る

じっくりやわらかく煮るときは、汁が蒸発しにくいように落としぶたをする。

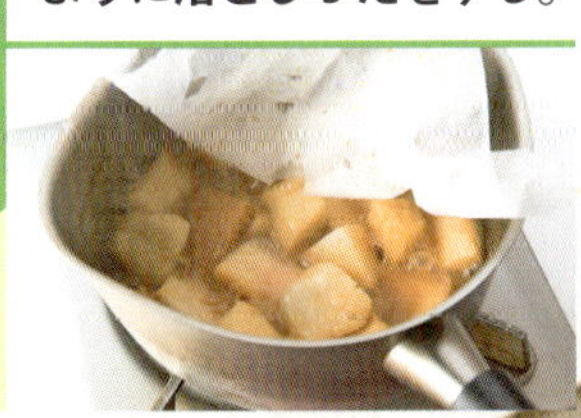

POINT 3 P.20

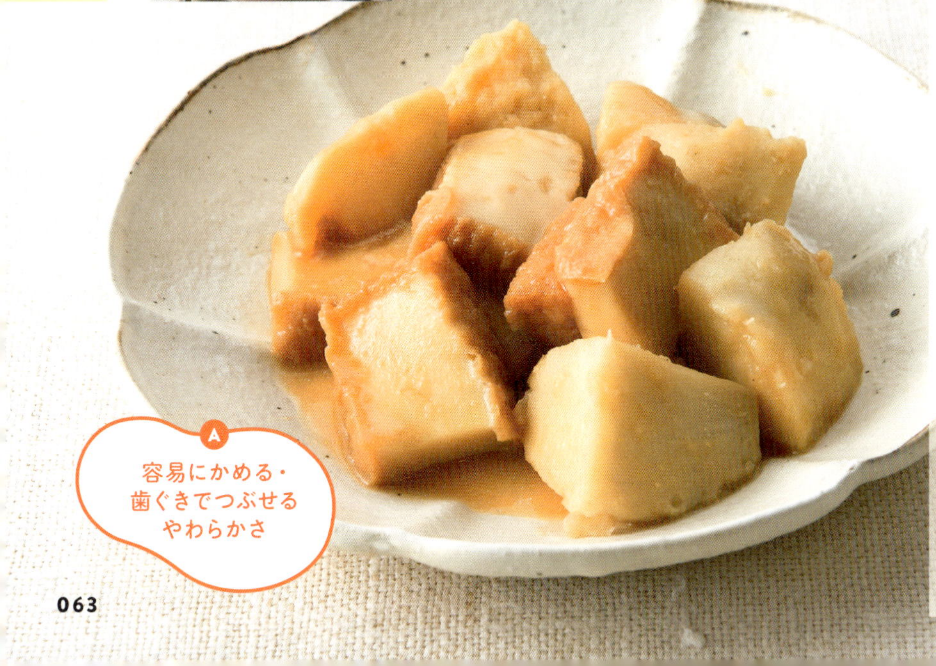

やわらかさの調整法

B 舌でつぶせるやわらかさ

厚揚げの皮をはずすか、かわりに豆腐を使ってAと同様に作り、仕上げにサラダ油小さじ½を加える。里いもは汁気を加えてつぶす。

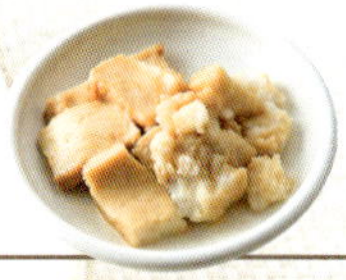

C かまなくてよいやわらかさ

Bのでき上がりの豆腐をミキサーにかける。里いもはミキサーにかけるとねばりが出るため、ポリ袋などに入れて手でつぶす。

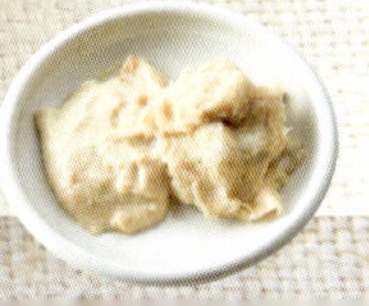

COLUMN 01

材料を電気ポットに入れておくだけ、ゆっくり加熱がやわらか食に最適！

ポリ袋で簡単 パッククッキング

食材をポリ袋に入れて、電気ポットで加熱するこの調理法は、真空調理法を家庭用にアレンジしたものです。電気ポットまかせで、食材の水分、脂分、うまみを逃がさず、やわらかく調理ができるのでおすすめしています。

用意するもの

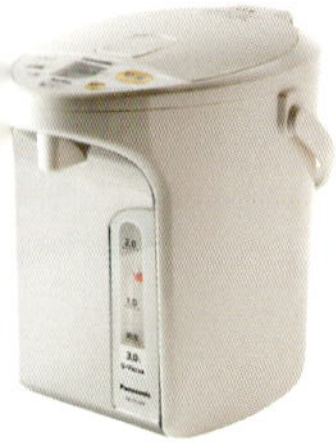

電気ポット
お湯を沸かし、温度設定をして保温できるもの。

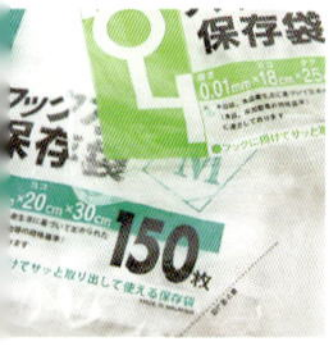

ポリ袋
食品包装用高密度ポリエチレン製でマチのないもの。厚さは0.01mmが最適。

しっかりと味もつき
やわらかに

豚の角煮

少量ずつ作れ、汁の煮詰まりや焦げつきなどの心配もなく、やわらかく、おいしく作れます。

エネルギー 482kcal　脂質 40.1g
タンパク質 14.2g　塩分 1.4g

やわらかさの調整法

B 舌でつぶせるやわらかさ
電気ポットで90～120分加熱する。でき上がりの角煮を繊維を断つように1cm幅くらいに切って包丁でたたき、ゆでてつぶした里いもとあえる。煮汁をかける。

C かまなくてよいやわらかさ
Bの1cm幅に切った肉をかゆゼリーと一緒にミキサーにかける。煮汁をかける。

材料（2人分）

豚バラかたまり肉……200g
しょうが（薄切り）……½かけ
長ねぎ（青い部分）……⅕本（30g）
A 砂糖、しょうゆ、みりん……各大さじ1

作り方

1 豚バラ肉は一口大に切り、湯を沸かした鍋に入れ、さっと湯通しする。

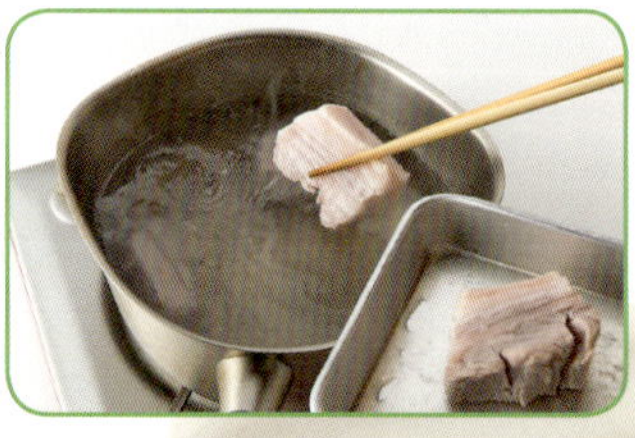

2 ポリ袋に、1を均一に広げて入れ、しょうが、ねぎ、混ぜ合わせたAを入れる。

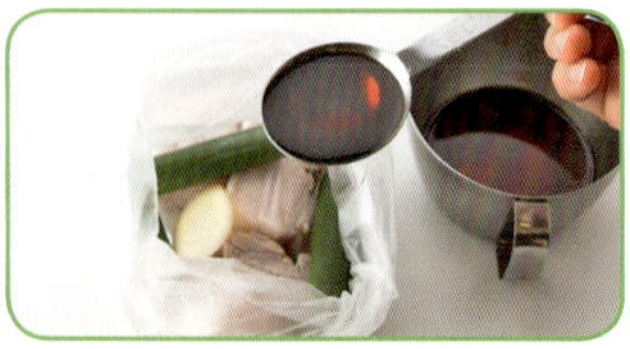

3 2を水が入ったボウルの中に入れ、水圧を利用して上から押さえて中の空気をしっかり抜き①、ポリ袋をねじって②、上のほう（ポリ袋の口の近く）で結ぶ③。

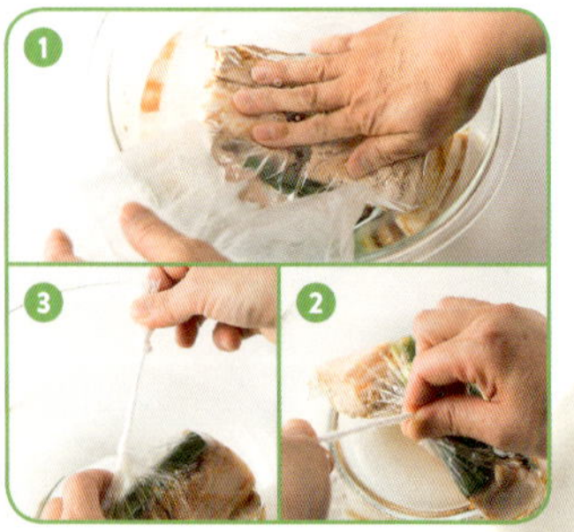

4 ポリ袋を広げておく④。電気ポットに⅓ほどの水を入れて沸騰させ、ポリ袋ごと入れて⑤、98℃で60分加熱する。

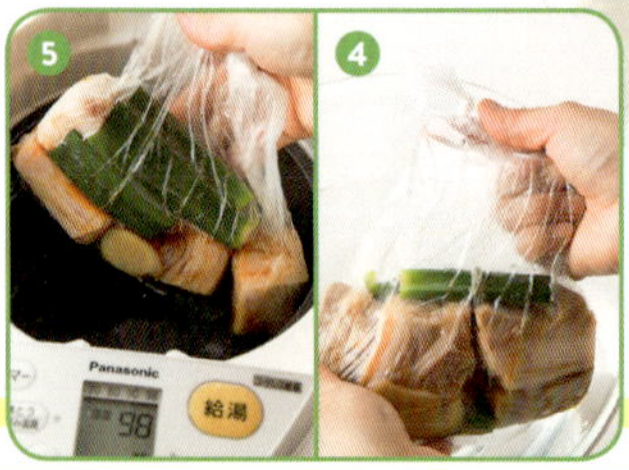

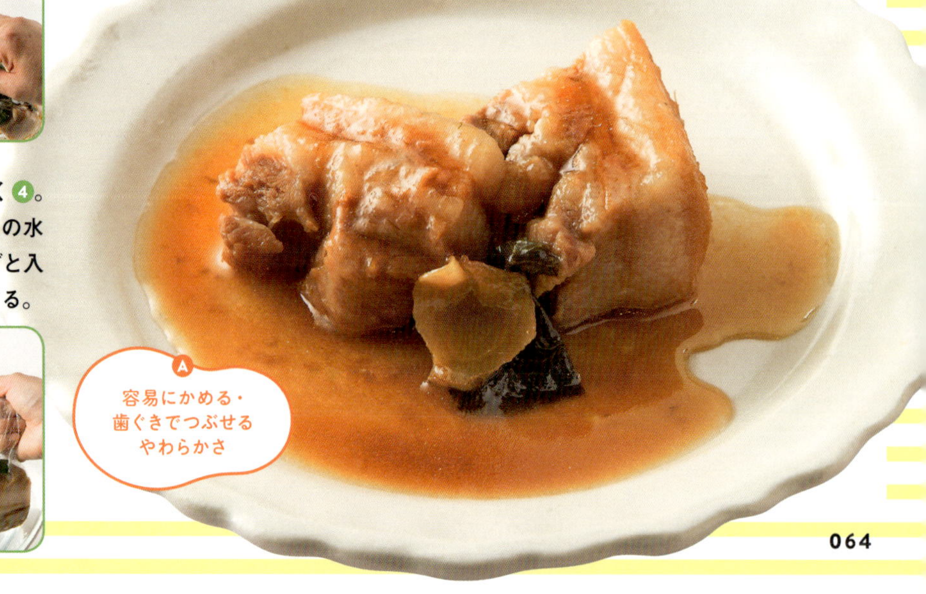

パッククッキングで作った 角煮でアレンジ料理

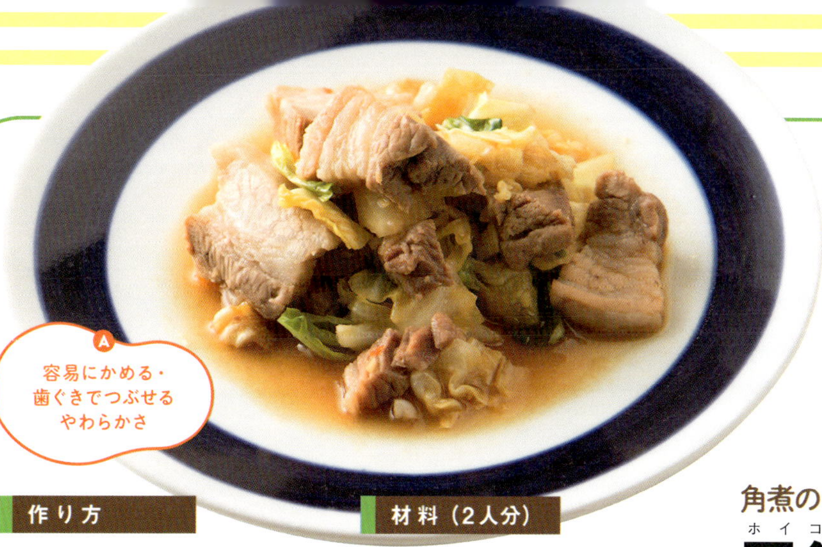

A 容易にかめる・歯ぐきでつぶせるやわらかさ

角煮のうまみをそのまま生かして

回鍋肉《ホイコウロウ》

肉にしっかりと味がつき、加熱済みなので、レンチンのキャベツと一緒にさっと火を通すだけでおいしい一品の完成。

エネルギー 304kcal　脂質 22.3g
タンパク質 9.1g　塩分 1.2g

材料（2人分）

豚の角煮 …… 100g（p.64 参照）
キャベツ …… 4 枚（250g）
にんにく、しょうが（各みじん切り） …… 各 ½ かけ
豆板醤 …… 少々
A
- 酒 …… 大さじ 1
- みそ、砂糖、しょうゆ、オイスターソース …… 各小さじ ½

サラダ油 …… 小さじ 2

作り方

1 豚の角煮は 5mm厚さに切る。キャベツは 3cm角に切り、耐熱容器に入れて水少々を加え、ラップをかけて電子レンジで 3 分加熱する。

2 フライパンにサラダ油をひき、弱火で豆板醤を炒める。油がなじんだらにんにくとしょうがを入れて炒め、中火にして 1 のキャベツを加えて炒める。

3 角煮を加えてさっと炒め、混ぜ合わせた A を加えて手早く炒める。

やわらかさの調整法

B 舌でつぶせるやわらかさ

でき上がりの肉とキャベツ（追加で加熱しても）はきざみ、ゆでてつぶした里いもとあえる。

C かまなくてよいやわらかさ

でき上がりの肉とキャベツは、それぞれかゆゼリーと一緒にミキサーにかける。

衣をつけて揚げて香ばしく

角煮から揚げ

やわらかく煮てあるので、揚げてもかたくなりません。から揚げ好きな方におすすめです。

エネルギー 513kcal　脂質 41.2g
タンパク質 14.6g　塩分 1.4g

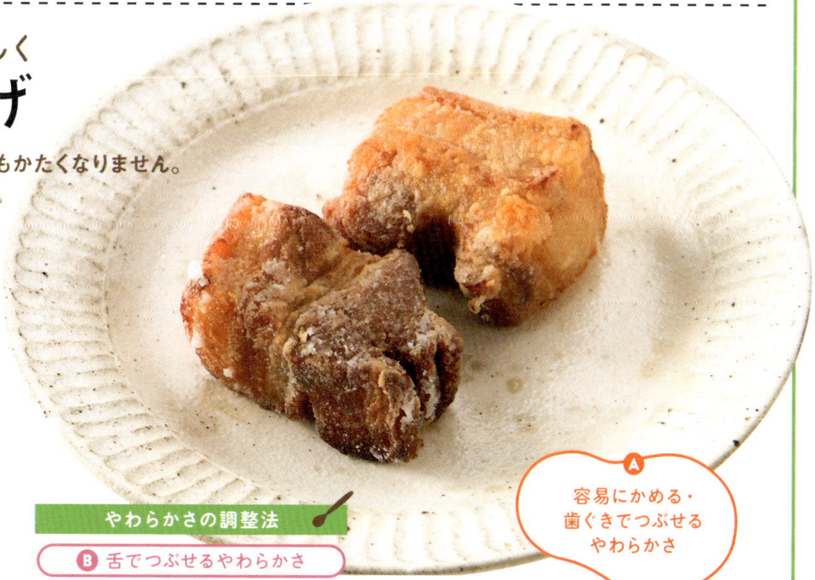

A 容易にかめる・歯ぐきでつぶせるやわらかさ

材料（2人分）

豚の角煮 …… 200g（p.64 参照）
A | 片栗粉、小麦粉 … 各大さじ 1
揚げ油 …… 適宜

作り方

1 豚の角煮を食べやすい大きさに切り、混ぜ合わせた A をまぶす。

2 180℃の揚げ油で、さっと揚げる。

やわらかさの調整法

B 舌でつぶせるやわらかさ

でき上がりを繊維を断つように1cm幅に切り、包丁でたたく。

C かまなくてよいやわらかさ

B の1cm幅に切った肉をかゆゼリーと一緒にミキサーにかける。

※かゆゼリーはp.35参照

白身魚を低温調理でよりやわらかく

かれいの煮つけ

食べやすいかれいを、パッククッキングで低温調理することで、よりしっとりとやわらかく仕上がり、煮くずれもしません。

| エネルギー 127kcal タンパク質 17.9g 脂質 1.4g 塩分 1.5g

材料（2人分）

かれい ……… 2切れ（160g）
酒 ……… 小さじ1
しょうが（薄切り） ……… ½かけ
A 砂糖 ……… 小さじ2
A しょうゆ、みりん ……… 各大さじ1

作り方

1 かれいは皮に切り込みを入れ、酒をふり、表面だけさっと熱湯をかける。

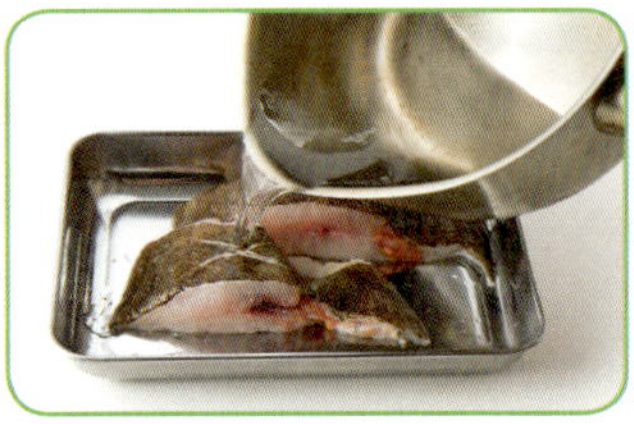

2 ポリ袋に、1を入れ、しょうが、Aを入れて水が入ったボウルの中に入れる。水圧を利用して上から押さえて中の空気をしっかり抜き❶、ポリ袋をねじって❷、上のほう（ポリ袋の口の近く）で結ぶ❸。

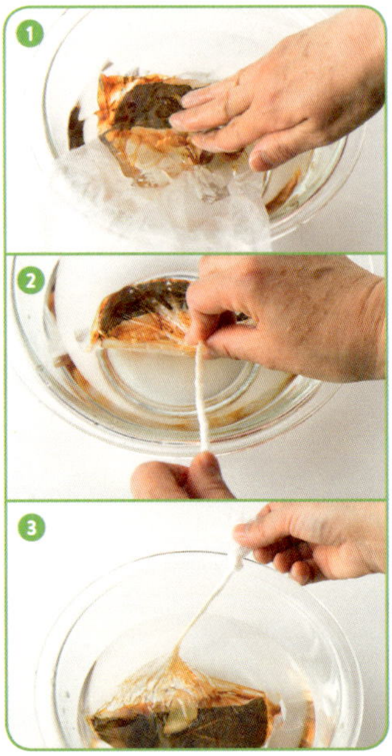

3 ポリ袋を広げておく❹。電気ポットに⅓ほど水を入れて沸騰させ、80℃に設定し、ポリ袋ごと入れて❺、20分加熱する。

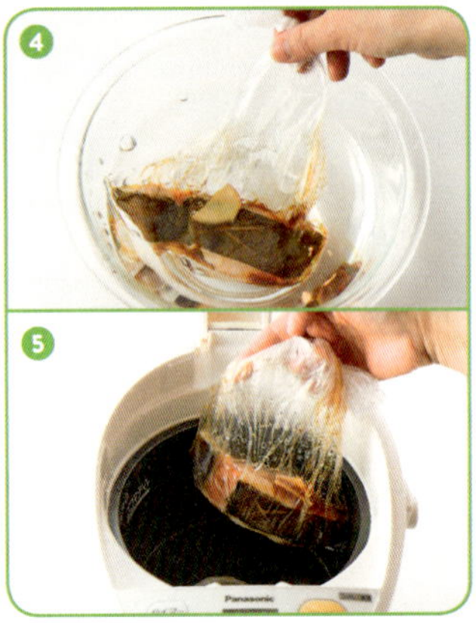

やわらかさの調整法

Ⓑ 舌でつぶせるやわらかさ
でき上がりのかれいの皮をとり、食べやすくほぐす。煮汁をかける。

Ⓒ かまなくてよいやわらかさ
Bをかゆゼリーと一緒にミキサーにかける。煮汁をかける。

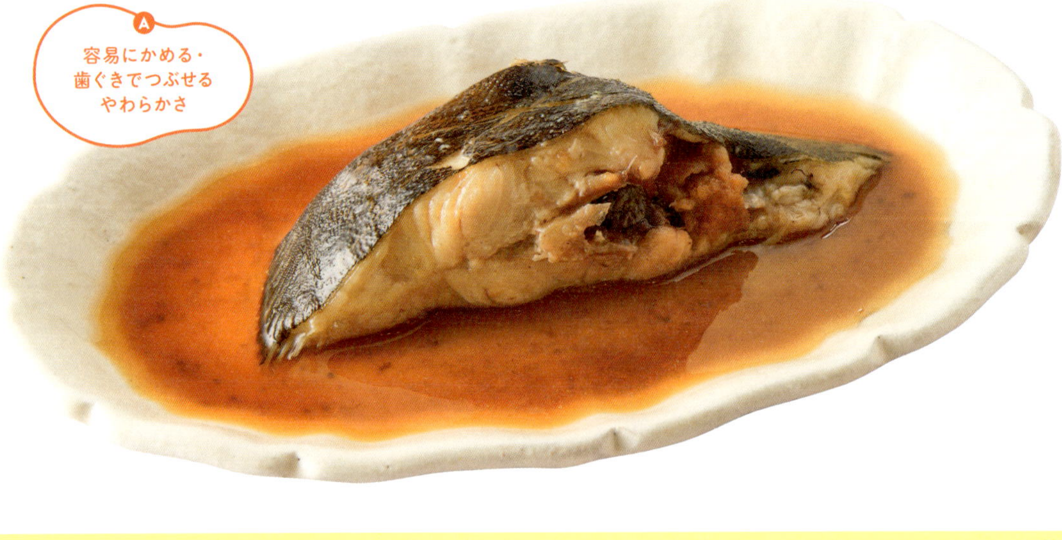
Ⓐ
容易にかめる・
歯ぐきでつぶせる
やわらかさ

3章

食材別・やわらか食の主菜＆副菜70

肉、魚介類、豆腐、
卵、野菜、ごはん、
パン、パスタ・麺……。
食材別に食べやすい
メニューがいっぱい！
毎日の献立に役立ててください。

A
容易にかめる・
歯ぐきでつぶせる
やわらかさ

ポテトをしっかり
つぶすのがコツ

コロッケ

エネルギー
361kcal
脂質
18.7g
タンパク質
12.1g
塩分
0.7g

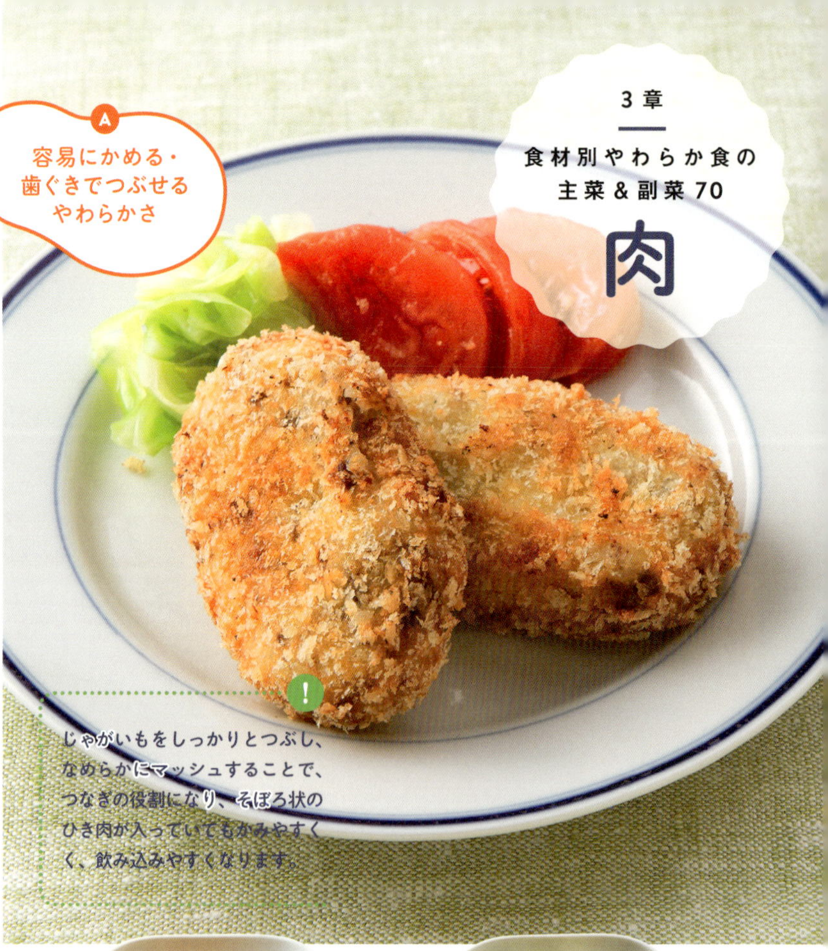

じゃがいもをしっかりとつぶし、なめらかにマッシュすることで、つなぎの役割になり、そぼろ状のひき肉が入っていてもかみやすく、飲み込みやすくなります。

材料（2人分）

- 合びき肉……70g
- じゃがいも……2個（200g）
- 玉ねぎ……⅓個（70g）
- 塩……小さじ⅕
- こしょう……少々
- A 小麦粉……大さじ2
- A 卵……1個
- A パン粉……大さじ4
- キャベツ……小2枚（100g）
- トマト……大½個（100g）
- サラダ油……小さじ1
- 揚げ油……適宜

やわらかさの調整法

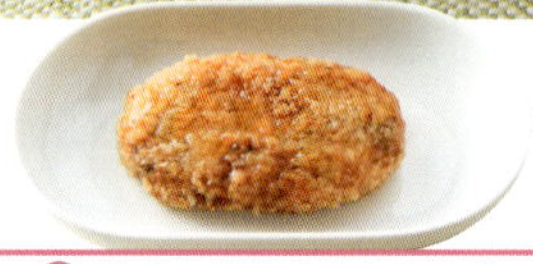

B 舌でつぶせるやわらかさ

でき上がりのコロッケをコンソメスープで薄めたソースに浸し、衣をやわらかくする。

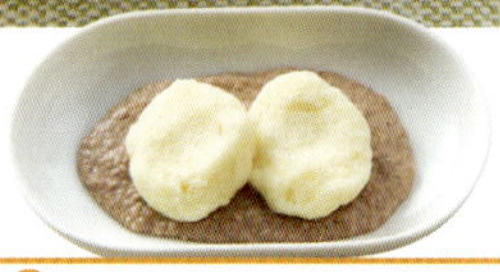

C かまなくてよいやわらかさ

作り方1のつぶしたじゃがいもは生クリームを加え、なめらかにする。作り方3の具はかゆゼリーと一緒にミキサーにかけて器に敷き、マッシュポテトをのせる。

作り方

1. 玉ねぎはみじん切りにする。じゃがいもは皮をむいて4～6等分してポリ袋に入れ、電子レンジで5分加熱して熱いうちにつぶす。
2. キャベツはゆでて短冊切りにする。トマトは皮をむいてくし形切りにする。
3. フライパンにサラダ油をひき、ひき肉を入れて炒め、1の玉ねぎを加えてさらに炒め、塩、こしょうをふる。
4. 1のじゃがいもと3を混ぜ合わせて小判形にまとめ、Aの小麦粉、卵、パン粉の順に衣をつけて180℃の揚げ油で揚げる。2のキャベツ、トマトとともに器に盛る。

調理のポイント

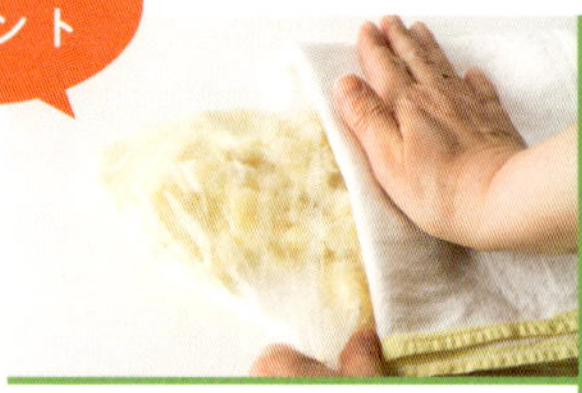

マッシュする
熱いうちにしっかりつぶしてマッシュポテトにすると食べやすい。

POINT 2
P.18

加熱する・皮を除く
つけ合わせのキャベツはやわらかくゆでて短冊切りにし、トマトは皮をむく。

POINT
2、3
P.18、20

※かゆゼリーは p.35 参照

豆腐も加えてよりふんわりと

鶏のれんこんつくね

エネルギー	脂質
111kcal	4.6g
タンパク質	塩分
11.1g	0.5g

！
ふんわりやわらかなつくねです。味つけは市販のめんつゆで。焼くだけでなく、蒸したり煮たりしてもおいしいので、多めに作って冷凍保存がおすすめです。

材料（2人分）

- 鶏ももひき肉 …… 100g
- れんこん …… ¼節（50g）
- 絹ごし豆腐 …… ⅒丁（30g）
- パン粉 …… 大さじ1
- めんつゆ（3倍濃縮） …… 小さじ1
- サラダ油 …… 小さじ1
- ポン酢しょうゆ …… 小さじ1

作り方

1. れんこんは皮をむいてすりおろす。豆腐はペーパータオルに包んで軽く水気をきる。
2. ボウルに鶏肉を入れてよく練り、1のれんこんと豆腐とパン粉、めんつゆを入れてさらによく練り混ぜ、一口大にまとめる。
3. フライパンにサラダ油をひいて2を入れて軽く焼き、ふたをして中火で7～8分蒸し焼きにする。器に盛り、ポン酢を添える。

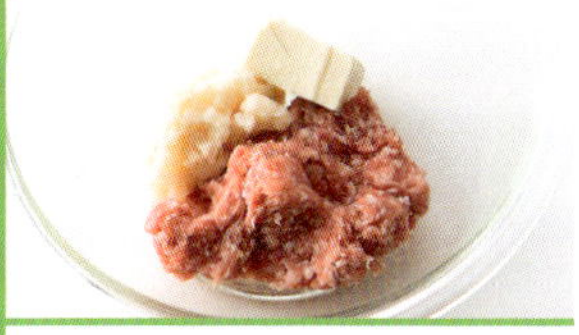

れんこん、豆腐をつなぎに
つなぎにすりおろしたれんこん、豆腐を入れる。豆腐は水きりしすぎないほうがやわらかい。
POINT 5 P.24

蒸し焼きにする
焦げ目はかたいので軽く焼いてからすぐに蒸し焼きにする。
POINT 3 P.20

調理のポイント

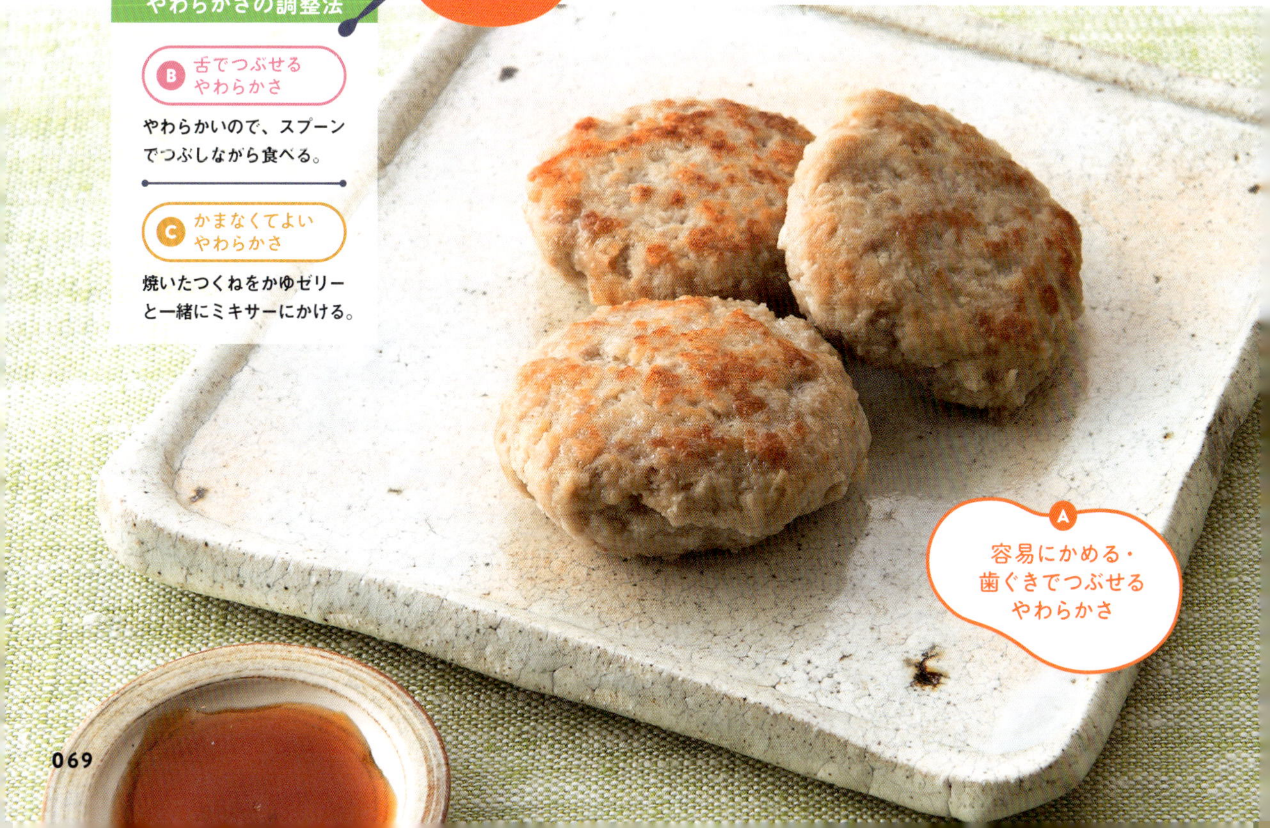

やわらかさの調整法

B 舌でつぶせるやわらかさ
やわらかいので、スプーンでつぶしながら食べる。

C かまなくてよいやわらかさ
焼いたつくねをかゆゼリーと一緒にミキサーにかける。

A 容易にかめる・歯ぐきでつぶせるやわらかさ

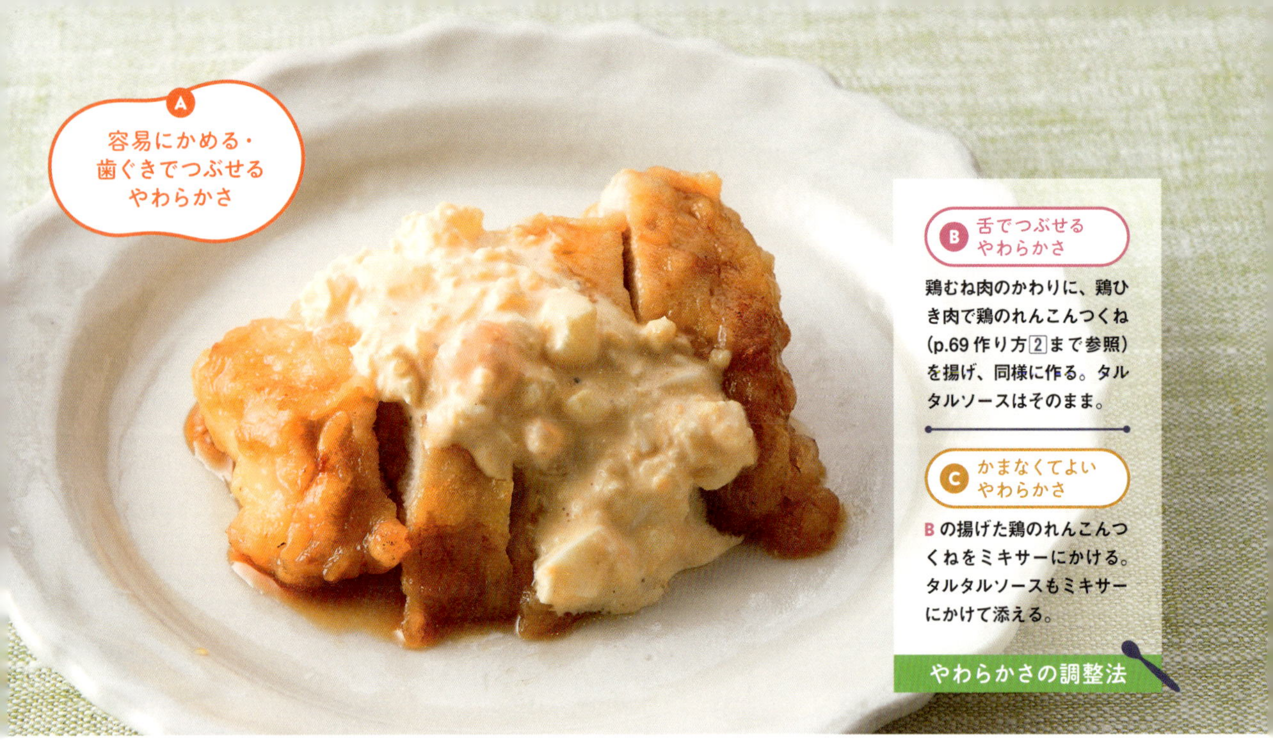

A
容易にかめる・
歯ぐきでつぶせる
やわらかさ

やわらかさの調整法

B 舌でつぶせるやわらかさ

鶏むね肉のかわりに、鶏ひき肉で鶏のれんこんつくね(p.69 作り方2まで参照)を揚げ、同様に作る。タルタルソースはそのまま。

C かまなくてよいやわらかさ

B の揚げた鶏のれんこんつくねをミキサーにかける。タルタルソースもミキサーにかけて添える。

タルタルソースをたっぷり添えて

チキン南蛮

エネルギー	脂質
422kcal	19.7g
タンパク質	**塩分**
29.3g	3.6g

!

かみ切りやすく下ごしらえした鶏肉を、天ぷら粉でふんわりと揚げて、南蛮液へ。マヨネーズたっぷりのタルタルソースが食べやすい、人気のメニューです。

材料（2人分）

- 鶏むね肉（皮なし）……… 200g
- 天ぷら粉、水 …… 各大さじ 3
- A
  - 酢、みりん、しょうゆ … 各大さじ 2
  - 砂糖 ……… 大さじ 1
- 揚げ油 ……… 適宜

〈タルタルソース〉

- ゆで卵 ……… 1 個
- 玉ねぎ（すりおろし）……… 20g
- マヨネーズ ……… 大さじ 2
- 塩 ……… 小さじ ⅕
- こしょう ……… 少々

作り方

1. 鶏肉はフォークで全体を刺してかみ切りやすくし、そぎ切りで 2 等分する。
2. 天ぷら粉を水で溶いた衣を 1 につけて、180℃の揚げ油で揚げる。
3. A を合わせて南蛮液を作り、2 を 10 分漬ける。
4. タルタルソースを作る。ゆで卵の殻をむき、ポリ袋に入れて手でつぶし、すりおろした玉ねぎを加え、マヨネーズ、塩、こしょうで味をととのえる。
5. 3 を食べやすいように切り、器に盛り 4 をかける。

調理のポイント

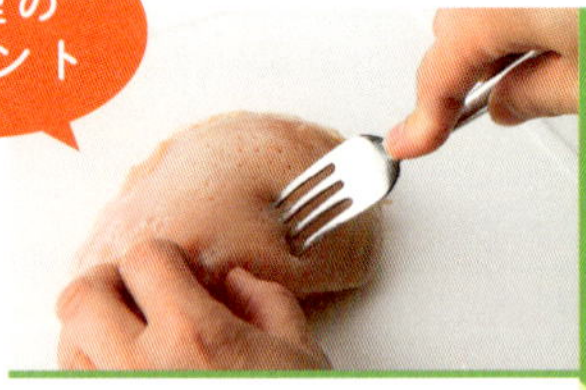

フォークで刺して筋を断つ
筋繊維を断ち切ってやわらかく、かみやすくする。
POINT 2 P.18

水分を加える
南蛮液に漬け込んで衣に水分を与え、食べやすくする。
POINT 4 P.22

ソースで味はしっかりと
タルタルソースで味をしっかりとさせる。通常よりマヨネーズは多めにして作る。
POINT 8 P.30

れんこんプラスで
ソフトな食感

メンチカツ

エネルギー	脂質
383kcal	20.6g
タンパク質	塩分
23.1g	1.4g

つなぎにれんこんを加える

つなぎにすりおろしたれんこんを加えるとやわらかくなる。すりおろした里いもや山いも、豆腐などでもよい。かたさはひき肉とのバランスで調整する。

POINT 5
P.24

材料（2人分）

- 豚ひき肉……150g
- 玉ねぎ……½個（100g）
- れんこん……¼節（50g）
- A
  - 卵……½個
  - パン粉……大さじ2
  - 塩……小さじ½
  - こしょう……少々
- B
  - 小麦粉……大さじ2
  - 卵……1個
  - パン粉……大さじ3
- 揚げ油……適宜
- キャベツ……1枚（50g）
- トマト……大½個（100g）
- サラダ油……少々

作り方

1. 玉ねぎはみじん切りにし、フライパンにサラダ油をひいて中火で軽く炒めて冷ます。れんこんは皮をむいてすりおろす。
2. キャベツはゆでて短冊切りにする。トマトは皮をむいてくし形切りにする。
3. ひき肉をボウルに入れ、手でよく練る。1とAを入れ、さらによく練り混ぜる。
4. 3を一口大に丸め、Bの小麦粉、卵、パン粉の順で衣をつけて180℃の揚げ油で揚げる。2のキャベツ、トマトとともに器に盛る。

調理のポイント

ひき肉に他の材料を加える前に、手でしっかりと練るのがポイント。ひき肉の粒をつぶして、ねばりを出します。つなぎの量で好みのやわらかさに調整できます。

やわらかさの調整法

B 舌でつぶせるやわらかさ

揚げたメンチカツをコンソメスープで薄めたソースに浸し、衣をやわらかくする。

C かまなくてよいやわらかさ

Bの衣をはずしたものを、かゆゼリーと一緒にミキサーにかける。

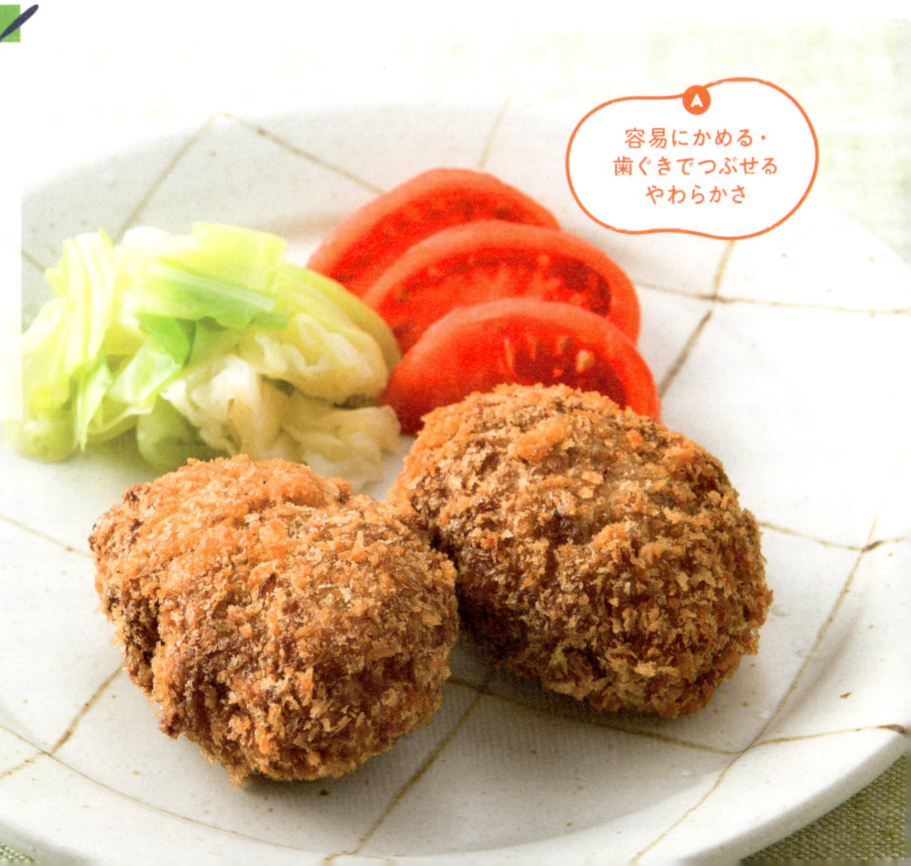

甘辛い味つけが食欲をそそる

肉巻き豆腐

エネルギー	脂質
384kcal	26.4g
タンパク質	塩分
18.0g	2.4g

材料（2人分）

- 豚バラ薄切り肉 ………… 100g
- 塩、こしょう ………… 各少々
- パイナップル（生・カット） ………… 1切れ（15～20g）
- 木綿豆腐 ………… 1丁（300g）
- 小麦粉 ………… 大さじ1
- A
  - しょうゆ …… 大さじ1½
  - 砂糖 ………… 大さじ½
  - みりん ………… 大さじ1
  - にんにく、しょうが（すりおろし）…… 各½かけ
  - 水 ………… 大さじ2
  - 片栗粉 ………… 小さじ½

食べやすく切った豆腐を、薄切り肉で巻いて焼くだけ。たれをしっかりからめるのがコツです。豆腐は水切りしすぎないほうが、やわらかく食べられます。

作り方

1. 豚肉は塩、こしょうをふり、薄切りにしたパイナップルと混ぜ合わせて15分漬ける。Aを混ぜ合わせておく。
2. 豆腐はペーパータオルに包んで軽く水きりし、1.5×3cmの拍子木切りにする。
3. 1の肉を広げて片面に軽く小麦粉をふり、ふった側に2の豆腐をのせて巻く。
4. フライパンに3を入れて火をつけ、中火で両面を軽く焼き、弱火にしてふたをして2～3分蒸し焼きにする。
5. 出た油をペーパータオルでふき取り、Aを入れて中火で煮立たせる。たれを煮詰めながら、肉にからめる。

調理のポイント

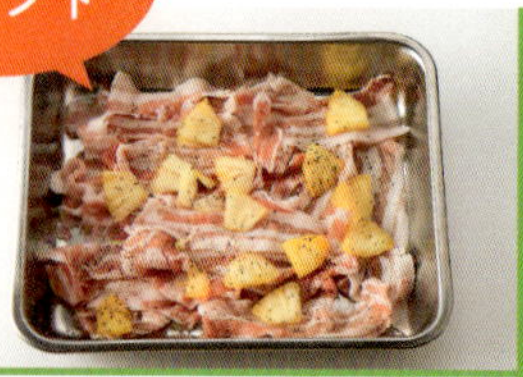

酵素でタンパク質分解

生のパイナップルのタンパク質分解酵素の働きで肉をやわらかくする。

POINT 2 P.18

豆腐で水分を加える

豆腐を包むことで水分も加わり肉をやわらかく食べられる。豆腐の水きりは軽くする。

POINT 4 P.22

やわらかさの調整法

B 舌でつぶせるやわらかさ

豚肉はパイナップルに30分漬け、豆腐は水きりしない。豆腐に肉は巻かずに一緒に材料Aで煮込む。

C かまなくてよいやわらかさ

Bの豚肉をかゆゼリーと一緒にミキサーにかける。豆腐は絹ごし豆腐にして必要であればミキサーにかける。

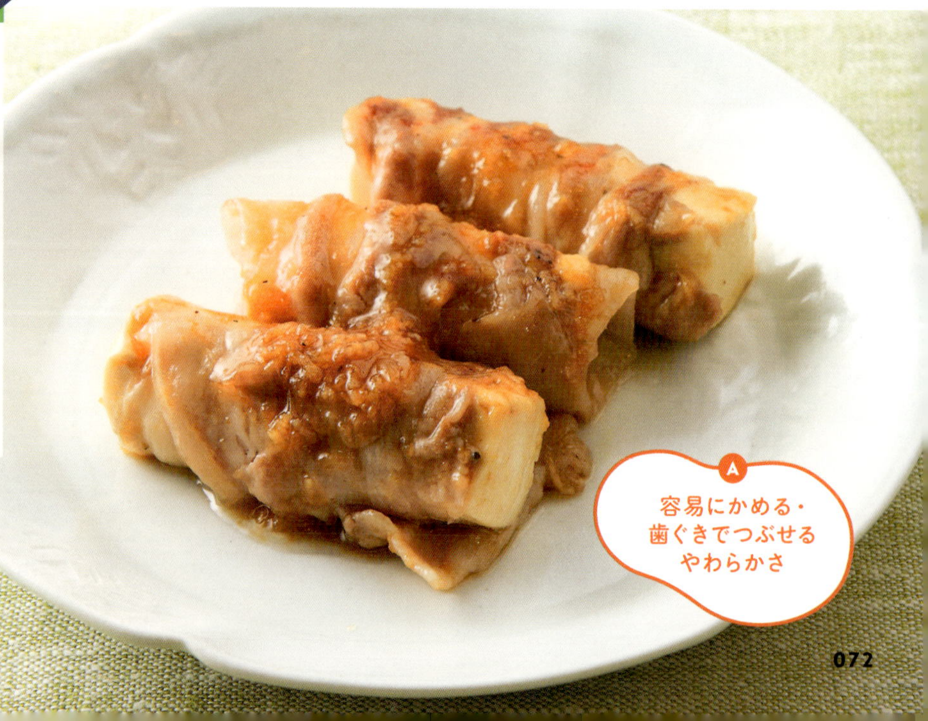

A 容易にかめる・歯ぐきでつぶせるやわらかさ

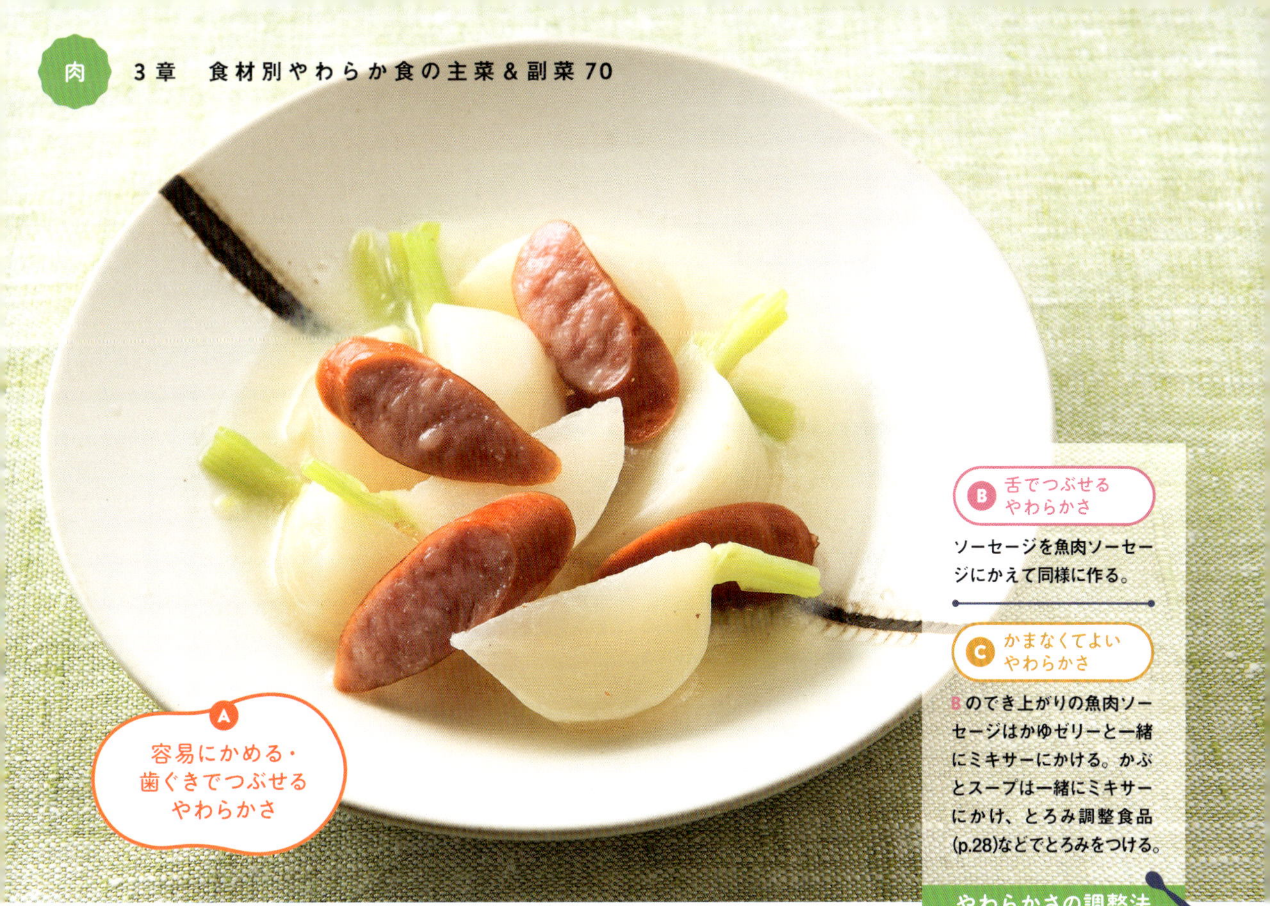

A 容易にかめる・歯ぐきでつぶせるやわらかさ

やわらかさの調整法

B 舌でつぶせるやわらかさ

ソーセージを魚肉ソーセージにかえて同様に作る。

C かまなくてよいやわらかさ

Bので き上がりの魚肉ソーセージはかゆゼリーと一緒にミキサーにかける。かぶとスープは一緒にミキサーにかけ、とろみ調整食品(p.28)などでとろみをつける。

かぶにうまみがしみ込みます

ソーセージのコンソメ煮

エネルギー	脂質
76kcal	4.6g
タンパク質	**塩分**
3.2g	0.3g

！ ソーセージのうまみを生かした簡単スープ。豆乳を加えるとコクが増します。かぶの皮は厚めにむくと、やわらかく煮上がります。体が温まるので、朝食にもどうぞ。

調理のポイント

POINT 2 P.18
皮のむき方や大きさを工夫
ソーセージはななめに切り、かぶの皮は厚めにむく。

POINT 3 P.20
じっくり煮込む
スープでじっくりとやわらかくなるまで煮込む。

材料（2人分）

ウインナーソーセージ（皮なし）…………2本（30g）
かぶ…………………2個（200g）
A 顆粒コンソメスープの素…………………大さじ½
A 水…………………………200mℓ
豆乳……………………………大さじ2
塩、こしょう…………各少々

作り方

1. ソーセージはななめ切りで4つに切る。かぶは厚めに皮をむき、6等分する
2. 鍋にAを入れ、1を入れて中火で煮る。かぶがやわらかくなったら、塩、こしょうで調味し、豆乳を加えて火を止める。

魚のうまみと
水分を閉じ込めて

たらのホイル焼き

エネルギー 138kcal
脂質 5.6g
タンパク質 15.1g
塩分 0.9g

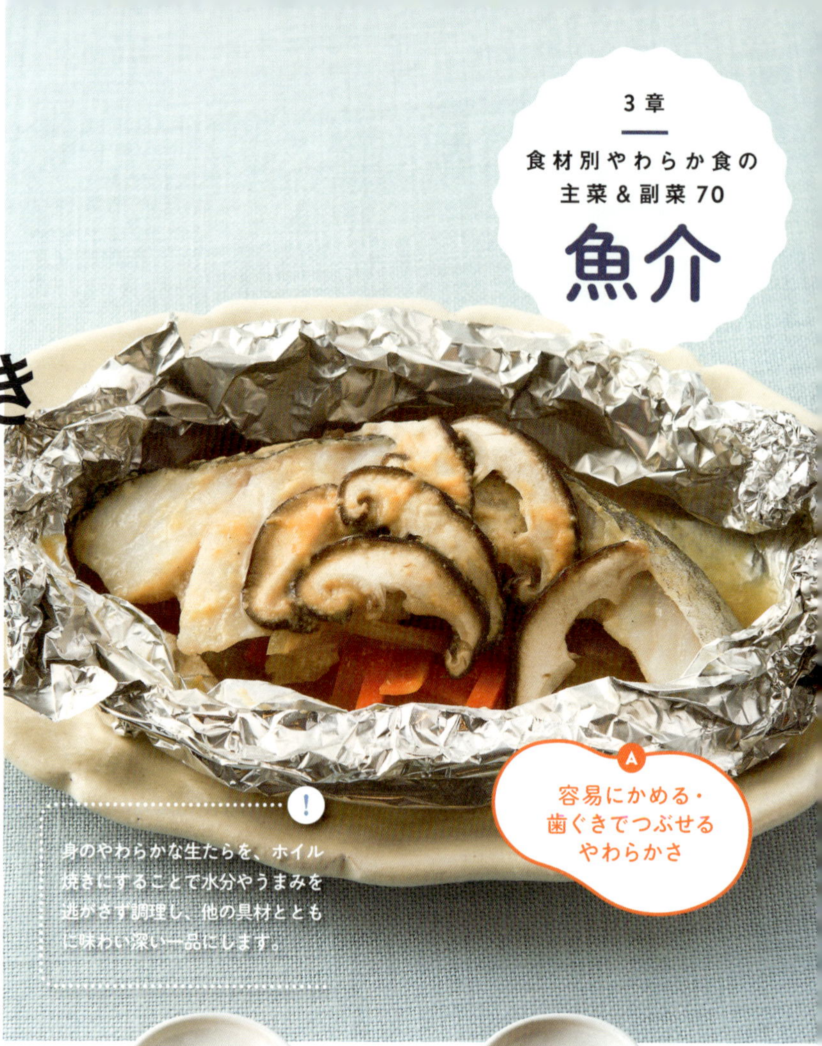

A 容易にかめる・歯ぐきでつぶせるやわらかさ

! 身のやわらかな生たらを、ホイル焼きにすることで水分やうまみを逃がさず調理し、他の具材とともに味わい深い一品にします。

材料（2人分）

- 生たら ……… 2切れ（80g×2）
- 玉ねぎ ……… ¼個（50g）
- にんじん ………… 小⅕本（30g）
- しいたけ …… 1枚（15g）
- バター …………………… 10g
- 塩、こしょう …… 各少々
- A 白ワイン … 小さじ2
- A みそ、マヨネーズ ………… 各小さじ1

やわらかさの調整法

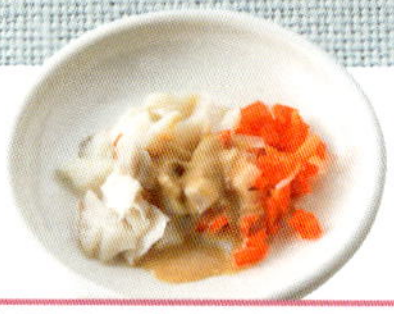

B 舌でつぶせるやわらかさ
でき上がりのたらは取り出してほぐす。野菜はしいたけを除き、電子レンジでさらに加熱してやわらかくし、細かくたたく。蒸し汁をかける。

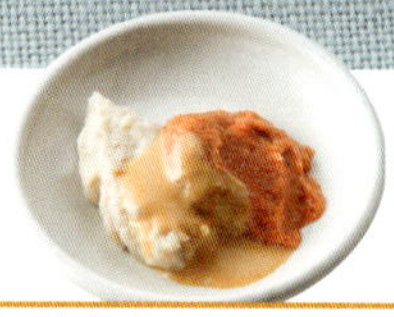

C かまなくてよいやわらかさ
でき上がりのたらは取り出してかゆゼリーと一緒にミキサーにかける。サラダ油を少し加えるとなめらかになる。Bの野菜を蒸し汁と一緒にミキサーにかける。

作り方

1. 玉ねぎは繊維を断つように3㎜幅に切る。にんじんは細めの千切り、しいたけは軸をとって細切りにする。
2. アルミホイルを広げてバターを塗り、1の玉ねぎとにんじん、その上にたらを置き、塩、こしょうをふる。しいたけをのせ、Aを合わせてかける。
3. アルミホイルでていねいに包み、フライパンに入れてふたをして弱火で10分加熱する。

調理のポイント

繊維を断つように切る
玉ねぎは繊維を断つように横に薄切りにすると食べやすい。
POINT 2 P.18

ホイル焼きで水分を保つ
材料をすべてアルミホイルに包んで蒸し焼きにすると水分が抜けずにやわらかくなる。
POINT 4 P.22

※かゆゼリーは p.35 参照

チーズがとろけてより食べやすく

いわしのしそチーズ巻き

エネルギー 148kcal
脂質 5.4g
タンパク質 15.8g
塩分 0.5g

！

脂ののったいわしは、やわらかくて食べやすい食材です。チーズのとろみが、一緒にはさんだ大葉やキムチをまとめます。いわしの骨はていねいにとりましょう。

材料（2人分）

いわし	2尾	スライスチーズ	1枚（18g）
白菜キムチ	10g	小麦粉	大さじ2
青じそ	2枚		

作り方

1. いわしは開いて骨をはずす。キムチは、細かいみじん切りにする。
2. いわしにしそ、半分に切ったチーズ、キムチをのせ、くるくると巻いて爪楊枝でとめる。
3. 小麦粉を薄くつけて、200℃に予熱したオーブンで15分焼く（オーブントースターでもOK）。

調理のポイント

POINT 1 P.16

魚は肉よりやわらかい
魚は肉よりかみやすくやわらかい。小骨はなるべくとっておく。

POINT 5 P.24

チーズをつなぎにする
チーズがつなぎになって食べやすい。

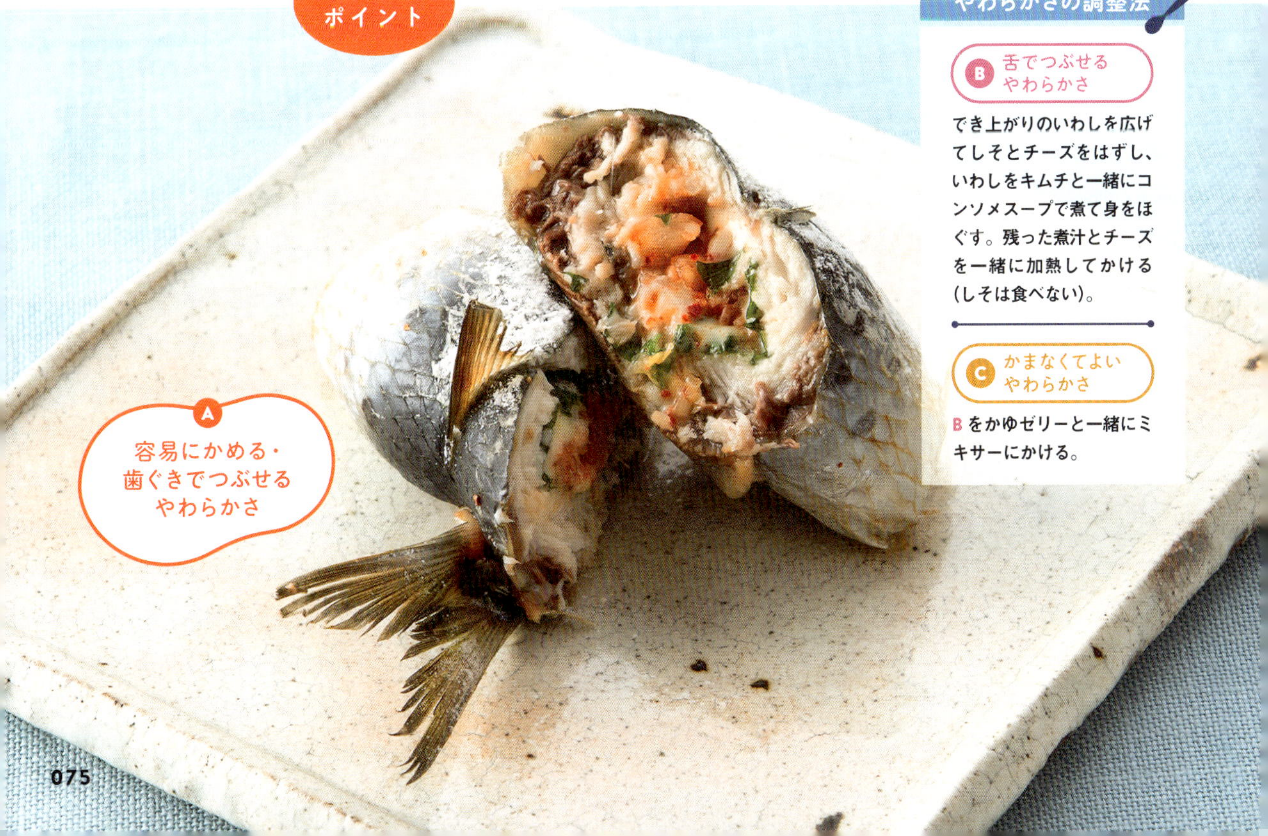

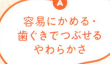

やわらかさの調整法

B 舌でつぶせるやわらかさ

でき上がりのいわしを広げてしそとチーズをはずし、いわしをキムチと一緒にコンソメスープで煮て身をほぐす。残った煮汁とチーズを一緒に加熱してかける（しそは食べない）。

C かまなくてよいやわらかさ

Bをかゆゼリーと一緒にミキサーにかける。

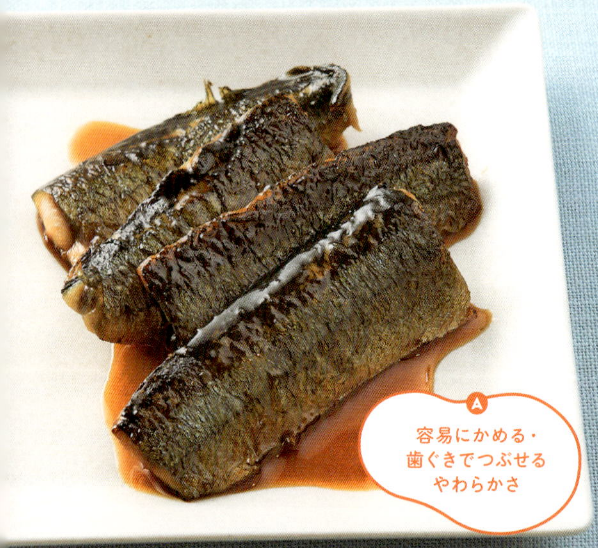

甘辛たれをしっかりからめて

さんまのかば焼き

エネルギー
340kcal
タンパク質
15.6g
脂質
22.9g
塩分
2.9g

材料（2人分）

さんま		2尾
小麦粉		小さじ1
A	しょうゆ	大さじ2
A	酒、みりん	各大さじ1
A	砂糖	大さじ1
サラダ油		小さじ2

作り方

1. さんまは3枚におろして1枚を2等分し、小麦粉を薄くまぶす。Aを混ぜ合わせる。
2. フライパンにサラダ油をひき、中火で1のさんまを皮目から焼く。
3. 両面に軽く焼き色がついたら出た脂をペーパータオルでふき取り、弱火にしてAを入れ、煮詰めながらからめる。

調理のポイント

POINT 8 P.30

味をしっかり
余分な脂はふき取ると雑味がなくおいしい。調味料を煮詰めて味をしっかりからめる。

やわらかさの調整法

B 舌でつぶせるやわらかさ
でき上がりのさんまは皮をとり除き、食べやすくほぐし、たれをかける。

C かまなくてよいやわらかさ
Bのさんまをかゆゼリーと一緒にミキサーにかけ、たれをかける。

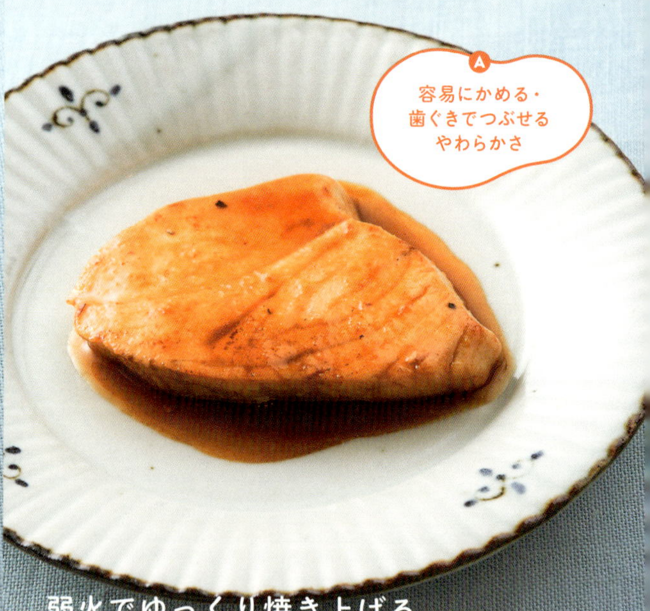

弱火でゆっくり焼き上げる

かじきのバターソテー

エネルギー
159kcal
タンパク質
19.1g
脂質
7.0g
塩分
2.0g

材料（2人分）

かじきまぐろ	2切れ(80g×2)
ハーブ塩（なければ塩）	小さじ1/5
こしょう	少々
小麦粉	小さじ1
白ワイン	大さじ1
バター	10g
しょうゆ	大さじ1
サラダ油	小さじ1

作り方

1. かじきまぐろにハーブ塩とこしょうをふり、小麦粉を薄くまぶす。
2. フライパンにサラダ油をひき、1を入れて中火で焼く。
3. 両面に軽く焼き目がついたらワインを入れ、弱火でアルコール分をとばし、バターとしょうゆを入れてゆっくりと煮からめる。

調理のポイント

POINT 4 P.22

小麦粉をまぶす
小麦粉をまぶすことで、水分や脂分が抜けずやわらかくふっくら仕上がる。

POINT 3 P.20

じっくり加熱
焦げ目をつけないように弱火でじっくり焼き、最後に味をからめる。

やわらかさの調整法

B 舌でつぶせるやわらかさ
でき上がりのかじきはほぐし、作り方3のソースでまとめる。

C かまなくてよいやわらかさ
でき上がりのかじきはかゆゼリーと一緒にミキサーにかけ、ソースをかける。

蒸して しっとりおいしく うなぎのかぶら蒸し

エネルギー 296kcal
脂質 17.0g
タンパク質 21.4g
塩分 1.6g

材料（2人分）

- うなぎのかば焼き（市販品）……1尾
- 酒……小さじ2
- かぼちゃ……50g
- かぶ……3個（300g）
- 卵白……1個分
- 塩……少々
- A
  - だし汁……大さじ1
  - うなぎのたれ…小さじ1
  - 片栗粉……小さじ½

作り方

1. うなぎは2cm幅に切って耐熱容器に入れて酒をふり、ラップをして電子レンジで1分加熱する。
2. かぼちゃは薄切りにし、ラップに包んで電子レンジで2分加熱する。かぶは皮をむき、すりおろして軽く水気をきる。
3. 卵白に塩を入れ、七分立てに泡立て、2のかぶと混ぜ合わせる。
4. 耐熱容器に1のうなぎ、2のかぼちゃを盛り、3をかけて、蒸し器で5分蒸す（または、ふんわりとラップをして電子レンジで2分加熱する）。
5. Aを混ぜ合わせ、耐熱容器に入れて電子レンジで30秒加熱し、上からかける。

調理のポイント

蒸して水分を保つ
蒸し料理は水分がとばないのでやわらかく仕上がる。
POINT 4 P.22

たれをかける
最後に別に作ったたれをかけると味がしっかりして食欲が出る。
POINT 8 P.30

!
かぶのすりおろしに卵白を加えて蒸すと、ふんわりやわらか。市販のうなぎのかば焼きが、より食べやすく、栄養バランスのよい一品になります。

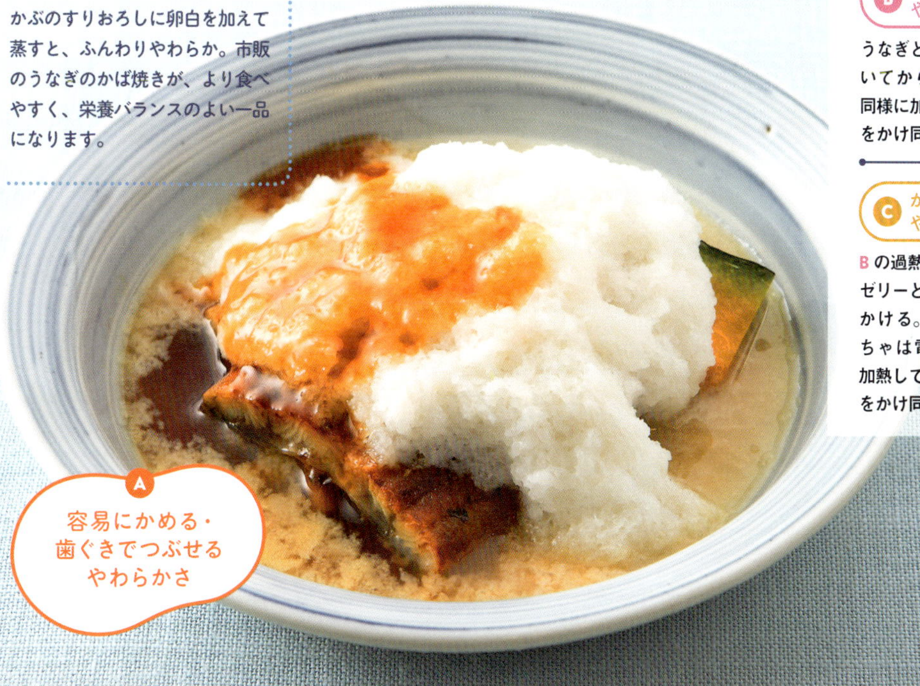

A 容易にかめる・歯ぐきでつぶせるやわらかさ

やわらかさの調整法

B 舌でつぶせるやわらかさ
うなぎとかぼちゃは皮をむいてから作り方1、2と同様に加熱する。作り方3をかけ同様に作る。

C かまなくてよいやわらかさ
Bの過熱したうなぎはかゆゼリーと一緒にミキサーにかける。皮をむいたかぼちゃは電子レンジで3分加熱してつぶす。作り方3をかけ同様に作る。

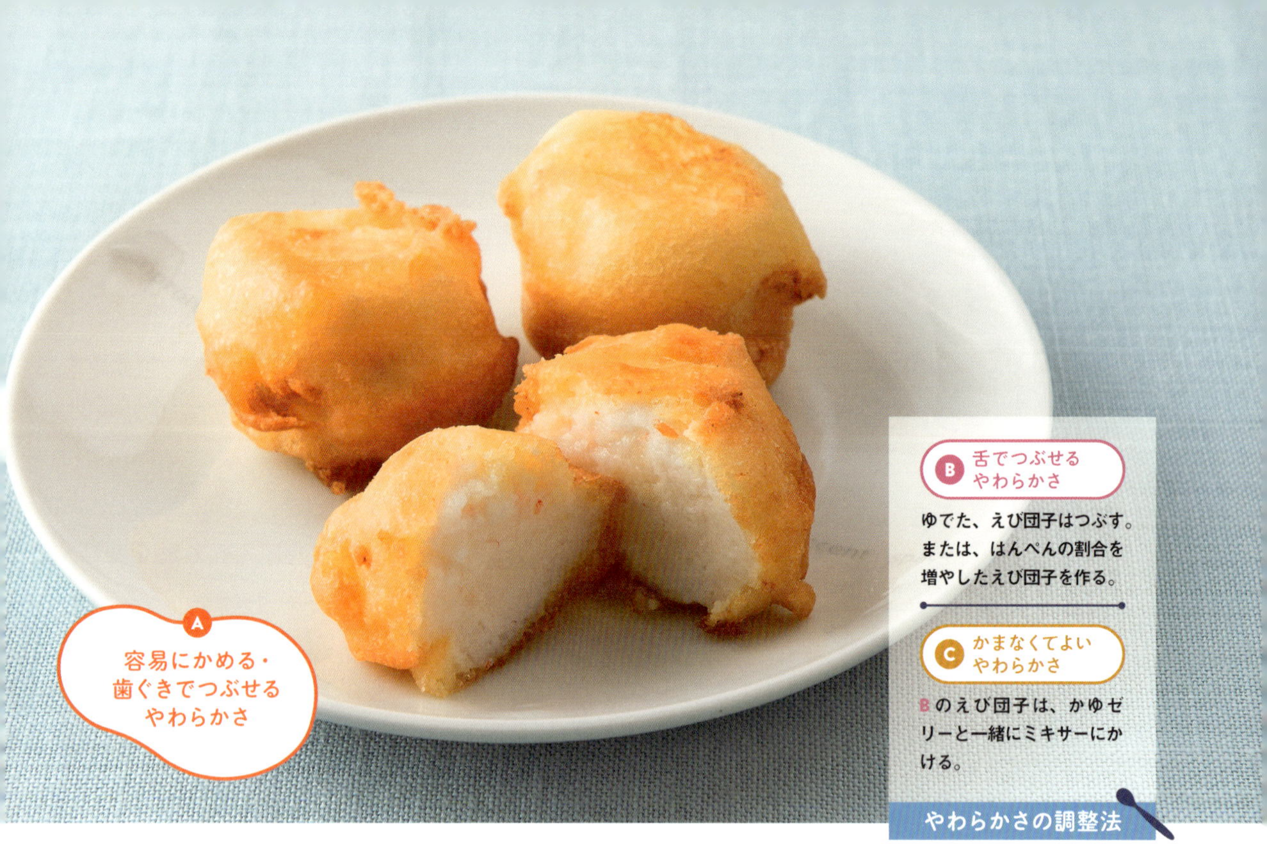

A 容易にかめる・歯ぐきでつぶせるやわらかさ

やわらかさの調整法

B 舌でつぶせるやわらかさ

ゆでた、えび団子はつぶす。または、はんぺんの割合を増やしたえび団子を作る。

C かまなくてよいやわらかさ

B のえび団子は、かゆゼリーと一緒にミキサーにかける。

はんぺんを加えてふわっと

えび団子のフリッター

エネルギー	脂質
298kcal	10.5g
タンパク質	塩分
16.7g	1.7g

材料（2人分）

- えび……100g
- はんぺん……½枚（50g）
- A
  - 卵白……1個分
  - 酒、片栗粉…各小さじ2
  - 塩……小さじ⅓
- B
  - ホットケーキミックス……100g
  - マヨネーズ……大さじ1
  - 顆粒コンソメスープの素……小さじ1
  - 水……大さじ4
- 揚げ油……適宜

作り方

1. えびは殻をむき、背わたをとる。はんぺんはちぎる。
2. 1のえび、はんぺん、A を一緒にミキサーで攪拌し、一口大に丸めてさっとゆでる。
3. 2にBを混ぜた衣をつけて、180℃の揚げ油で揚げる。

!

つなぎにはんぺんを、衣にホットケーキミックスを使ってふんわりしたフリッターに。たねがゆるいので、一度ゆでると形がくずれず、揚げ時間を短縮できます。

調理のポイント

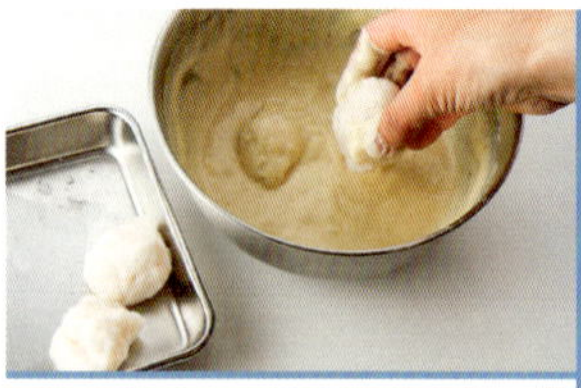

ホットケーキミックスを衣に

揚げ衣にホットケーキミックスを使うとふっくらして食べやすい。

POINT 5 P.24

はんぺんのつなぎを入れる

つなぎにはんぺんを入れるとやわらかくなる。えびとはんぺんの割合でやわらかさを調節する。

POINT 5 P.24

チーズで風味と
とろみをプラス

あさりのクラムチャウダー

エネルギー	脂質
266kcal	13.1g
タンパク質	塩分
11.2g	2.6g

材料（2人分）

- あさり（殻付き）……300g
- ベーコン（薄切り）……30g
- 玉ねぎ……¼個（50g）
- にんじん……小⅕本（30g）
- じゃがいも……1個（100g）
- 白ワイン……大さじ2
- バター……10g
- 塩……小さじ½
- こしょう……少々
- 小麦粉……大さじ2
- 水、豆乳……各200mℓ
- 固形コンソメスープの素……1個（4g）
- 粉チーズ……大さじ1

作り方

1. あさりは砂抜きをしてよく洗う。ベーコンは1cm幅に切る。玉ねぎ、にんじん、じゃがいもは、1cm角に切る。
2. 鍋に1のあさりとワインを入れ、ふたをして中火にかけ、殻が開いたら火を止める。殻をはずして身と蒸し汁に分けておく。
3. 鍋にバターを溶かし、1のベーコン、玉ねぎを炒め、続けてにんじん、じゃがいもも加えて炒める。塩、こしょうをふり、小麦粉を入れてよく混ぜる。
4. 水、豆乳、コンソメスープの素と2の蒸し汁を入れ、野菜がやわらかくなるまで30分煮る。
5. 2のあさりの身と粉チーズを加え、弱火でゆっくり加熱する。

POINT 3 P.20

さっと蒸し加熱しすぎない
あさりはかたくならないよう、さっと蒸す。

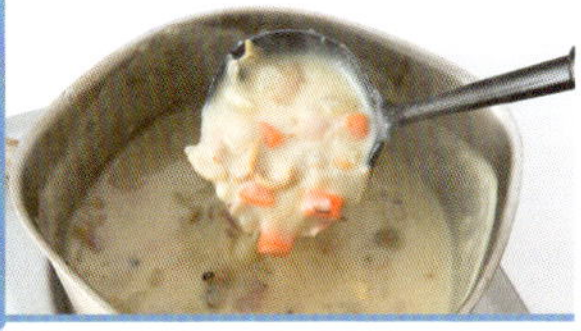

POINT 7 P.28

とろみをつける
ホワイトソースとチーズでとろみがつく。

調理のポイント

やわらかさの調整法

B 舌でつぶせるやわらかさ

C かまなくてよいやわらかさ

でき上がりの具材とスープを一緒にミキサーにかけ、ポタージュにする。

！
適度なとろみが食べやすいスープです。野菜はやわらかく煮込みます。あさりは煮すぎるとかたくなるので、さっと蒸して一度取り出し、最後に戻します。

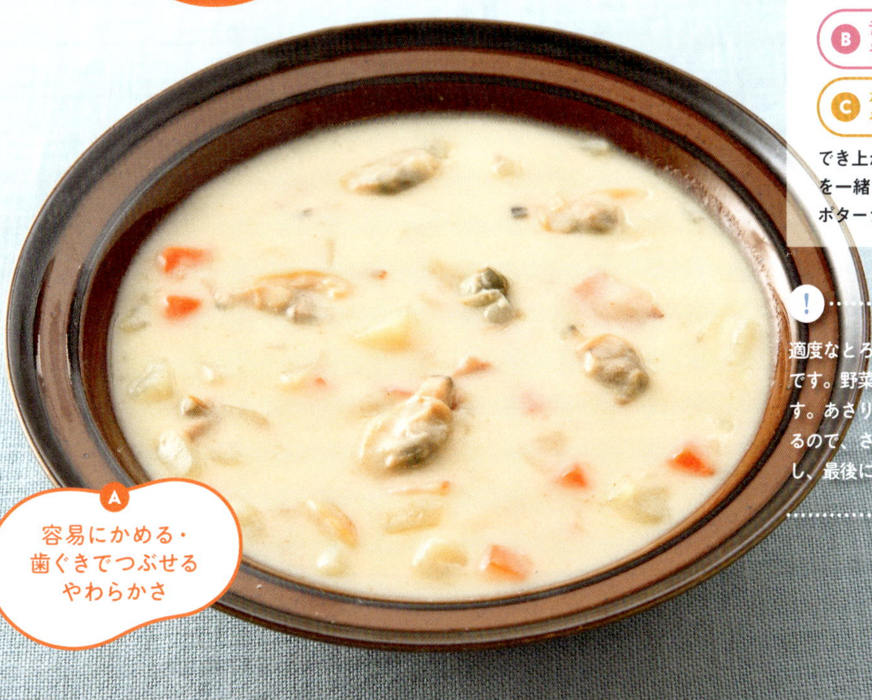

A 容易にかめる・歯ぐきでつぶせるやわらかさ

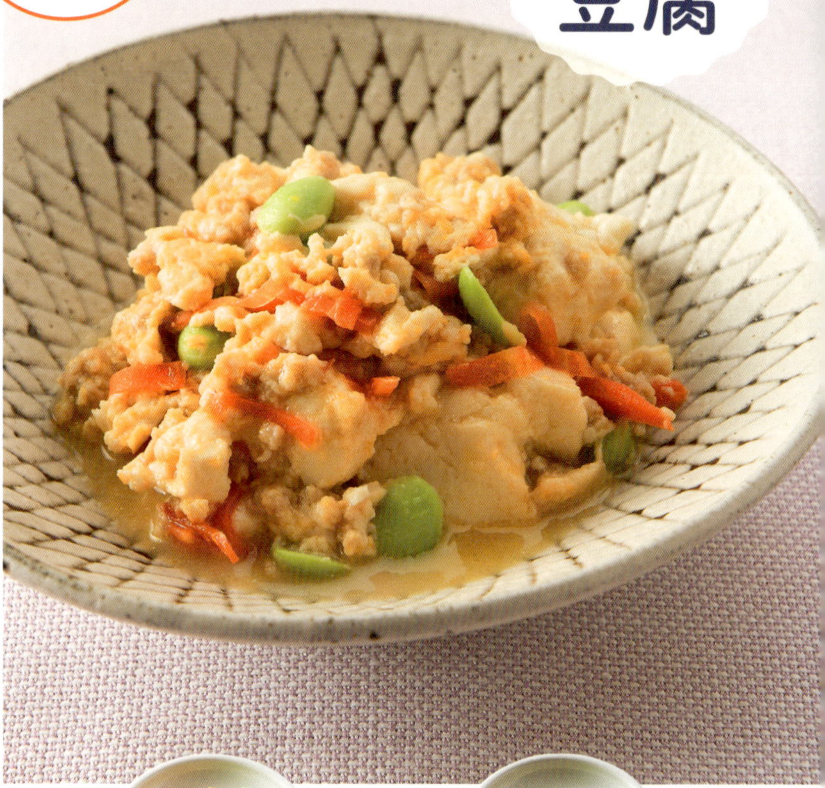

A
容易にかめる・
歯ぐきでつぶせる
やわらかさ

豆腐と卵がつなぎになって食べやすく
炒り豆腐

エネルギー	脂質
310kcal	**16.7g**
タンパク質	塩分
27.4g	**2.0g**

!
ひき肉や野菜を豆腐がまとめ、卵でとじることでより食べやすくなります。具材は肉をソーセージにかえたり、季節の野菜を加えるなどして楽しんでください。

材料（2人分）

木綿豆腐……… ⅔丁（200g）
鶏ひき肉………………… 100g
にんじん……… 小⅕本（30g）
冷凍枝豆………………… 100g
酒、めんつゆ（3倍濃縮）
………………… 各大さじ2
卵…………………………… 1個
サラダ油…………… 大さじ1

やわらかさの調整法

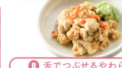

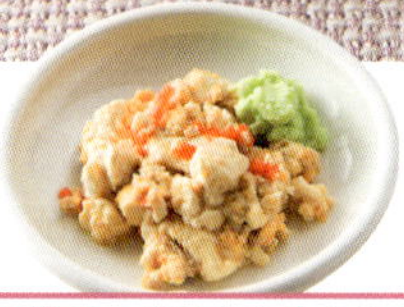

B 舌でつぶせるやわらかさ
作り方3の枝豆を取り出し半量の湯と一緒にミキサーにかけ、ペーストにする。その他はそのままか、食べやすくくずして器に盛り、枝豆のペーストを添える。

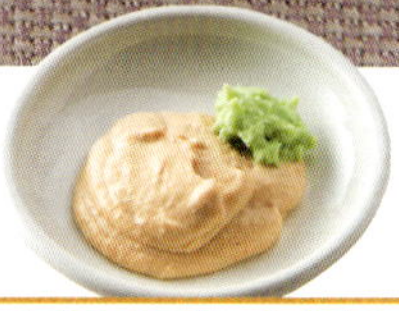

C かまなくてよいやわらかさ
Bの枝豆以外をすべて一緒にミキサーにかける。Bと同様に枝豆はペーストにして添える。

作り方

1. にんじんは細めの千切りにする。冷凍枝豆は解凍し、房から取り出して薄皮をむく。卵は溶く。
2. 鍋にサラダ油をひき、中火でひき肉、1のにんじんの順に炒め、酒を加えてひき肉をほぐす。
3. 豆腐をくずしながら加えてさらに炒め、1の枝豆とめんつゆを加え、水気がなくなるまで弱火で炒め煮する。
4. 溶き卵を流し入れ、少し混ぜて火を止める。

調理のポイント

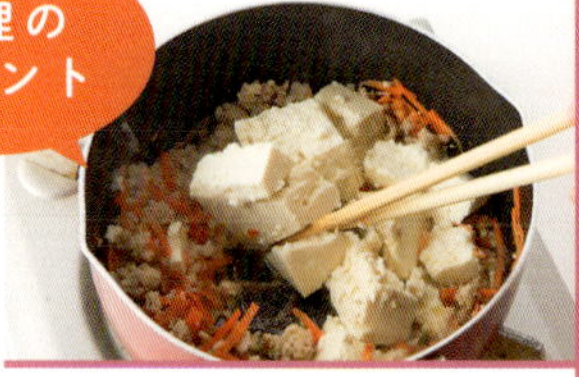

豆腐をつなぎにする
豆腐を入れることでつなぎになり食べやすくなる。豆腐は水きりせずに、出てきた水分を使って煮る。
POINT 5 P.24

卵でまとめる
卵でとじることでよりまとまり食べやすい。
POINT 5 P.24

※かゆゼリーは p.35 参照

長いもを加えて
ふんわりと

茶巾豆腐

エネルギー	脂質
152kcal	5.0g
タンパク質	塩分
15.0g	1.2g

！
豆腐、長いも、卵白がつなぎになって、蒸すとしっとり、ふんわりした食感です。あんかけでとろみをつけることで、より食べやすくなります。

材料（2人分）

	木綿豆腐	⅔丁（200g）
	ほたて缶（水煮）	1缶（40g）
	長いも	3cm（50g）
	ほうれん草	⅕束（50g）
	卵白	2個分
	小麦粉	大さじ1½
	みそ	小さじ1
A	顆粒中華スープの素	小さじ⅓
A	水	100mℓ
A	酒	小さじ1
A	塩	小さじ⅓
A	こしょう	少々
B	片栗粉	小さじ1
B	水	大さじ1

作り方

1. 木綿豆腐はペーパータオルに包んで水きりする。ほたて缶は身と汁に分けてほぐす。長いもはすりおろす。ほうれん草はやわらかくゆでて細かく切る。卵白は軽く泡立てる。
2. 1のほたて缶の汁以外をすべてボウルに入れ、小麦粉、みそを加え、木べらなどでよく混ぜる。
3. 2をスプーンですくってラップにのせて包み、茶巾のようにねじって輪ゴムかセロハンテープでとめる。
4. 蒸し器で5～6分蒸す（または爪楊枝で数カ所穴を開け、電子レンジで2～3分加熱する）。
5. 小鍋に1の缶汁とAを入れて火にかけ、煮立ったらBを混ぜた水溶き片栗粉を加えてとろみをつける。
6. 蒸し上がった4のラップをはずして器に盛り、5のあんをかける。

調理の
ポイント

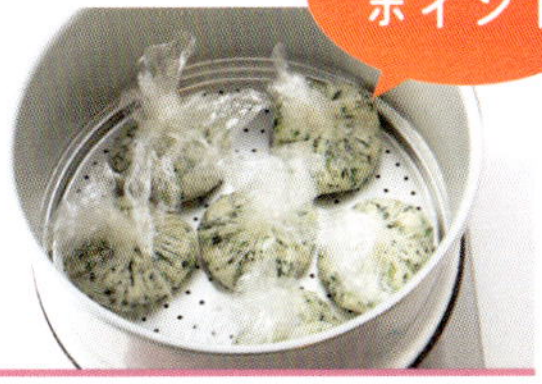

POINT 4
P.22

蒸して水分を保つ

茶巾にして蒸すと水分がとばずにやわらかく仕上がる。

POINT 7
P.28

とろみをつける

スープは水溶き片栗粉でとろみをつけると味がからみやすく食べやすい。

やわらかさの調整法

B 舌でつぶせるやわらかさ

ほたての身は包丁で細かくたたき、ほうれん草は葉先のやわらかい部分だけを使ってAと同様に蒸し、あんをかける。

C かまなくてよいやわらかさ

Bの蒸し上がりをミキサーにかけたものに、あんをかける。蒸す前にほうれん草は別にして、それぞれミキサーにかけてもよい。きれいに仕上がる。

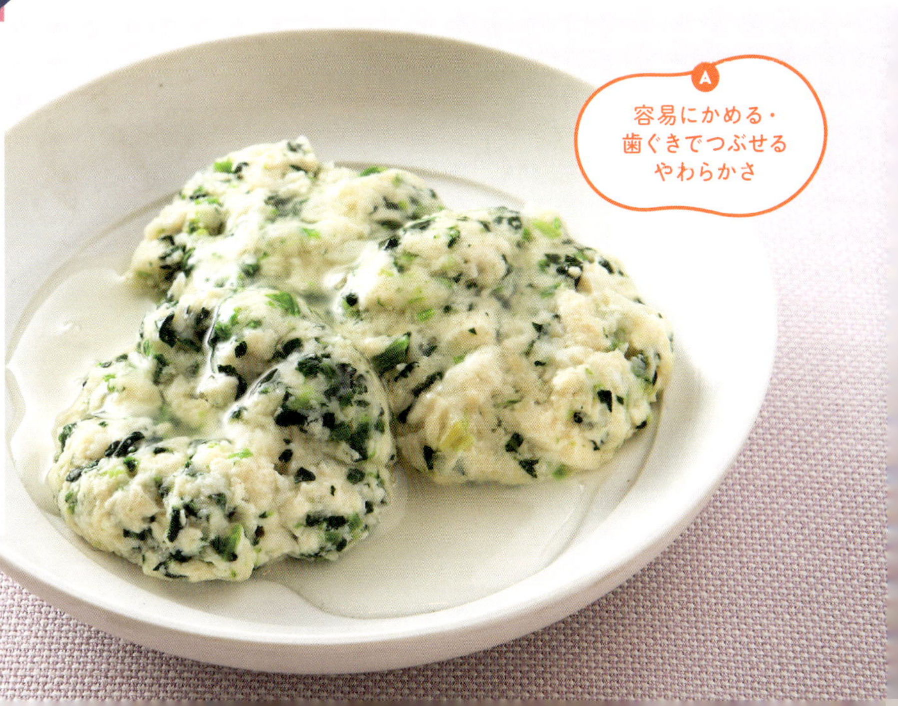

だし汁に浸して
外側もやわらか

揚げだし豆腐

エネルギー	脂質
173kcal	10.3g
タンパク質	**塩分**
10.7g	1.5g

材料（2人分）

木綿豆腐 …… 1丁（300g）

A
- だし汁 ………… 100mℓ
- しょうゆ ………… 大さじ1½
- みりん …… 大さじ1

片栗粉 …………………… 適宜
大根おろし ………… 大さじ2（30g）
おろししょうが …………………… 1かけ分
揚げ油 …………………… 適宜

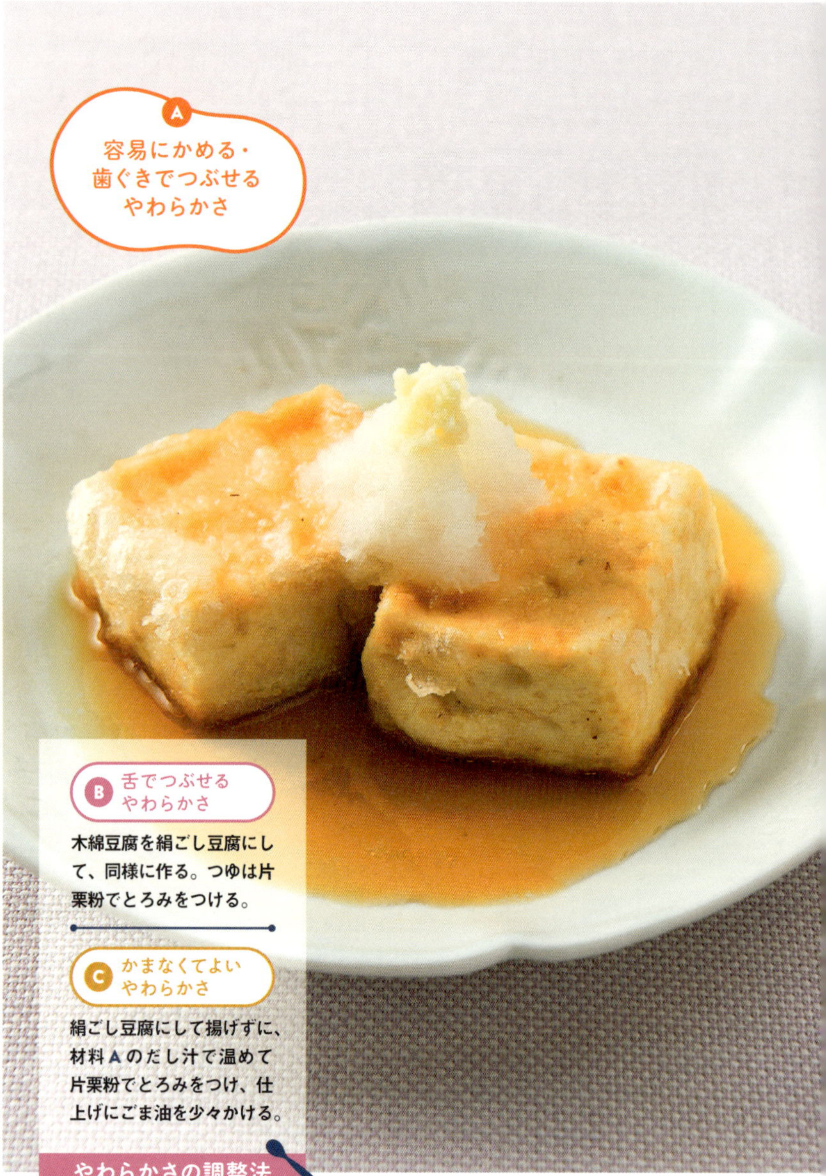

A 容易にかめる・歯ぐきでつぶせるやわらかさ

やわらかさの調整法

B 舌でつぶせるやわらかさ

木綿豆腐を絹ごし豆腐にして、同様に作る。つゆは片栗粉でとろみをつける。

C かまなくてよいやわらかさ

絹ごし豆腐にして揚げずに、材料Aのだし汁で温めて片栗粉でとろみをつけ、仕上げにごま油を少々かける。

作り方

1. 豆腐は3×5cm角に切って、ペーパータオルに包んで水きりする。
2. Aを煮立ててつゆを作る。
3. 豆腐の表面に片栗粉を薄くつけ、180℃の揚げ油にそっと入れ、表面がきつね色になるまで揚げる。
4. 器に盛り、2のつゆをたっぷりかけて3を浸し、大根おろしとおろししょうがをのせる。

！
豆腐は揚げることでエネルギーアップになり、風味も香ばしくなります。衣はつゆに浸すことでやわらかくなり、とろみもつくので食べやすくなります。

調理のポイント

つゆに浸し、水分を加える
つゆに浸すことで片栗粉の揚げ衣が、しっとりとやわらかくなる。

POINT 4 P.22

練りごまを加え
なめらかに

白あえ

エネルギー	脂質
95kcal	5.0g
タンパク質	**塩分**
5.6g	1.0g

材料（2人分）

木綿豆腐 …………… ⅓丁（100g）
ほうれん草 …………… ⅕束（50g）
にんじん …… 2cm（20g）
しめじ … ⅕パック（20g）

A
すりごま（白）…………… 大さじ1
練りごま … 小さじ½
砂糖、薄口しょうゆ ………… 各小さじ2

POINT 1 P.16
ごまはまとまりやすい形状を選ぶ
ごまは炒りごまではなく、すりごまか練りごまを。

POINT 5 P.24
豆腐であえてまとめる
豆腐であえることで、繊維質の野菜も食べやすくなる。

作り方

1. 豆腐はペーパータオルで包み、水きりする。
2. ほうれん草はやわらかくゆでて長さ3cmに切る。にんじんは細い千切り、しめじは小さめにほぐし、それぞれラップに包んで電子レンジで2分加熱する。
3. ボウルに1とAを入れ、豆腐をすりつぶしながらなめらかに混ぜる。
4. 2を3であえる。

調理のポイント

！ やわらかく下ごしらえした具材を、豆腐にすりごまと練りごまを加えたなめらかなあえ衣でまとめた、食べやすい一品。栄養価も高く、おすすめの副菜です。

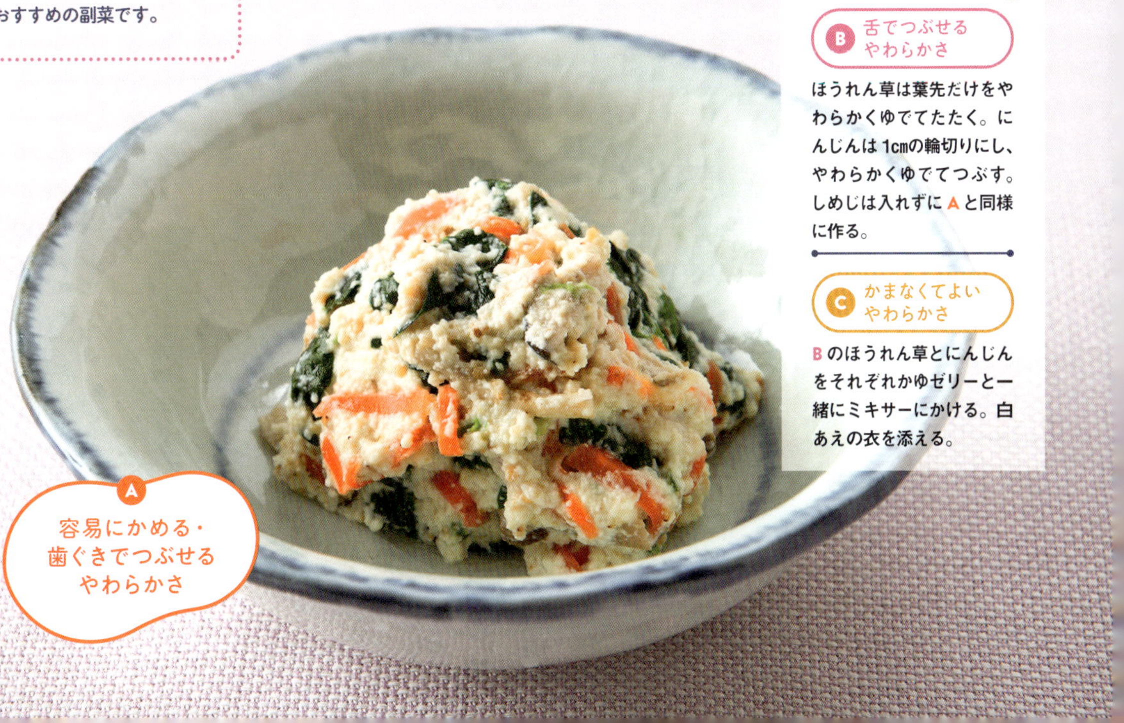

A 容易にかめる・歯ぐきでつぶせるやわらかさ

やわらかさの調整法

B 舌でつぶせるやわらかさ

ほうれん草は葉先だけをやわらかくゆでてたたく。にんじんは1cmの輪切りにし、やわらかくゆでてつぶす。しめじは入れずにAと同様に作る。

C かまなくてよいやわらかさ

Bのほうれん草とにんじんをそれぞれかゆゼリーと一緒にミキサーにかける。白あえの衣を添える。

生クリーム多めで
やさしい口当たり

ベーコンときのこのキッシュ

エネルギー	脂質
440kcal	37.2g
タンパク質	塩分
10.6g	1.0g

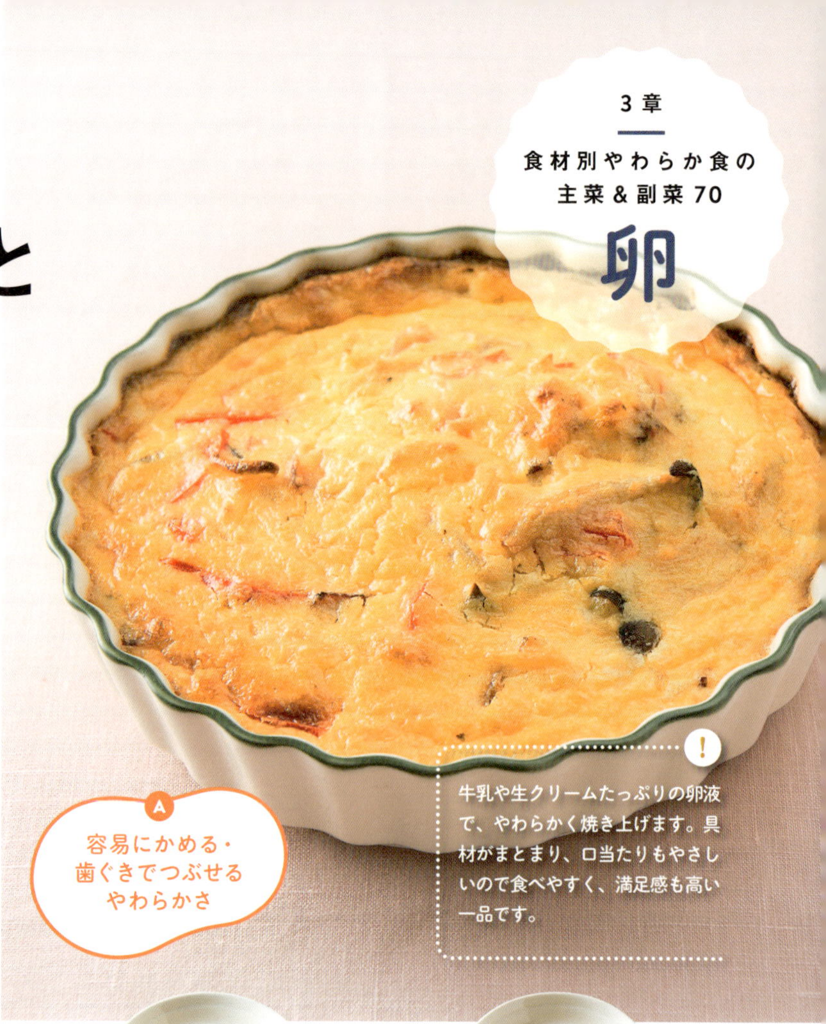

A 容易にかめる・歯ぐきでつぶせるやわらかさ

牛乳や生クリームたっぷりの卵液で、やわらかく焼き上げます。具材がまとまり、口当たりもやさしいので食べやすく、満足感も高い一品です。

材料（2人分）

- ベーコン（薄切り）……20g
- 玉ねぎ……⅛個（25g）
- パプリカ……小 1/10 個（15g）
- しめじ……⅙パック（15g）
- A
  - 卵……1個
  - 粉チーズ……大さじ3
  - 生クリーム……100cc
  - 牛乳……50cc
- バター……10g
- 塩、こしょう……各少々
- 食パン（サンドイッチ用）……2枚
- バター（耐熱皿用）……少々

やわらかさの調整法

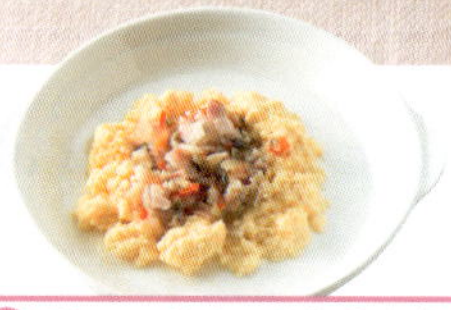

B 舌でつぶせるやわらかさ

具は炒めずにコンソメスープで煮て、みじん切りにし、A と同様に作る。

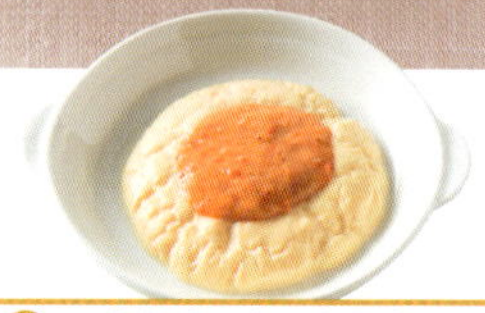

C かまなくてよいやわらかさ

具は B と同様に煮る。材料 A の卵液は加熱してスクランブルエッグにし、食パンはパンがゆ（p.33 参照）にする。具と卵をそれぞれかゆゼリーと一緒にミキサーにかけ、パンがゆにのせる。

作り方

1. ベーコンは、1cm幅に切る。玉ねぎは繊維を断つように薄切りにする。パプリカは薄切り、しめじは小さめの小房にほぐす。ボウルに A を入れて混ぜ、卵液を作る。
2. フライパンにバターをひき、1 を入れて中火で炒め、塩、こしょうをふる。A の卵液の ½ 量を入れて、半熟になるまで弱火にかけながらよく混ぜる。
3. 食パンはトースターで 1 分焼き、バターを塗った耐熱皿の底に敷き、2 を入れる。残りの卵液を入れて、160℃に予熱したオーブンで 20 分焼く。

調理のポイント

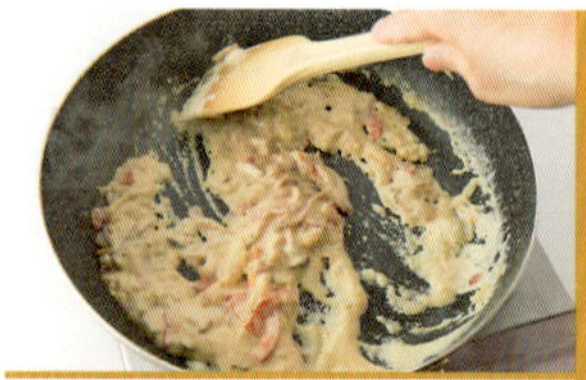

卵でまとめる

最初に具材を卵液½量で包むことでふんわりやわらかく仕上がる。生地の卵に生クリームや牛乳を入れるとさらにやわらかく焼き上がる。

POINT 5 P.24

※かゆゼリーは p.35 参照

やわらかく蒸してのどごしよく

茶碗蒸し

エネルギー	脂質
80kcal	3.6g
タンパク質	塩分
7.9g	1.1g

!

茶碗蒸しは舌ざわりものどごしもよく、高齢者に喜ばれる料理。だし汁多めのやわらかい卵液で蒸し、具材の種類や下ごしらえを工夫すれば、いろいろ楽しめます。

調理のポイント

POINT 4 P.22

水分を多くする

だし汁を多めにしてやわらかい卵液にする。

POINT 2 P.18

酵素でタンパク質分解

鶏肉は生のパイナップルと一緒に漬けてやわらかくする。

材料（2人分）

- 卵 …… 1個
- 鶏もも肉（皮なし） …… 40g
- 片栗粉 …… 小さじ1
- 酒、薄口しょうゆ …… 各小さじ½
- パイナップル（生・カット） …… 1切れ（15～20g）
- しいたけ …… 1枚（15g）
- A
  - だし汁 …… 150mℓ
  - 酒、みりん、薄口しょうゆ …… 各小さじ½
  - 塩 …… 小さじ⅓
- みつば（飾り用） …… 適宜

作り方

1. 鶏肉は1cm角に切って片栗粉をまぶし、酒、薄口しょうゆ、薄切りにしたパイナップルと混ぜて30分漬ける。しいたけは軸をとり、半分に切って薄切りにする。
2. ボウルに卵を割り入れ、泡立てないように溶きほぐす。混ぜ合わせたAを加えて混ぜ、ざるでこす。
3. 器に、1の肉としいたけを入れ、2の卵液を注いでみつばを飾り、蒸し器に入れて中火で約10分蒸す。

やわらかさの調整法

B 舌でつぶせるやわらかさ

鶏肉はひき肉にする。しいたけとみつばは除いてAと同様に作る。

C かまなくてよいやわらかさ

卵液だけで具なし茶碗蒸しを作る。Bの具をだし汁で煮て汁ごとミキサーにかけ、煮詰めてとろみをつけ、具なし茶碗蒸しにかける。

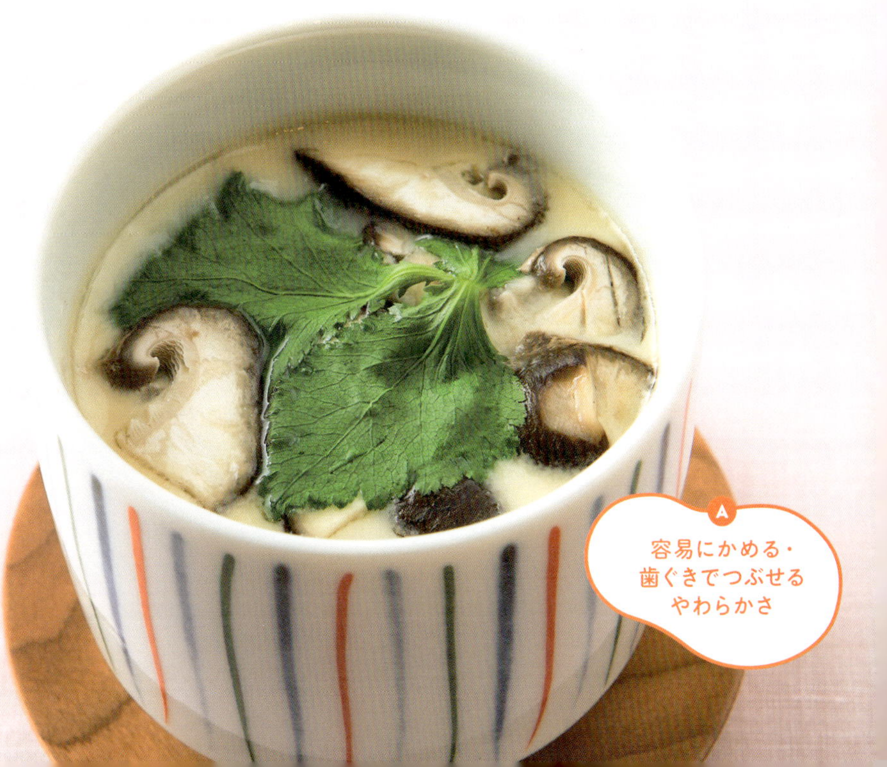

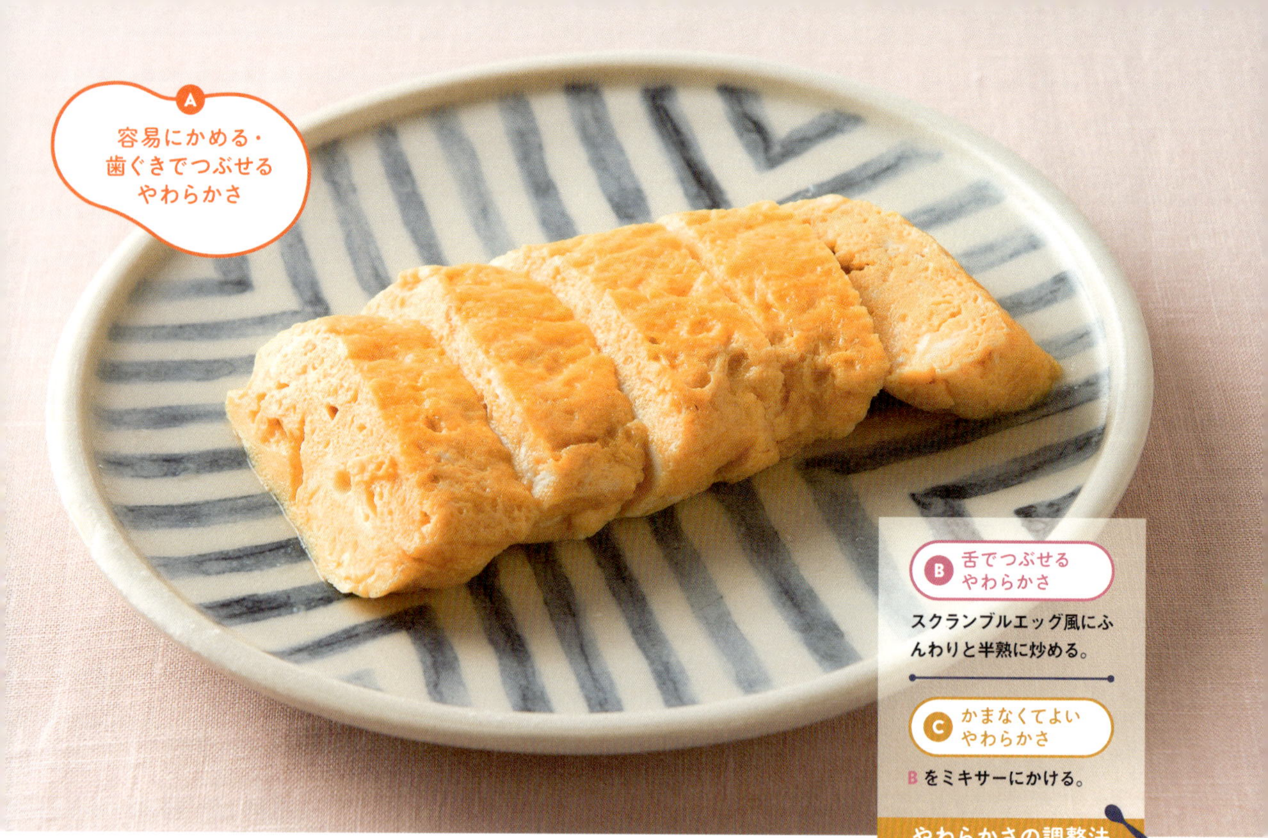

A 容易にかめる・歯ぐきでつぶせるやわらかさ

やわらかさの調整法

B 舌でつぶせるやわらかさ

スクランブルエッグ風にふんわりと半熟に炒める。

C かまなくてよいやわらかさ

B をミキサーにかける。

だしを多めにしてしっとりと

だし巻き卵

エネルギー	脂質
101kcal	7.2g
タンパク質	**塩分**
6.3g	0.7g

材料（2人分）

卵 ………………………… 2個

A
- しょうゆ、砂糖 ………… 各小さじ1
- だし汁 …… 大さじ2

サラダ油 ……… 小さじ1

作り方

1. ボウルに卵を割りほぐし、A を加え、さらに混ぜる。
2. 卵焼き用フライパンにサラダ油を薄くひく。1 の卵液の ⅔ を一気に流し、大きく混ぜる。
3. 半熟の状態で奥に寄せて形を整え、残りの卵液で薄く卵を焼き、巻くように包む。焼きすぎないうちに火からおろし、形を整える。

!

だし汁を多めに入れて、やわらかく、しっとりと焼き上げます。弱火で火を入れすぎないように焼き、巻き簀《す》などで形を整えます。味つけはお好みで甘みを強くしても。

調理のポイント

水分を多くする
だし汁を多めに入れて、やわらかく仕上げる。

POINT 4 P.22

焦げ目をつけない
焦げ目はかたいので焼きすぎないようにする。

POINT 3 P.20

とろみのあるたれと一緒に

ポーチドエッグ

エネルギー	脂質
121kcal	5.1g
タンパク質	**塩分**
7.2g	2.2g

！

半熟のポーチドエッグは消化もよく、食欲のないときなどにもおすすめ。しょうゆだれにとろみをつけることで、いっそう食べやすくなります。朝食にも便利です。

材料（2人分）

卵	2個
水	600mℓ
酢	小さじ2
塩	小さじ1
A　だし汁	50mℓ
A　しょうゆ、みりん	大さじ各1 ½
A　片栗粉	小さじ ½

作り方

1. 卵を小皿に割り入れる。
2. 鍋に水、酢、塩を入れて一度沸騰したら火を弱め、1の卵をゆっくりと流し入れる。
3. 黄身を包むように、白身をそっと集めて形を作り、1〜2分で取り出して器に盛る。
4. 小鍋にAを入れてひと煮立ちさせ、とろみがついたら3にかける。

調理のポイント

POINT 3 P.20

加熱しすぎない

卵の黄身は半熟状態に仕上げる。

POINT 7 P.28

たれにとろみをつける

たれは、味がからまりやすいように片栗粉でとろみをつける。

やわらかさの調整法

B　舌でつぶせるやわらかさ

C　かまなくてよいやわらかさ

白身、黄身をくずして、たれと混ぜながら食べる。

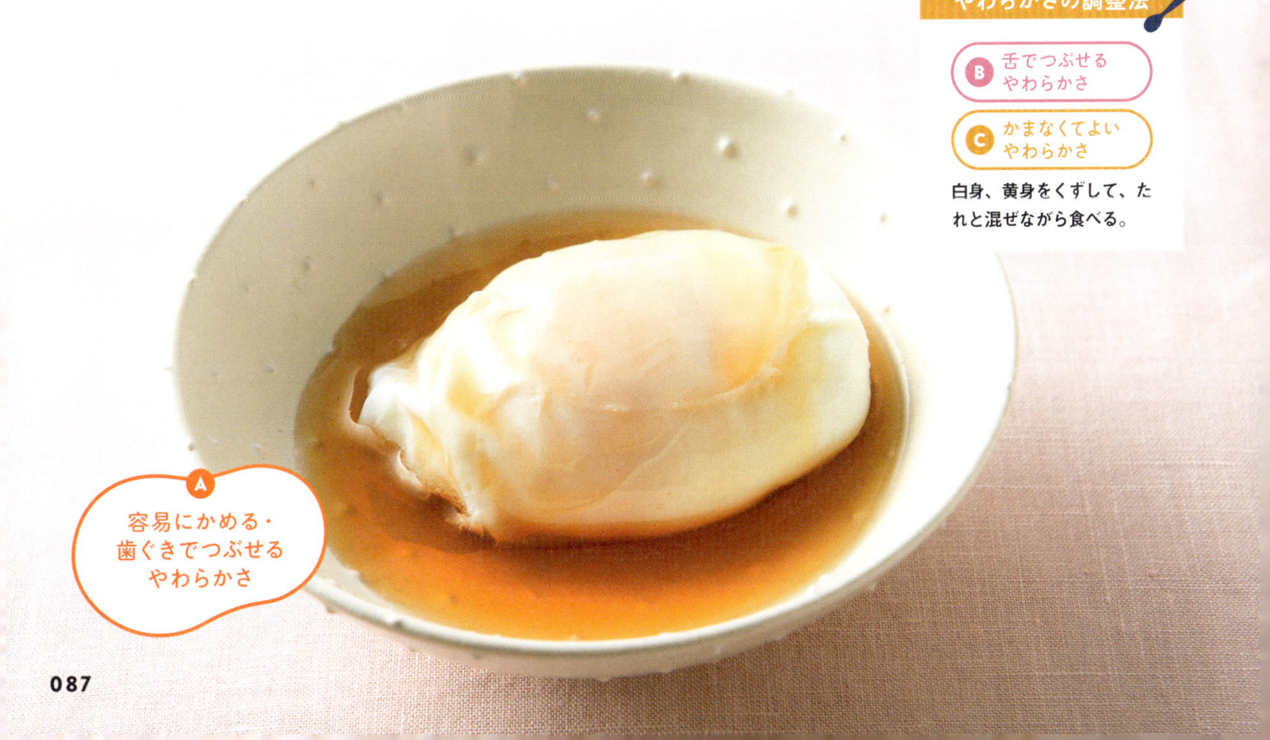

A　容易にかめる・歯ぐきでつぶせるやわらかさ

アボカドを加え
食感よく

キャベツと卵炒め

エネルギー
185kcal
脂質
14.3g
タンパク質
5.9g
塩分
0.6g

キャベツは一度電子レンジで加熱してから炒めます。アボカドを加えることで、具材のつなぎになり、しっとり仕上がるうえ、風味も栄養価もアップします。

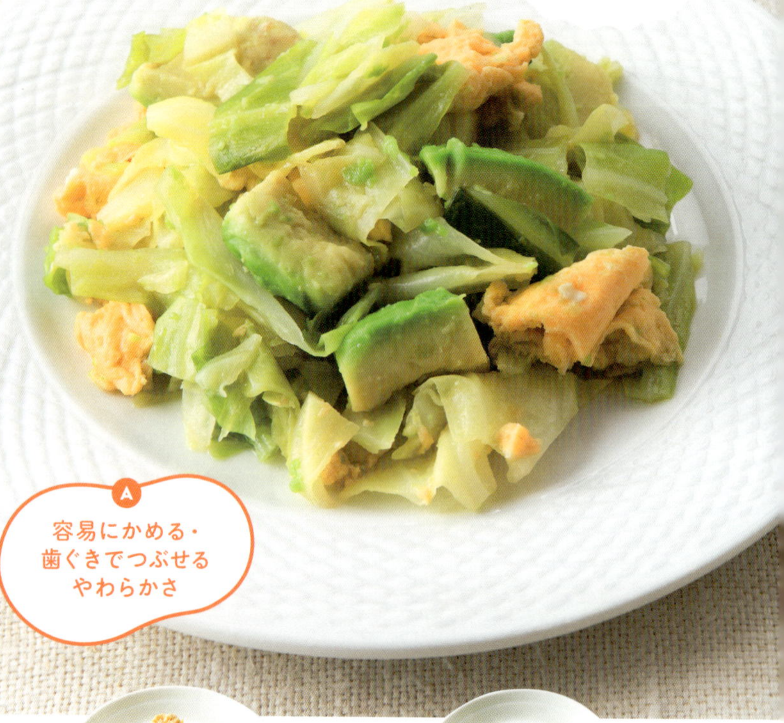

A
容易にかめる・
歯ぐきでつぶせる
やわらかさ

材料（2人分）

キャベツ ……… ¼個（300g）
アボカド ……………………… ½個
卵 ……………………………… 1個
マヨネーズ ………… 小さじ½
塩 ……………………… 小さじ¼
オリーブ油 ………… 大さじ1
水 ……………………… 大さじ1
ポン酢しょうゆ …… 大さじ1

やわらかさの調整法

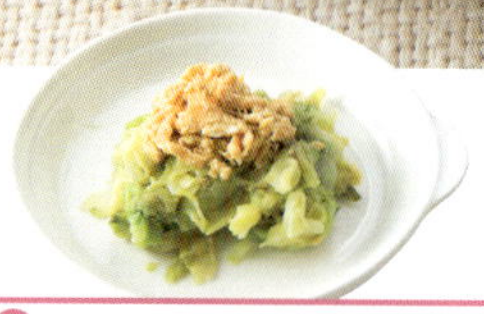

B 舌でつぶせるやわらかさ

Aの作り方4を混ぜすぎず、でき上がりの卵、アボカドを取り出してそれぞれつぶし、キャベツは細かくきざむ。キャベツとアボカドをあえて卵をのせる。

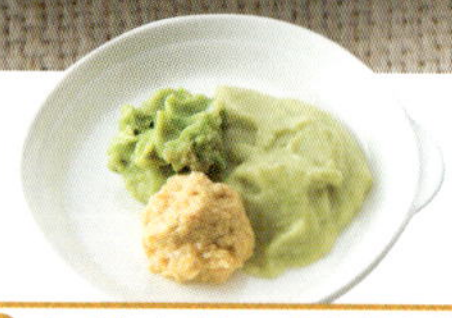

C かまなくてよいやわらかさ

B同様アボカドは、スプーンなどでつぶす。キャベツはかゆゼリーと一緒にミキサーにかける。卵はポリ袋などに入れ、かゆゼリーを加えて手でつぶす。

作り方

1 キャベツは芯をとり、ラップに包んで電子レンジで3分加熱し、2cm幅に切る。アボカドは皮をむいて種をとり、6～8等分に切る。卵は割りほぐし、マヨネーズと塩を入れてよく混ぜる。

2 フライパンにオリーブ油をひき、強めの中火で1の卵を半熟に炒めて一度取り出す。

3 2のフライパンに、1のキャベツと水を入れ、ふたをして中火で蒸し焼きにする。

4 キャベツがやわらかくなったらアボカドを加え、アボカドが温まったら2の卵を戻し、ポン酢を加えて炒める。

調理のポイント

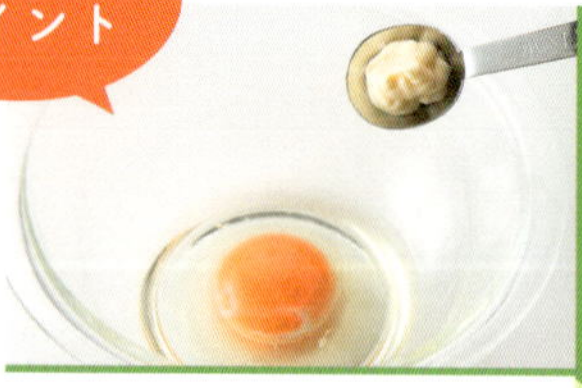

マヨネーズを加える
卵にマヨネーズを加えて炒めるとふんわり仕上がる。
POINT 5
P.24

アボカドをつなぎにする
アボカドを加えるとつなぎになりまとまりやすい。
POINT 5
P.24

※かゆゼリーはp.35参照

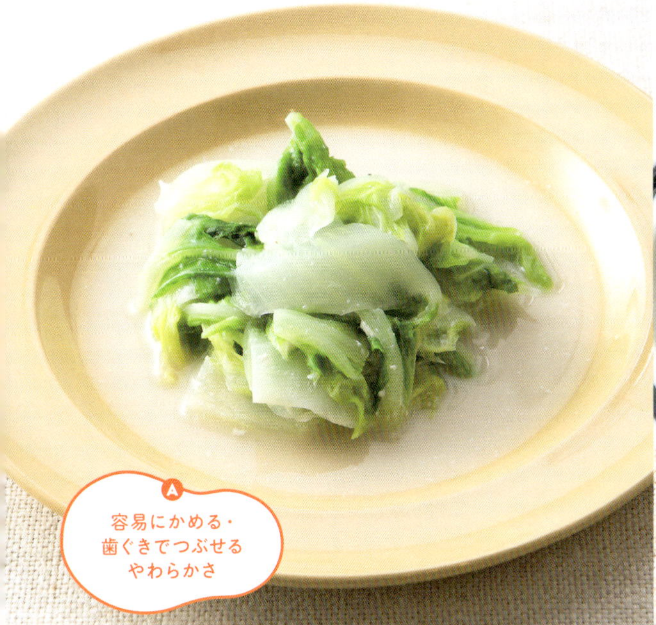

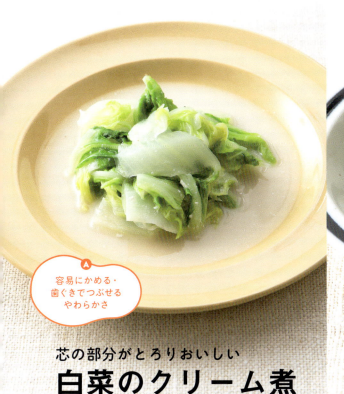

A
容易にかめる・
歯ぐきでつぶせる
やわらかさ

芯の部分がとろりおいしい

白菜のクリーム煮

エネルギー
24kcal
タンパク質
1.3g
脂質
0.7g
塩分
0.1g

材料（2人分）

白菜 ………… 2枚（200g）

A
- 水 ………… 100mℓ
- 顆粒中華スープの素 ………… 小さじ2弱

牛乳 ………… 大さじ2
塩、こしょう ………… 各少々

作り方

1. 白菜は縦半分に切り、繊維を断つように横に2cm幅に切る。
2. 鍋にAを入れ、煮立ったら1を入れて芯がやわらかくなるまで煮る。
3. 牛乳を加えてさらに3分煮て、塩、こしょうで味をととのえる。

調理のポイント

POINT 3 P.20
じっくり煮る
白菜は芯までやわらかくなるようにじっくり煮る。

やわらかさの調整法

B 舌でつぶせるやわらかさ
白菜はさらにやわらかく煮て、細かく包丁でたたいて、同様に作る。

C かまなくてよいやわらかさ
Bの白菜はスープと一緒にミキサーにかけ、とろみ調整食品（p.28参照）を加えてとろみをつける。

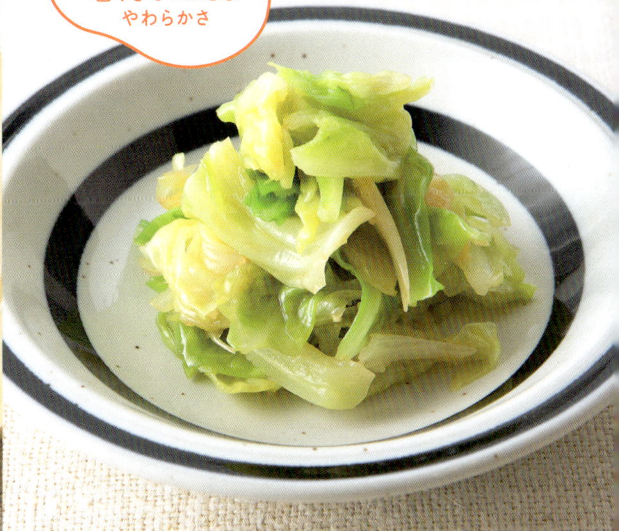

A
容易にかめる・
歯ぐきでつぶせる
やわらかさ

ごま油の風味が食欲をそそる

やわらか塩キャベツ風

エネルギー
31kcal
タンパク質
0.8g
脂質
2.1g
塩分
0.3g

材料（2人分）

キャベツ ………… 小2枚（100g）

A
- ごま油 ………… 小さじ1
- 顆粒中華スープの素 ………… 小さじ2
- しょうゆ ………… 小さじ½

作り方

1. キャベツはやわらかくゆでて（またはポリ袋にキャベツと水大さじ1を入れて電子レンジで5分加熱）ざく切りにする。
2. Aを混ぜて、1のキャベツをあえる。

POINT 3 P.20
具材はゆでて切る
キャベツはやわらかくゆでる。

調理のポイント

やわらかさの調整法

B 舌でつぶせるやわらかさ
キャベツはさらにやわらかくゆでて、包丁でたたき、材料Aを混ぜてあえる。

C かまなくてよいやわらかさ
Bのさらにゆでたキャベツをかゆゼリーと一緒にミキサーにかけ、材料Aを混ぜてかける。

ごま香るだしを含ませて

白菜と麩のごまびたし

エネルギー	脂質
50kcal	1.7g
タンパク質	塩分
2.1g	0.9g

材料（2人分）

白菜……大½枚（60g）
麩……10個（5g）

A
- だし汁……100mℓ
- みりん、しょうゆ……各小さじ2

すりごま……小さじ2

やわらかく煮た白菜と、だし汁をたっぷり吸った麩の食べやすい組み合わせ。すりごまの香りが食欲をそそります。ごまは練りごまにしてもOKです。

作り方

1. 白菜は縦に半分に切り、**繊維を断つように5mm幅の千切りにする**。麩はぬるま湯で戻し、軽く水気をしぼる。
2. 鍋にAを入れ、煮立ったら1の白菜と麩を入れて5分煮る。煮汁が少なくなったら、**すりごまを加えて混ぜ**、火を止める。

調理のポイント

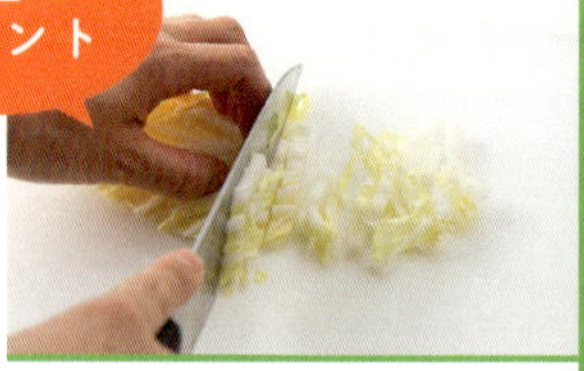

野菜の繊維を断つ
白菜は繊維を断つように横に切る。

POINT 2 P.18

まとまりやすい形状を
ごまは炒りごまではなく、すりごまを使う。

POINT 1 P.16

やわらかさの調整法

B 舌でつぶせるやわらかさ
でき上がりの白菜と麩を細かくきざみ、煮汁に片栗粉かとろみ調整食品（p.28参照）でとろみをつけて合わせる。

C かまなくてよいやわらかさ
すりごまではなく、練りごまを使う。でき上がりの白菜と麩をそれぞれ煮汁とともにミキサーにかける。

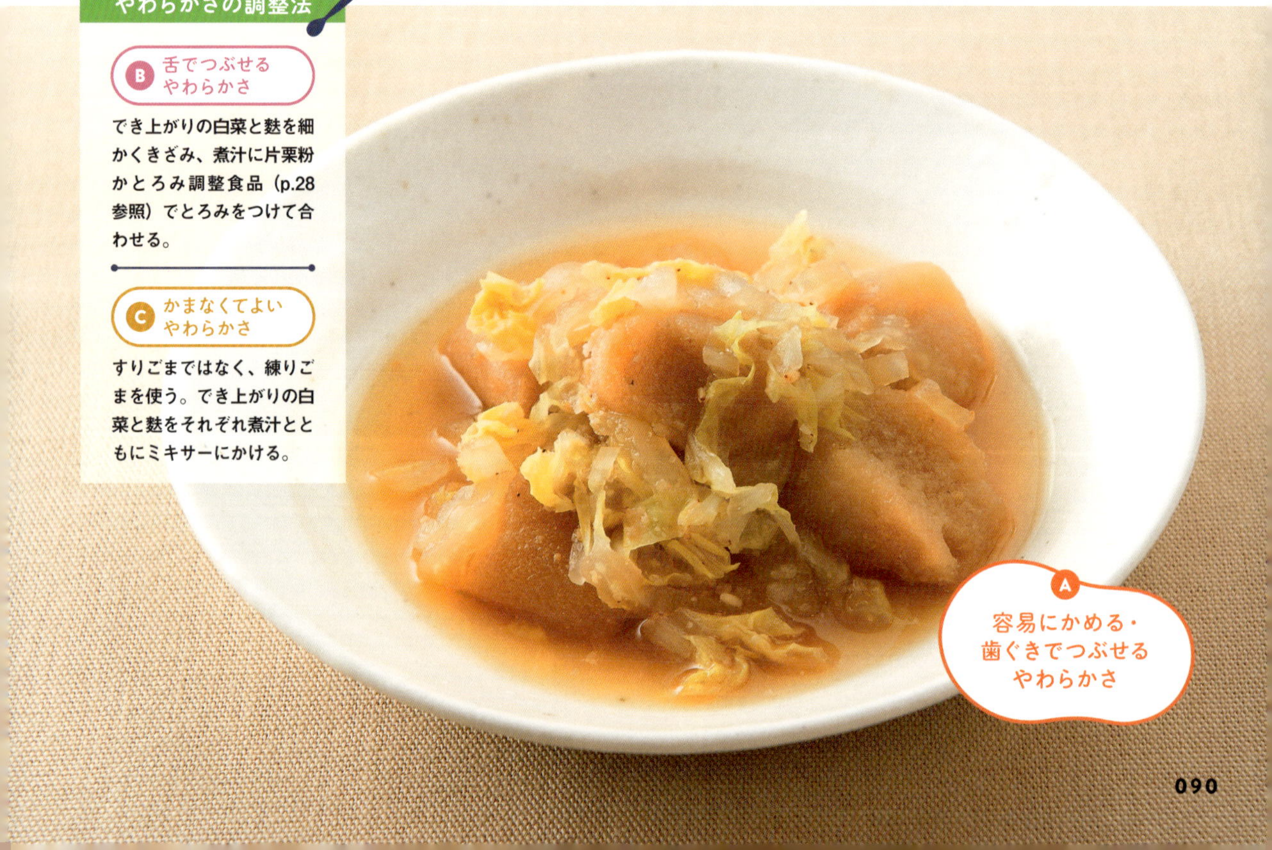

A 容易にかめる・歯ぐきでつぶせるやわらかさ

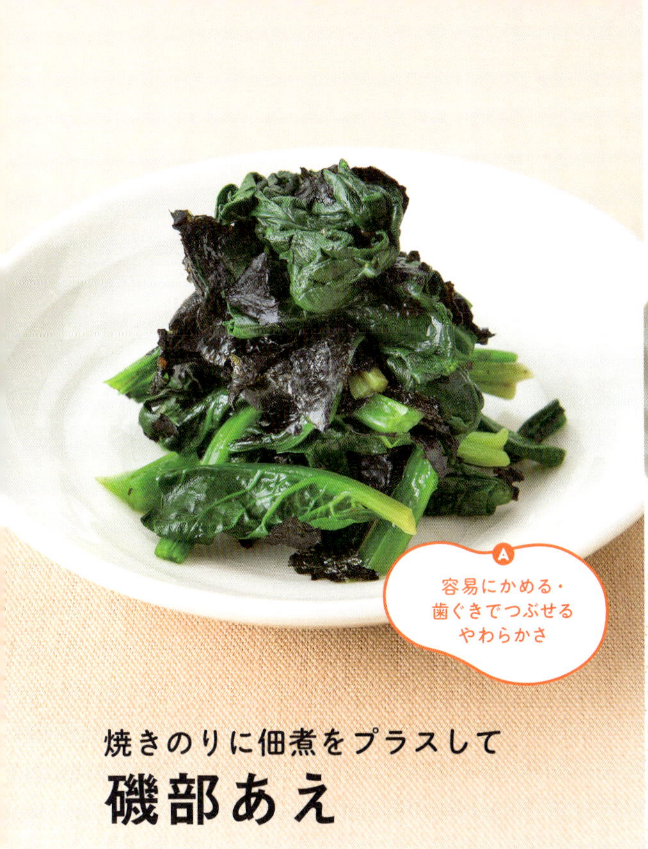

焼きのりに佃煮をプラスして
磯部あえ

エネルギー	脂質
13kcal	0.3g
タンパク質	塩分
1.5g	0.2g

調理のポイント

POINT 5 P.24

つなぎに佃煮を使う

つなぎにのりの佃煮を入れる。味つけのポイントにもなる。

材料（2人分）

- ほうれん草 …… 小½束（100g）
- のりの佃煮 …… 小さじ½
- 焼きのり …… 1枚
- しょうゆ …… 小さじ⅓

作り方

1. ほうれん草はやわらかくゆでて軽く水気をしぼり、2cm長さに切る。
2. ボウルに1と佃煮、しょうゆを入れ、焼きのりをちぎりながら加えてあえる。

やわらかさの調整法

B 舌でつぶせるやわらかさ

ほうれん草は葉先を使い、よりやわらかくゆでて細かくたたく。のりの佃煮であえる。焼きのりは使わない。

C かまなくてよいやわらかさ

Bのほうれん草をかゆゼリーと一緒にミキサーにかける。のりの佃煮を添える。

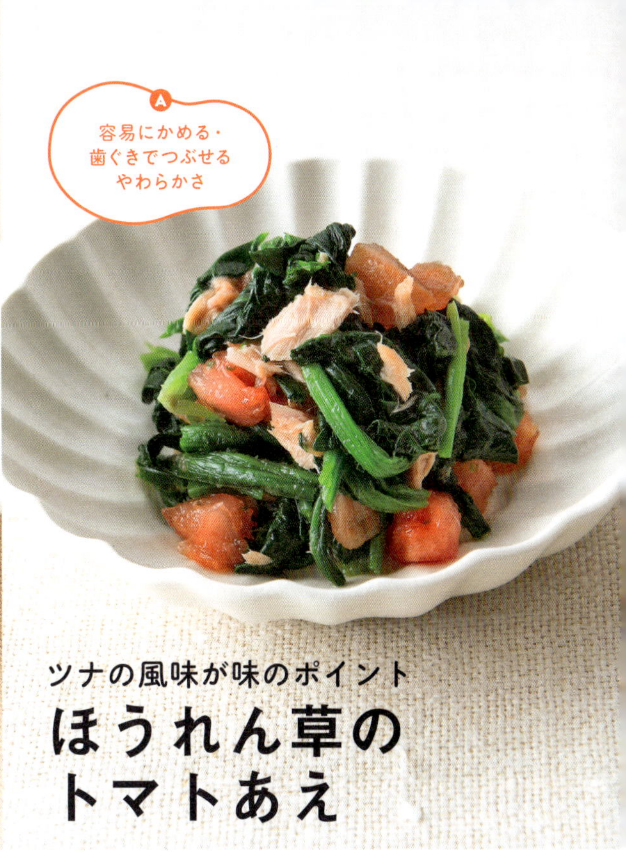

ツナの風味が味のポイント
ほうれん草のトマトあえ

エネルギー	脂質
53kcal	3.4g
タンパク質	塩分
2.4g	0.4g

調理のポイント

POINT 5 P.24

ごま油をプラス

めんつゆにごま油を加えるとのどごしがよく食べやすい。香りも食欲をそそる。

POINT 3 P.20

やわらかく加熱

ほうれん草はシャキシャキ感が残らないくらいまでゆでる。ラップに包んで電子レンジで2～3分加熱してもよい。

材料（2人分）

- ほうれん草 …… 小½束（100g）
- トマト …… 中½個（80g）
- ツナ缶（オイル漬け）…… 10g
- A めんつゆ（3倍濃縮）、ごま油 …… 各小さじ1

作り方

1. ほうれん草はやわらかくゆでて軽くしぼり、2cm長さに切る。トマトは皮をむいて種をとり、1cm角に切る。
2. ボウルに1と缶汁をきったツナ、Aを入れて混ぜる。

やわらかさの調整法

B 舌でつぶせるやわらかさ

ほうれん草は葉先を使い、よりやわらかくゆでて細かくたたき、同様に調理する。

C かまなくてよいやわらかさ

Bのほうれん草、ツナとトマトをそれぞれかゆゼリーと一緒にミキサーにかける。

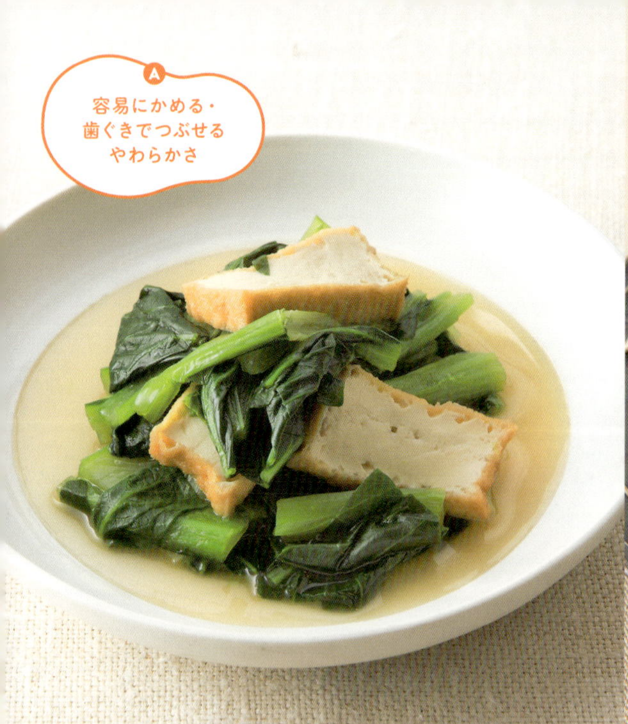

やわらかな絹ごしの厚揚げを使って

小松菜の煮びたし

エネルギー	脂質
69kcal	3.0g
タンパク質	塩分
4.3g	0.9g

材料（2人分）

小松菜 ………………… ½束（150g）
厚揚げ（絹ごし）…… 中⅓枚（50g）
A
だし汁 ………………… 200mℓ
しょうゆ、みりん ………………… 各小さじ2
酒 ………………… 小さじ1

作り方

1 小松菜は3cm長さに切る。厚揚げは湯通しし、厚さを半分にして5mm幅に切る。

2 鍋にAを入れて煮立たせ、1を入れて10分煮含める。

調理のポイント

POINT 1 P.16
絹ごしの厚揚げで
木綿豆腐を揚げた厚揚げではなく、絹ごし豆腐を揚げたものを使う。

POINT 3 P.20
やわらかく煮る
小松菜はシャキシャキ感がなくなるくらい煮る。

やわらかさの調整法

B 舌でつぶせるやわらかさ
でき上がりをさらに弱火で20～30分煮て、厚揚げの皮をとったもの、小松菜をそれぞれ細かく切ってあえる。

C かまなくてよいやわらかさ
Bの厚揚げはかゆゼリーと一緒にミキサーにかけ、小松菜もミキサーにかける。

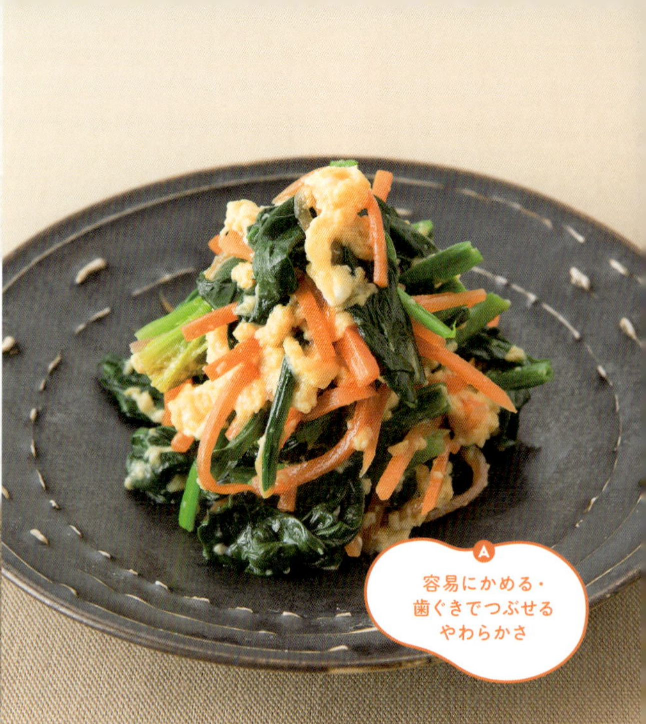

マヨネーズ入り炒り卵で

三色あえ

エネルギー
99kcal
タンパク質
4.5g
脂質
7.1g
塩分
0.6g

材料（2人分）

ほうれん草 ……… 小½束（100g）
にんじん ………… 小⅕本（30g）
卵 ………………… 1個
マヨネーズ ………… 小さじ⅓
めんつゆ（3倍濃縮）…… 小さじ2
サラダ油 ………… 小さじ1

作り方

1 ほうれん草はやわらかくゆでて軽く水気をしぼり、3cm長さに切る。にんじんは千切りにしてやわらかくゆでる。

2 卵はボウルに割りほぐしてマヨネーズと混ぜ、フライパンにサラダ油をひいて炒り卵を作る。1と合わせてめんつゆであえる。

調理のポイント

POINT 5 P.24
油分をプラス
卵にマヨネーズを加えて炒り卵を作るとふんわり仕上がる。

やわらかさの調整法

B 舌でつぶせるやわらかさ
ほうれん草はさらにやわらかくゆでて細かくたたき、にんじんは大きく切ってやわらかくゆでてつぶし、A同様にあえる。

C かまなくてよいやわらかさ
Bのほうれん草、にんじん、卵はそれぞれかゆゼリーと一緒にミキサーにかける。

とろみが具材をまとめて食べやすく

ブロッコリーのかにかまあんかけ

エネルギー	脂質
60kcal	0.3g
タンパク質	塩分
4.0g	1.2g

かに風味かまぼことしいたけのうまみがたっぷり。あんかけにすることで、ぐんと食べやすくなります。ブロッコリーはフォークでつぶせるくらいによくゆでます。

材料（2人分）

- ブロッコリー……½個（100g）
- かに風味かまぼこ……20g
- しいたけ……1枚（15g）
- A
  - だし汁……150mℓ
  - 酒、薄口しょうゆ、みりん……各小さじ2
  - 塩……少々
- B
  - 片栗粉……小さじ2
  - 水……大さじ1

作り方

1. ブロッコリーは小さめの小房に分け、ラップに包んで電子レンジで2分加熱する。
2. かに風味かまぼこはほぐし、しいたけは軸を除いて半分に切って薄切りにする。
3. 鍋にAを入れて煮立て、2を入れて5分煮たら、Bを混ぜた水溶き片栗粉でとろみをつける。
4. 1を器に盛り、3のあんをかける。

調理のポイント

しっかり加熱する

ブロッコリーは茎の部分までやわらかくなるようにしっかり加熱する。

POINT 3 P.20

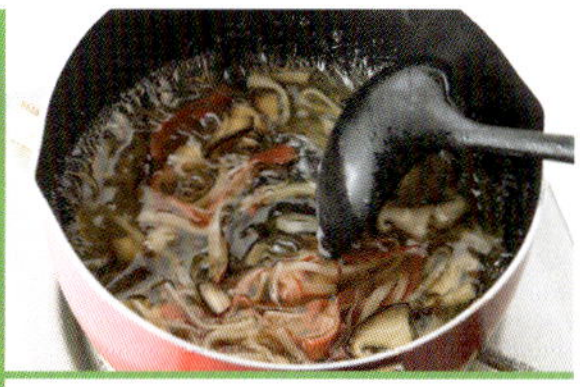

あんをかける

ブロッコリーにとろみのついたあんをかけると食べやすくなる。

POINT 3 P.20

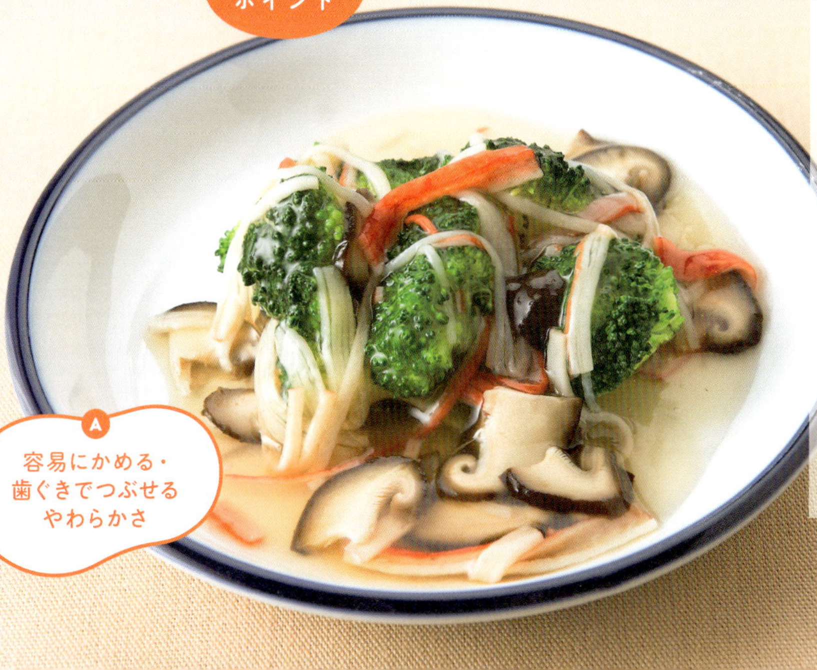

A 容易にかめる・歯ぐきでつぶせるやわらかさ

やわらかさの調整法

B 舌でつぶせるやわらかさ

ブロッコリーはよりやわらかく加熱してつぶす。しいたけは使わない。あんはでき上がりをミキサーにかけ、再度とろみ調整食品（p.28参照）などでとろみをつけて野菜にかける。

C かまなくてよいやわらかさ

Bのブロッコリーはかゆゼリーと一緒にミキサーにかける。あんはBと同様に作りかける。

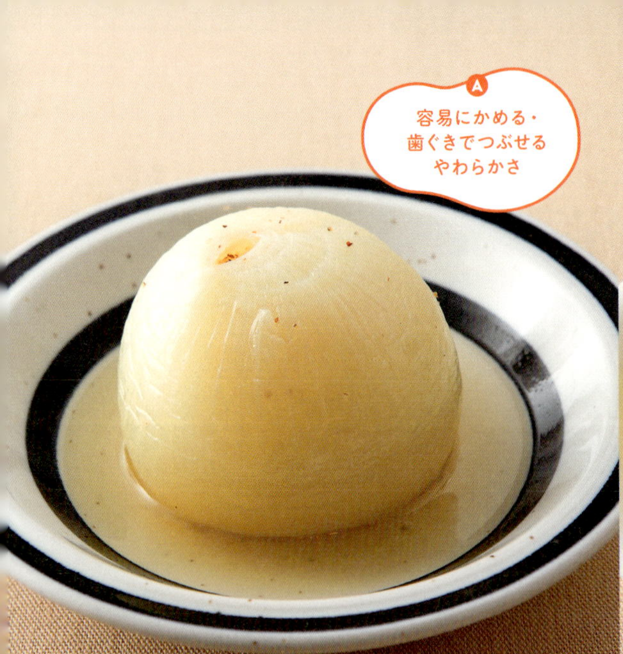

ポリ袋ポット調理で芯までやわらか

丸ごと玉ねぎのスープ煮

エネルギー
74kcal
タンパク質
2.0g
脂質
0.2g
塩分
0.1g

材料（2人分）

玉ねぎ ……………… 2個（400g）

A
- 顆粒中華スープの素 ……………… 小さじ½
- こしょう ……………… 少々

作り方

1. 玉ねぎは皮をむき、芯の部分を抜く。
2. ポリ袋に1の玉ねぎ1個とAを入れ、空気を抜くように結ぶ。もう1個も同様にする（p.64参照）。
3. ⅓ほど湯が入った電気ポットに入れ、98℃で70分加熱する。

調理のポイント

POINT 3 P.20

じっくり加熱

電気ポットを使ったパッククッキング（p.64）にするとゆっくりと熱が入ってやわらかくなる（水をプラスして鍋で煮てもよい）。

やわらかさの調整法

B 舌でつぶせるやわらかさ

でき上がりを包丁で切り、細かくたたき、汁をかける。

C かまなくてよいやわらかさ

でき上がりを汁ごとミキサーにかける。

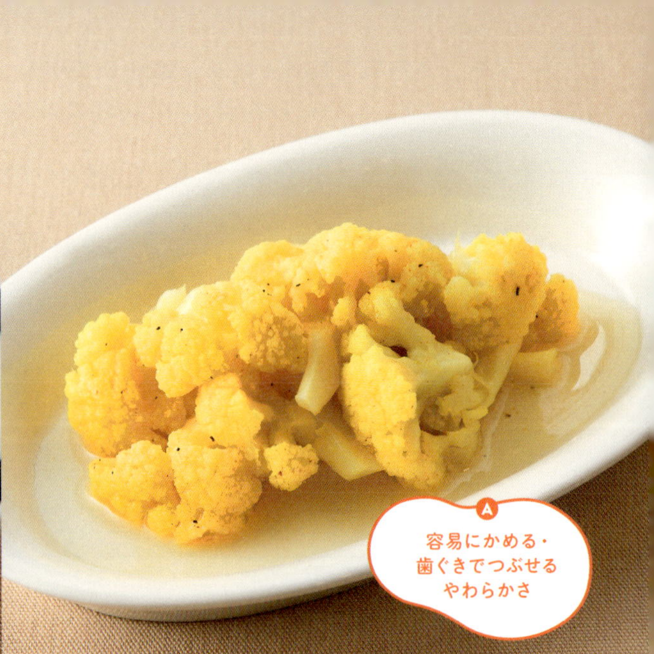

カレー風味が食欲をそそる

カリフラワーのカレーマリネ

エネルギー
28kcal
脂質
0.1g
タンパク質
1.6g
塩分
0.5g

材料（2人分）

カリフラワー ……… ⅕個（100g）

A
- 酢、水 ……………… 各50㎖
- 砂糖 ……………… 小さじ2
- カレー粉、塩 …… 各小さじ½
- こしょう ……………… 少々

作り方

1. カリフラワーは小さめの小房に分け、ラップに包んで電子レンジで2分加熱する。
2. 鍋にAを入れて加熱して混ぜ合わせ、1を入れて1分煮る。そのまま冷ます。

調理のポイント

POINT 8 P.30

スパイスを利用

カレー粉を入れて食欲をそそる味つけにする。

POINT 3 P.20

やわらかく加熱

調味液でやわらかく煮て、そのまま冷まして味をしっかりつける。

やわらかさの調整法

B 舌でつぶせるやわらかさ

カリフラワーは材料Aでくずれるくらいに煮てつぶし、マッシュポテトであえる。

C かまなくてよいやわらかさ

Bのカリフラワーをかゆゼリーと一緒にミキサーにかける。

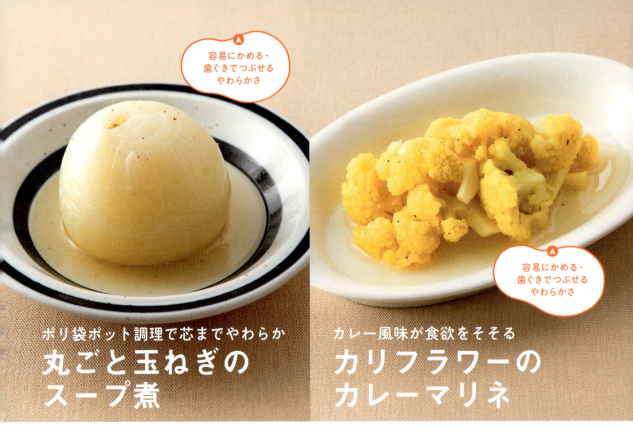

豆腐の水分でじっくり炒め煮

ゴーヤーチャンプルー

エネルギー	脂質
276kcal	20.7g
タンパク質	塩分
10.6g	1.4g

ゴーヤーは塩をふって洗うと、苦みが少なくなります。肉はやわらかなランチョンミートを。軽く水きりした豆腐と一緒にじっくりと炒めてやわらかく仕上げます。

材料（2人分）

- ランチョンミート …… ⅓缶弱（100g）
- ゴーヤー …… ½本（100g）
- 塩 …… 少々
- 木綿豆腐 …… ⅓丁（100g）
- にんにく（みじん切り）…… 1かけ
- しょうが（みじん切り）…… 1かけ
- A みりん …… 大さじ1
- A みそ …… 小さじ1
- サラダ油 …… 大さじ1

作り方

1. ランチョンミートは食べやすい大きさに切る。ゴーヤーは縦半分に切り種をとって薄切りにし、塩をふって5分置いて洗い流す。豆腐はペーパータオルに包んで軽く水きりし、2cm角に切る。
2. フライパンにサラダ油をひき、にんにくとしょうがを入れて炒め、続けて1のゴーヤーを入れ、中火でゆっくりと炒める。
3. ゴーヤーがやわらかくなったら、1のランチョンミート、豆腐の順に入れて炒める。
4. 混ぜ合わせたAを加え、さらによく炒める。

調理のポイント

POINT 1 P.16

やわらかいランチョンミートに

豚肉ではなくやわらかいランチョンミートを使う。

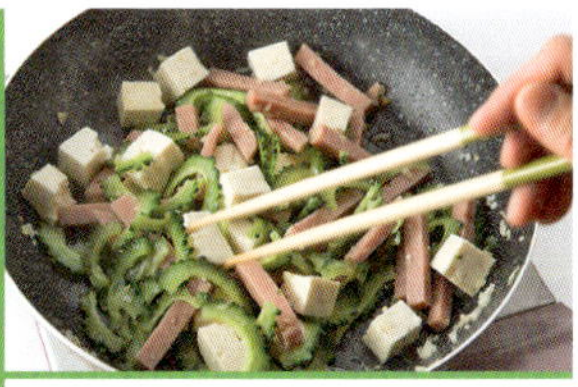

POINT 4 P.22

豆腐の水分を生かす

豆腐と一緒に炒めることで水気が出てやわらかくなる。じっくりと炒める。

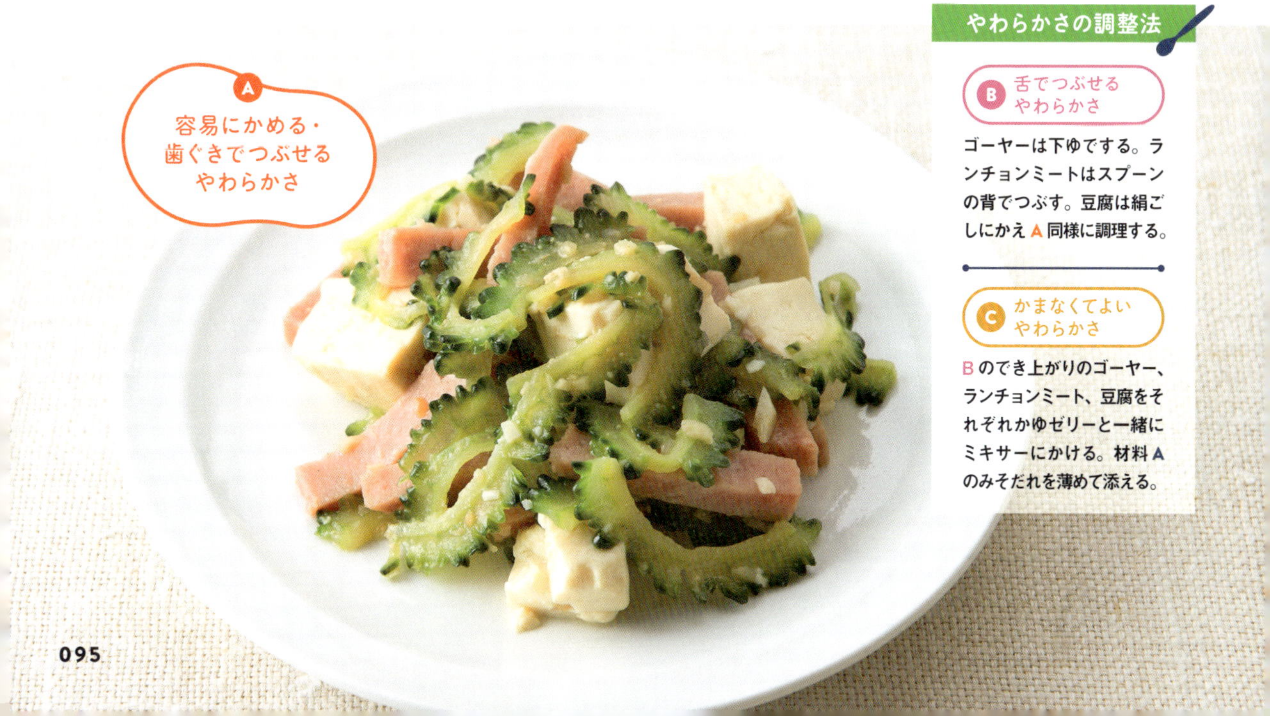

A 容易にかめる・歯ぐきでつぶせるやわらかさ

やわらかさの調整法

B 舌でつぶせるやわらかさ

ゴーヤーは下ゆでする。ランチョンミートはスプーンの背でつぶす。豆腐は絹ごしにかえA同様に調理する。

C かまなくてよいやわらかさ

Bのでき上がりのゴーヤー、ランチョンミート、豆腐をそれぞれかゆゼリーと一緒にミキサーにかける。材料Aのみそだれを薄めて添える。

野菜をじっくりと煮込んで

ラタトゥイユ

エネルギー 201kcal
脂質 13.3g
タンパク質 6.3g
塩分 0.6g

材料（2人分）

- なす …… 2本（140g）
- ズッキーニ …… ½本（100g）
- ピーマン …… 1個（35g）
- 玉ねぎ …… ½個（100g）
- ミニトマト …… 8個（120g）
- ウインナーソーセージ（皮なし） …… 4本
- にんにく（みじん切り） …… 1かけ
- オリーブ油 …… 大さじ1
- 塩 …… 小さじ⅓
- こしょう …… 少々

作り方

1 なす、ズッキーニ、ピーマンは小さめの乱切りにする。玉ねぎは半分に切って繊維を断つように薄切りにし、トマトは半分に切る。ソーセージは、1cm幅に切る。

2 鍋にオリーブ油をひいてにんにくを炒め、香りが立ったら1を入れ、ふたをして弱火でゆっくりと野菜がやわらかくなるまで20分蒸し焼きにする。途中ミニトマトの皮がはがれたらとり除く。塩、こしょうで、味をととのえる。

調理のポイント

！
野菜は、大きさをそろえて小さめに切り、じっくり加熱してやわらかく仕上げます。ソーセージは食べやすい皮なしを選んで加えると、風味と食べ応えが増します。

切り方を工夫する
野菜類は口に入れやすい大きさにするのがポイント。
POINT 2 P.18

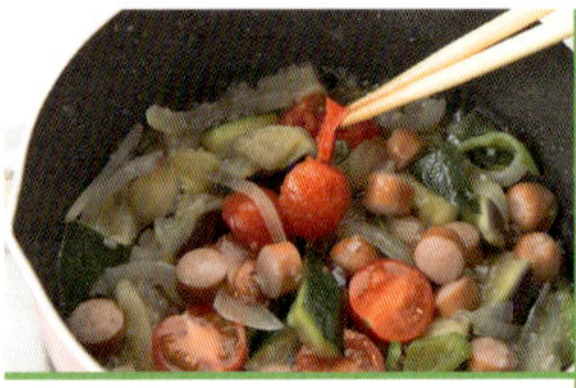

皮をむく
ミニトマトの皮は最初にむかなくても煮るとはがれてくるのでとり除けばよい。
POINT 2 P.18

やわらかさの調整法

B 舌でつぶせるやわらかさ
なすの皮はむき、煮込むときに水分を足して、より時間をかけてやわらかく煮る。

C かまなくてよいやわらかさ
Bをミキサーにかける。

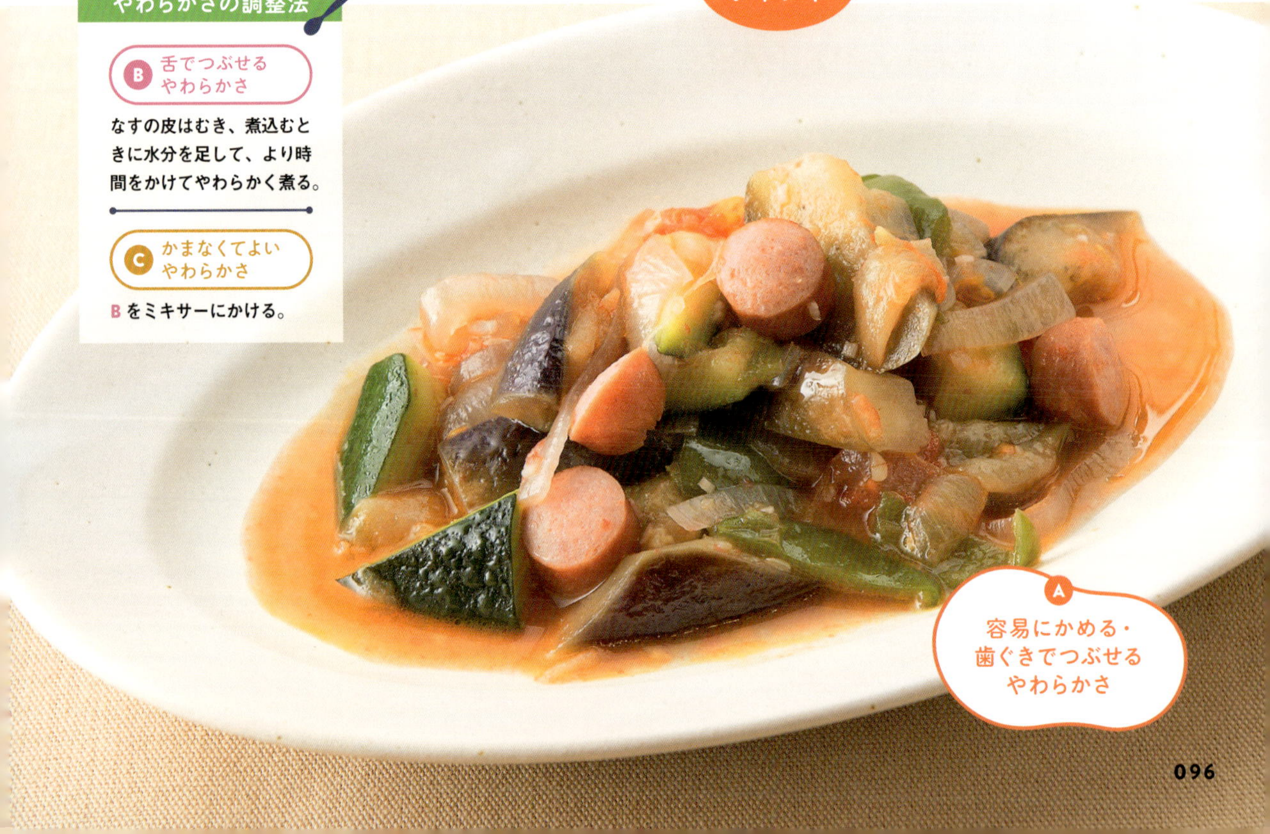

A 容易にかめる・歯ぐきでつぶせるやわらかさ

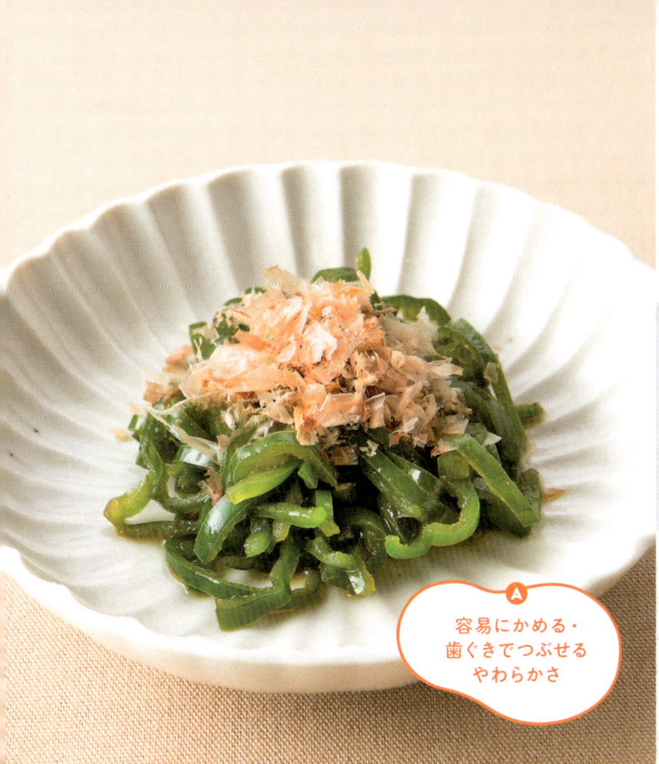

炒めずに煮て仕上げにオイルを

ピーマンの煮びたし

エネルギー
32kcal
タンパク質
1.1g
脂質
0.9g
塩分
0.4g

材料（2人分）

ピーマン …………… 3個（100g）
A | だし汁 …………… 100mℓ
A | しょうゆ、みりん、酒 …………… 各小さじ1
サラダ油 …………… 小さじ½
かつお節 …………… 小さじ1

作り方

1 ピーマンは種をとり、繊維を断つように横に薄切りにする。
2 鍋にAを煮立て、1を入れて中火で5分煮る。仕上げにサラダ油をかける。
3 器に盛り、かつお節をふる。

POINT 2 P.18
繊維を断つ
ピーマンは繊維を断つように横に切る。

POINT 3 P.20
炒めず煮る
炒めるとかたくなるので煮る。その分、最後にサラダ油をかけて風味をプラス。

調理のポイント

やわらかさの調整法

B 舌でつぶせるやわらかさ
でき上がりのピーマンを細かく切り、小松菜の葉先をやわらかくゆでてたたいたものをつなぎにしてあえる。残りの煮汁にとろみをつけてかける。

C かまなくてよいやわらかさ
Bをかゆゼリーとミキサーにかける。

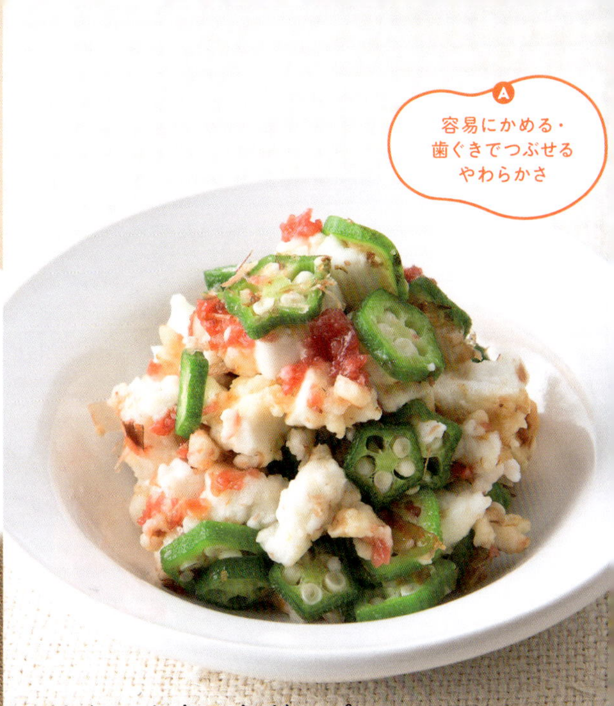

はんぺんをつなぎにプラス

オクラの梅おかかあえ

エネルギー
35kcal
タンパク質
3.7g
脂質
0.3g
塩分
1.0g

材料（2人分）

オクラ …………… 4本（40g）
はんぺん …………… ½枚（50g）
梅干し …………… 1粒（5g）
かつお節 …………… 大さじ1
めんつゆ（3倍濃縮）…… 小さじ½

作り方

1 オクラはやわらかめにゆでて薄切りにする。はんぺんは粗めにつぶす。
2 梅干しは種を除いて包丁で細かくたたき、めんつゆ、かつお節と混ぜ、1とあえる。

POINT 2 P.18
繊維を断つ
オクラは繊維を断つように薄切りにする。

調理のポイント

やわらかさの調整法

B 舌でつぶせるやわらかさ
オクラは細かくたたきA同様に調理する。

C かまなくてよいやわらかさ
オクラははんぺんの一部とミキサーにかける。残りのはんぺんもミキサーにかけ梅肉ソースのかつお節は顆粒だしの素にかえて作る。

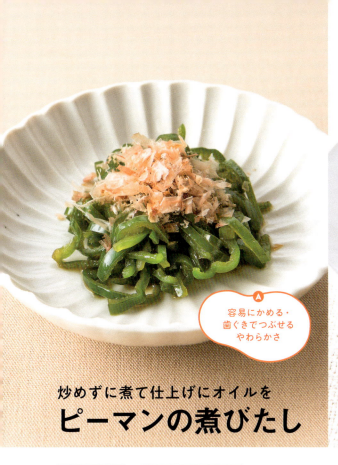

マヨネーズでしっとり、チーズでとろり

なすとかぼちゃのチーズ焼き

エネルギー	脂質
104kcal	7.0g
タンパク質	塩分
3.4g	1.3g

!

なすは部分的に皮をむき、かぼちゃは薄切りにすると、食べやすさがアップします。マヨネーズの油分が素材をしっとり焼き上げ、チーズのとろみが全体をまとめます。

材料（2人分）

- なす……大1本（100g）
- かぼちゃ……80g
- マヨネーズ……大さじ1
- 塩……小さじ1/3
- こしょう……少々
- スライスチーズ……1枚

作り方

1. なすは部分的に皮をむいて5㎜の輪切り、かぼちゃは種をとって5㎜の薄切りにする。
2. 耐熱容器にマヨネーズの半量をひき、1を交互に並べ、上に残りのマヨネーズを塗って、塩、こしょうをふる。ラップをして電子レンジで5分加熱する。
3. 2にスライスチーズを半分にちぎってのせ、オーブントースターで10分焼く。

調理のポイント

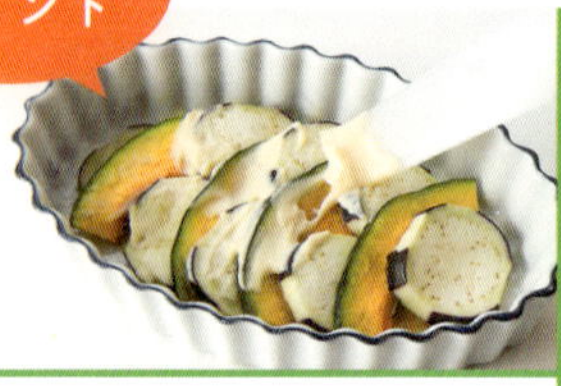

油分を加えて加熱する

なすとかぼちゃを重ねた上にもマヨネーズを塗って電子レンジで加熱しておくと、焼くだけよりやわらかくなる。

POINT 3、5 P.20、24

チーズでまとめる

チーズが加熱してとけることでまとまりやすくなる。

POINT 5 P.24

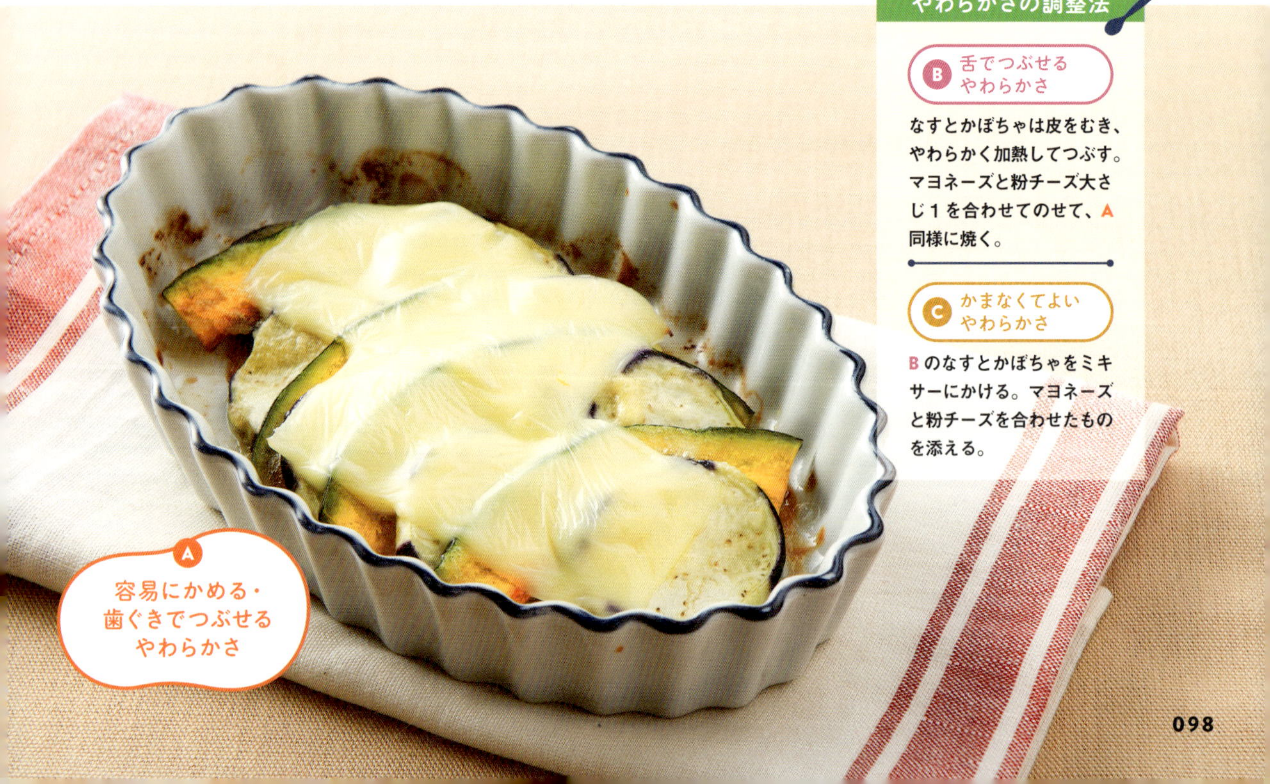

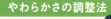

やわらかさの調整法

B 舌でつぶせるやわらかさ

なすとかぼちゃは皮をむき、やわらかく加熱してつぶす。マヨネーズと粉チーズ大さじ1を合わせてのせて、A同様に焼く。

C かまなくてよいやわらかさ

Bのなすとかぼちゃをミキサーにかける。マヨネーズと粉チーズを合わせたものを添える。

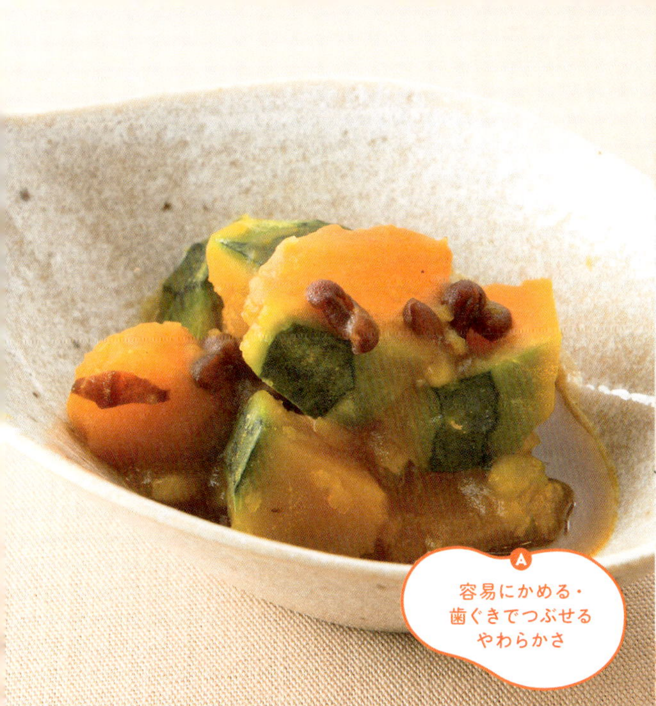

あずきと一緒にほんのり甘く

かぼちゃのいとこ煮

エネルギー
70kcal
タンパク質
2.5g
脂質
0.2g
塩分
1.4g

材料（2人分）

	かぼちゃ	1/10個（120g）
	ゆであずき（市販）	30g
A	水	200mℓ
A	砂糖	大さじ1
A	しょうゆ	小さじ1
A	塩	小さじ½

作り方

1. かぼちゃは部分的に皮をむき、種をとり、一口大に切る。
2. 鍋に1とゆであずき、Aを入れて強火にかける。
3. 煮立ったら弱火にし、水分が少なくなるまでやわらかく煮る。

調理のポイント

POINT 3 P.20

じっくり加熱

かぼちゃはゆであずきと一緒にじっくり煮る。

やわらかさの調整法

B 舌でつぶせるやわらかさ

かぼちゃは皮をむく。ゆであずきのかわりに、さらしあんを使う。

C かまなくてよいやわらかさ

Bのかぼちゃをつぶす。

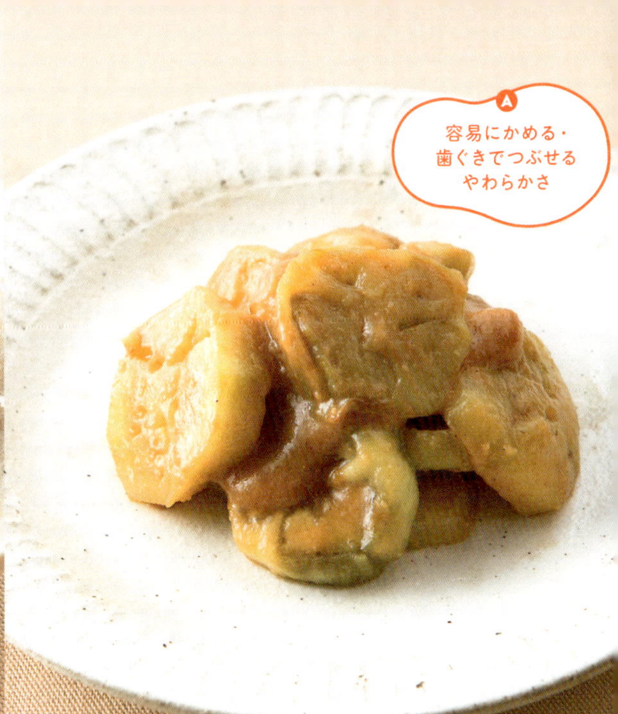

皮をむいたなすがとろり

しぎなす

エネルギー
149kcal
タンパク質
3.1g
脂質
7.2g
塩分
2.2g

材料（2人分）

	なす	2本（140g）
	サラダ油	大さじ1
A	みそ	大さじ2
A	みりん	大さじ1
A	砂糖	小さじ1
A	酒	大さじ2

作り方

1. なすは皮をむいて1cmの輪切りにし、サラダ油でさっと炒める。
2. 1を耐熱容器に並べ、ラップをして電子レンジで2分加熱する。
3. 鍋にAを入れて弱火にかけ、混ぜながらとかす。
4. 3に2を入れ、よくからめる。

調理のポイント

POINT 5 P.24

油をしみ込ませる

最初に炒めてから電子レンジで加熱すると、なすにしっかり油が入ってやわらかくなる。

やわらかさの調整法

B 舌でつぶせるやわらかさ

でき上がりを包丁でたたき、つぶす。

C かまなくてよいやわらかさ

でき上がりをかゆゼリーと一緒にミキサーにかける。

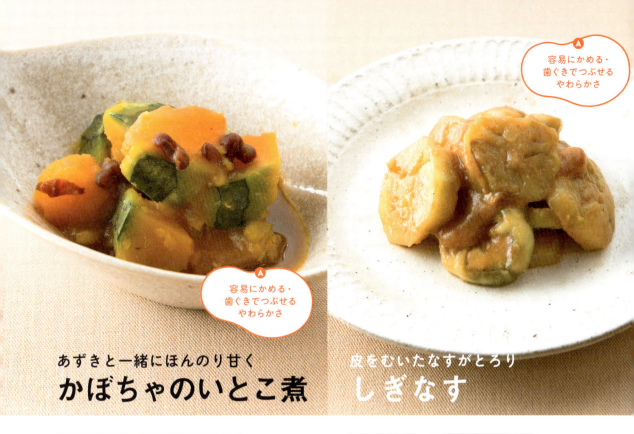

具材をすべて加熱してやわらかく

かぼちゃのマカロニサラダ

エネルギー	脂質
70kcal	4.6g
タンパク質	塩分
1.0g	0.8g

加熱したかぼちゃは皮ごとつぶし、その他の野菜は食べやすく切ってゆでておきます。やわらかめにゆでたマカロニとマヨネーズを合わせた、具だくさんサラダです。

材料（2人分）

マカロニ（早ゆで）	7g	きゅうり	⅓本（30g）
かぼちゃ	50g	マヨネーズ	大さじ1
にんじん	小⅛本（20g）	塩	小さじ⅓
玉ねぎ	⅒個（20g）	こしょう	少々

作り方

1. マカロニは塩（分量外）を加えた熱湯でやわらかめにゆでる。
2. かぼちゃは種をとって一口大に切ってポリ袋に入れ、電子レンジで2～3分加熱し、皮ごと軽くつぶす。
3. にんじんは2mm幅のいちょう切りにする。玉ねぎは繊維を断つように薄切りにする。きゅうりは2mm幅の半月切りにする。
4. 鍋に湯を沸かし、にんじんを入れてゆで、やわらかくなったら、玉ねぎ、きゅうりを入れてさっとゆでて、ざるにあげて粗熱をとる。
5. ボウルに1、2、4を入れてマヨネーズであえ、塩、こしょうで味をととのえる。

調理のポイント

やわらかいマカロニを選ぶ

マカロニは早ゆでタイプを選び、表示より少し長めにやわらかくゆでる。

POINT 1 P.16

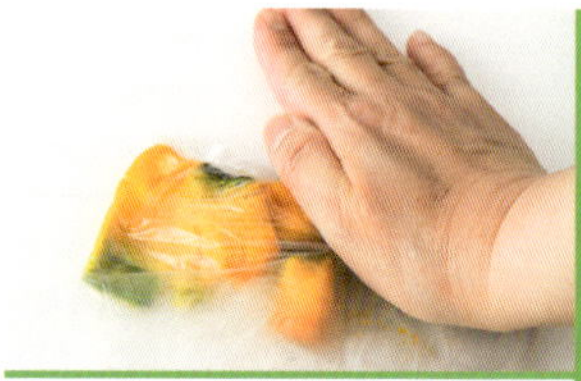

野菜は加熱する

かぼちゃは少し長めに電子レンジで加熱し、皮ごと手でつぶせるぐらいやわらかくする。熱いので注意！

POINT 3 P.20

A 容易にかめる・歯ぐきでつぶせるやわらかさ

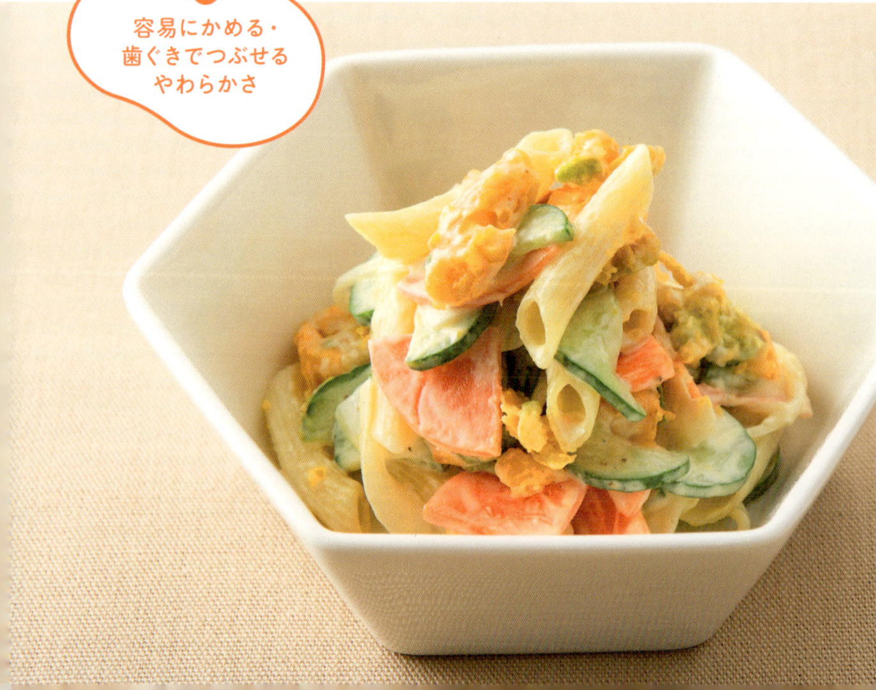

やわらかさの調整法

B 舌でつぶせるやわらかさ

かぼちゃは皮をむいて加熱してつぶす。その他の野菜はやわらかくゆでてミキサーにかける。やわらかくゆでて1cmに切ったマカロニとともにマヨネーズであえる。

C かまなくてよいやわらかさ

Bのマカロニは、ゆでた里いもと一緒にミキサーにかける。Bのかぼちゃはつぶし、ともにマヨネーズであえる。

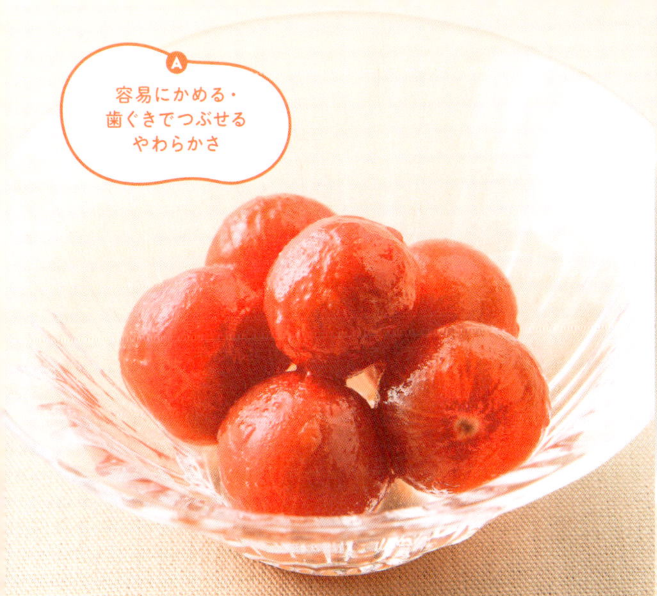

おやつにも常備菜としても

ミニトマトの はちみつレモン漬け

エネルギー
48kcal
タンパク質
0.7g
脂質
0.1g
塩分
0.0g

POINT 2 P.18

皮を湯むきする

ミニトマトの皮はかたいので面倒でもむくこと。

調理のポイント

材料（2人分）

ミニトマト …… 12個
はちみつ …… 大さじ1
レモン汁 …… 小さじ⅓

作り方

1. ミニトマトは皮を湯むきする。
2. はちみつとレモン汁を合わせ、1のトマトを30分漬ける。

やわらかさの調整法

B 舌でつぶせるやわらかさ

皮を湯むきしたミニトマトは4～6等分にして漬ける。

C かまなくてよいやわらかさ

でき上がりのミニトマトは種を除き、ミキサーにかける。

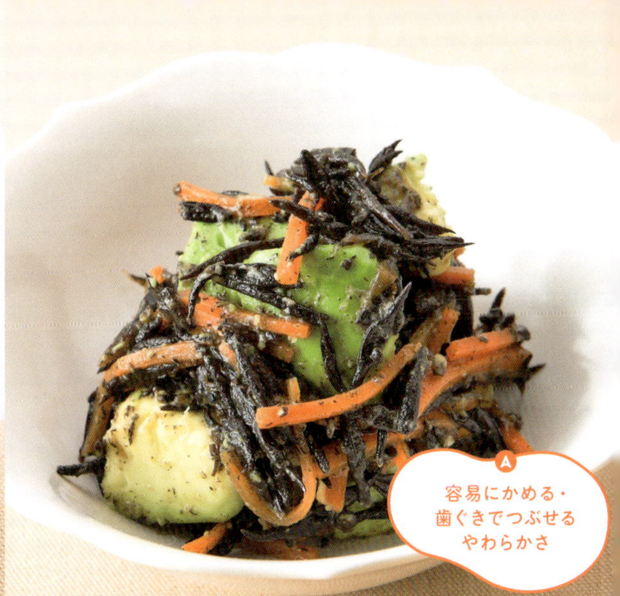

アボカドが具材のまとめ役

ひじきの アボカドサラダ

エネルギー
92kcal
タンパク質
1.5g
脂質
6.8g
塩分
0.9g

POINT 1 P.16

生ひじきを使う

ひじきは生タイプを選ぶとふっくらしていて、やわらかい。

POINT 5 P.24

アボカドをつなぎに

繊維質のひじきもアボカドとあえることでまとまって食べやすい。

調理のポイント

材料（2人分）

ひじき（生タイプ） …… 80g
にんじん …… 小¼本（40g）
アボカド …… ½個
A だし汁 …… 150mℓ
A しょうゆ、砂糖 … 各小さじ2
サラダ油 …… 小さじ1

作り方

1. ひじきは洗って水気をきる。にんじんは千切りにする。
2. 鍋にサラダ油をひき、中火で1を炒める。にんじんがしんなりしたらAを入れて、水分がなくなるまで弱火で30分煮る。
3. アボカドは皮をむいて種をとり6等分に切って軽くつぶし、2とあえる。

やわらかさの調整法

B 舌でつぶせるやわらかさ

でき上がりのひじきとにんじんは短く切り、アボカドはマッシュ状にしてあえる。

C かまなくてよいやわらかさ

でき上がりのひじきとにんじんはかゆゼリーと一緒にミキサーにかけ、Bのアボカドを添える。

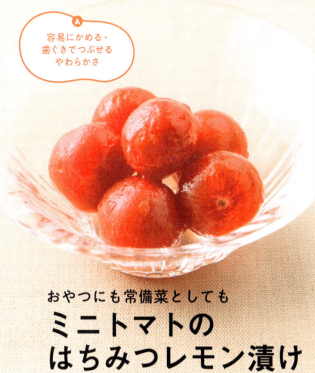

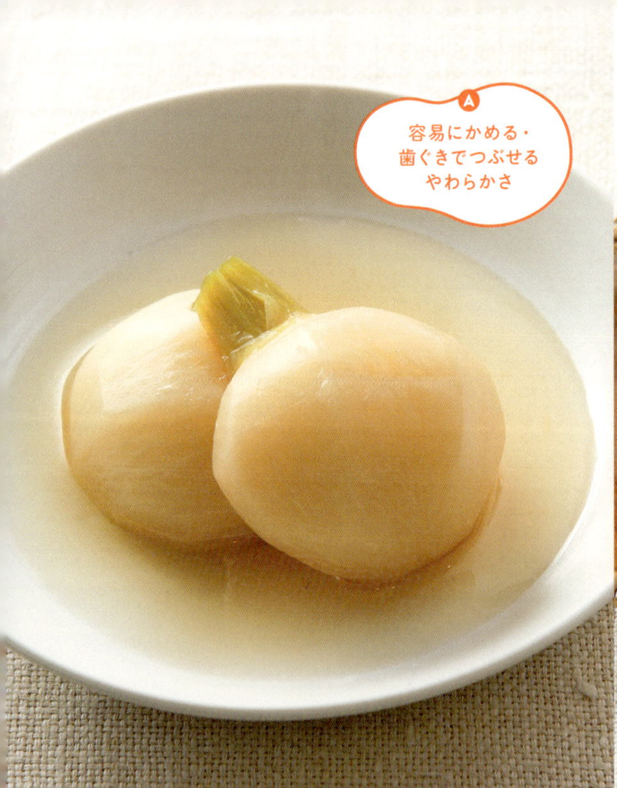

皮をむいてとろりとさせる

かぶの含め煮

エネルギー
30kcal
タンパク質
0.8g
脂質
0.1g
塩分
0.5g

材料（2人分）

かぶ……2個（200g）

A
- 顆粒和風だしの素……小さじ⅓
- みりん、薄口しょうゆ……各小さじ1

作り方

1. かぶは皮をむき、縦に半分に切る。
2. ポリ袋に1のかぶとAを入れ、空気を抜くように結ぶ（p.64参照）。
3. ⅓ほど湯が入った電気ポットに入れ、98℃で40分加熱する。

やわらかさの調整法

B 舌でつぶせるやわらかさ
つぶしながら食べる。

C かまなくてよいやわらかさ
でき上がりをミキサーにかける。

調理のポイント

POINT 2 P.18
皮をむく
かぶの皮は厚めにむく。

POINT 3 P.20
じっくり加熱
電気ポットを使ったパッククッキング（p.64）にするとゆっくりと熱が入ってやわらかく、煮くずれしにくい（だし汁を入れて鍋で煮てもよい）。

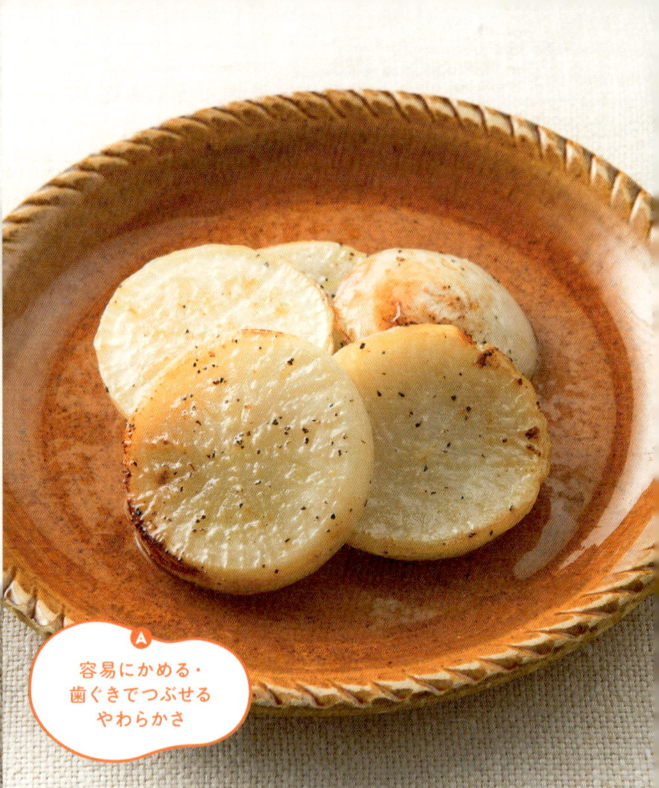

シンプルならではのおいしさ

かぶのステーキ

エネルギー
76kcal
タンパク質
0.6g
脂質
6.1g
塩分
0.6g

材料（2人分）

かぶ……2個（200g）
オリーブ油……大さじ1
にんにく（つぶす）……1かけ
塩……小さじ½
こしょう……少々

作り方

1. かぶは皮つきのまま、1㎝幅の輪切りにする。
2. フライパンにオリーブ油とにんにくを入れて炒め、香りが立ったらかぶを入れて、中火でじっくりと表裏を焼く。塩、こしょうで味をととのえる。

やわらかさの調整法

B 舌でつぶせるやわらかさ
皮を除き、つぶしながら食べる。

C かまなくてよいやわらかさ
皮を除き、ミキサーにかける。

調理のポイント

POINT 3 P.20
じっくり加熱
かぶは中火でゆっくり加熱するとやわらかくなる。

野菜のうまみがたっぷり

ミネストローネ

エネルギー	脂質
174kcal	8.3g
タンパク質	塩分
4.4g	0.5g

！

野菜は小さめに切りそろえ、ゆっくりと煮込むことで、野菜のうまみや水分がしっかり出て、具はやわらかく、おいしいスープになります。

材料（2人分）

- 玉ねぎ …… ½個（100g）
- じゃがいも …… 1個（100g）
- にんじん …… ¼本（50g）
- キャベツ …… 小2枚（100g）
- ベーコン（薄切り） …… 20g
- にんにく …… 1かけ
- オリーブ油 …… 小さじ2
- トマト缶（カット） …… ½缶（200g）
- A 顆粒コンソメスープの素 …… 小さじ2
- A 水 …… 300mℓ
- 塩、こしょう …… 各少々

作り方

1. 玉ねぎ、じゃがいも、にんじんは小さめの角切りにする。キャベツは小さめの乱切りにする。ベーコンは1cm幅に、にんにくはみじん切りにする。
2. 鍋にオリーブ油をひき、弱火で1のベーコンとにんにくを炒め、続けてその他の野菜を加えてじっくり炒める。
3. 野菜にほぼ火が通ったらトマト缶を入れ、さらに炒め煮する。
4. Aを入れ、中火で20分煮込み、野菜がやわらかくなったら塩、こしょうで味をととのえる。

調理のポイント

POINT 3 P.20

じっくり加熱する

野菜は弱火でじっくり加熱し、時間をかけて炒めたほうがやわらかくなる。

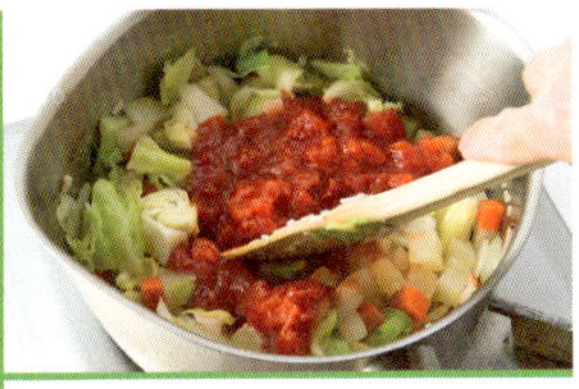

POINT 7 P.28

野菜のとろみを加える

トマト缶を入れてさらに炒め煮することで、とろみがプラスされる。

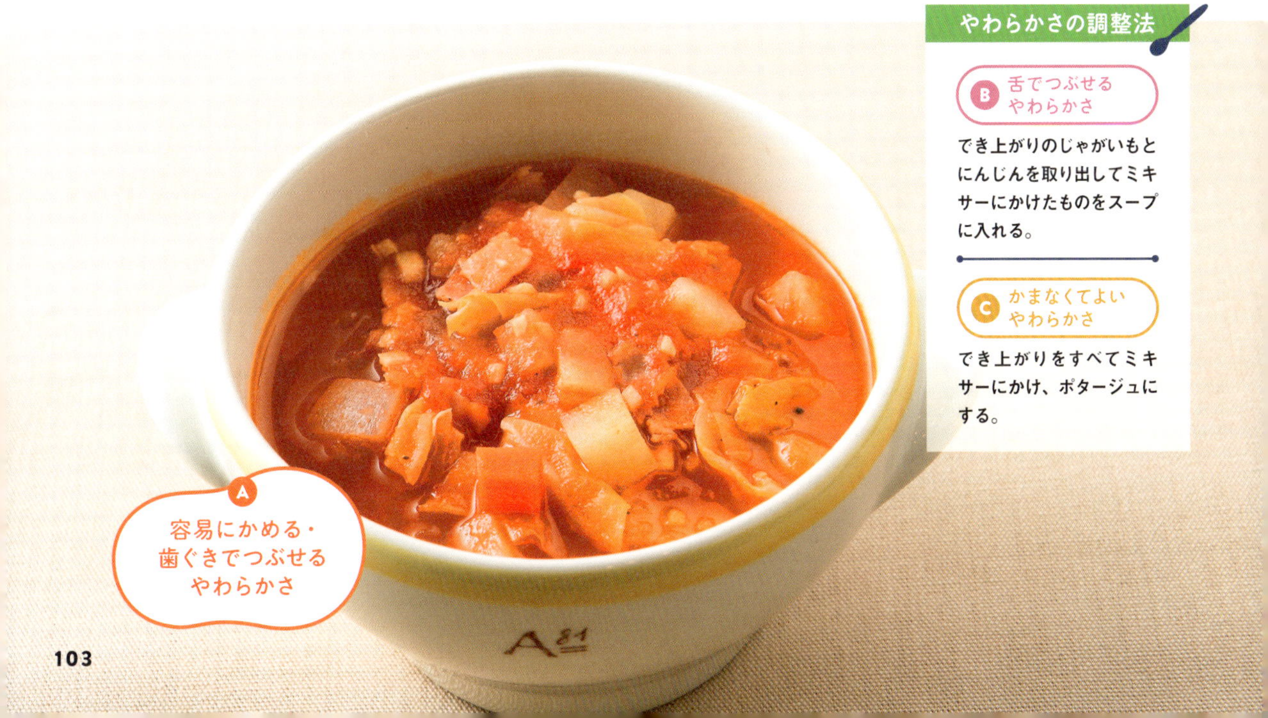

やわらかさの調整法

B 舌でつぶせるやわらかさ

でき上がりのじゃがいもとにんじんを取り出してミキサーにかけたものをスープに入れる。

C かまなくてよいやわらかさ

でき上がりをすべてミキサーにかけ、ポタージュにする。

A 容易にかめる・歯ぐきでつぶせるやわらかさ

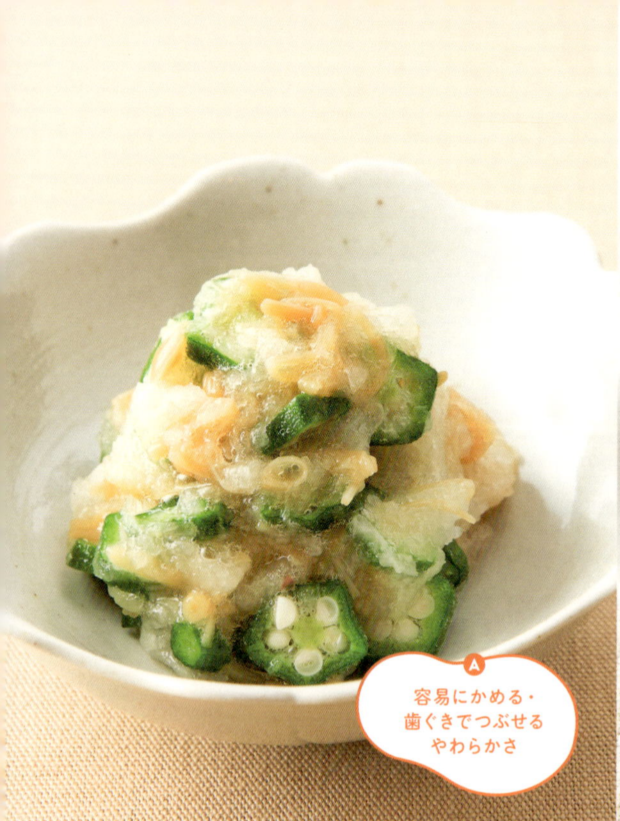

オクラとなめたけのぬめりでまとめる

なめたけおろし

エネルギー	脂質
26kcal	0.1g
タンパク質	塩分
1.1g	0.6g

材料（2人分）

- なめたけ（市販品）……30g
- オクラ……3本（30g）
- 大根……1～2cm（100g）

作り方

1. オクラはやわらかくゆでて、薄切りにする。大根は皮をむいてすりおろす。
2. 1となめたけをあえる。

調理のポイント

POINT 2、3 P.18、20

ゆでて繊維を断つ
オクラはやわらかめにゆでて繊維を断つように薄切りにする。

POINT 5 P.24

ぬめりでまとめる
大根おろしとなめたけのぬめりが食材をまとめてくれる。

やわらかさの調整法

B 舌でつぶせるやわらかさ
なめたけはミキサーにかける、オクラはやわらかくゆでて包丁でたたいて使う。

C かまなくてよいやわらかさ
大根はやわらかくゆでてミキサーにかけ、オクラとなめたけはかゆゼリーと一緒にミキサーにかけ、盛り合わせる。

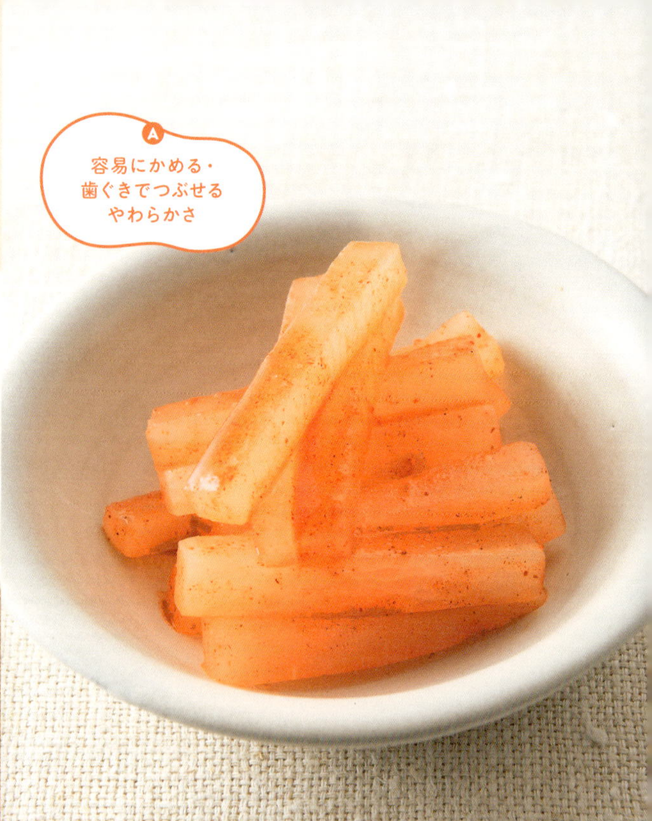

ゆでた大根で即席漬け

大根のカクテキ風

エネルギー	脂質
23kcal	0.2g
タンパク質	塩分
0.7g	0.7g

材料（2人分）

- 大根……3～4cm（200g）
- キムチの素（市販品）……大さじ1

作り方

1. 大根は皮をむいて拍子木切りにし、やわらかくゆでる。
2. 1をざるにあげ、水気をふき取り、キムチの素であえる。

調理のポイント

POINT 3 P.20

大根をゆでる
大根は生ではなくやわらかくゆでる。

やわらかさの調整法

B 舌でつぶせるやわらかさ
大根は舌でつぶせるくらいやわらかくゆで、A同様に作る。

C かまなくてよいやわらかさ
Bの大根はミキサーにかけ、キムチの素を添える。

魚肉ソーセージを使って
ジャーマンポテト

エネルギー	脂質
193kcal	7.6g
タンパク質	塩分
7.3g	1.0g

魚肉ソーセージのやわらかさとうまみを生かします。じゃがいもはあらかじめ加熱し、玉ねぎはやわらかくなるまでじっくり炒めるのがポイント。

材料（2人分）

- じゃがいも…… 小2個（160g）
- 玉ねぎ……… ½個（100g）
- 魚肉ソーセージ…… 1本（95g）
- A 顆粒コンソメスープの素……… 小さじ1
- A 塩、こしょう……… 各少々
- オリーブ油……… 小さじ2
- パセリ（みじん切り）……… 少々

作り方

1. じゃがいもは皮をむいてくし形切りにし、ポリ袋に入れて電子レンジで4～5分加熱する。
2. 玉ねぎは縦に半分に切り、繊維を断つように薄切りにする。魚肉ソーセージはななめ薄切りにする。
3. フライパンにオリーブ油を入れ、中火で玉ねぎ、じゃがいもを炒める。玉ねぎがやわらかくなったら、魚肉ソーセージを加え、火が通るまで炒める。Aで味をととのえ、器に盛り、パセリを散らす。

調理のポイント

下ゆでしてから炒める
じゃがいもは生から炒めるとなかなかやわらかくならないので、一度電子レンジで加熱するか下ゆでをする。

POINT 3 P.20

やわらかい魚肉ソーセージを
魚肉ソーセージはもともとやわらかいが、加熱するとさらにやわらかくなる。

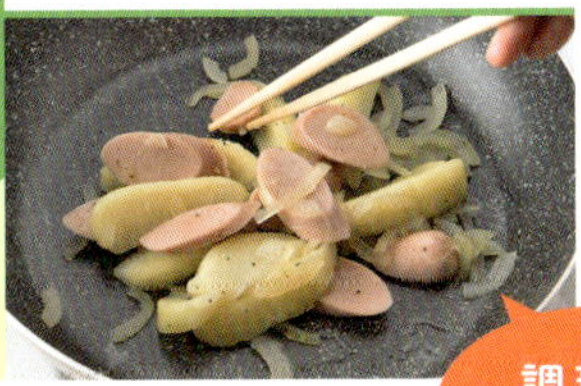

POINT 1 P.16

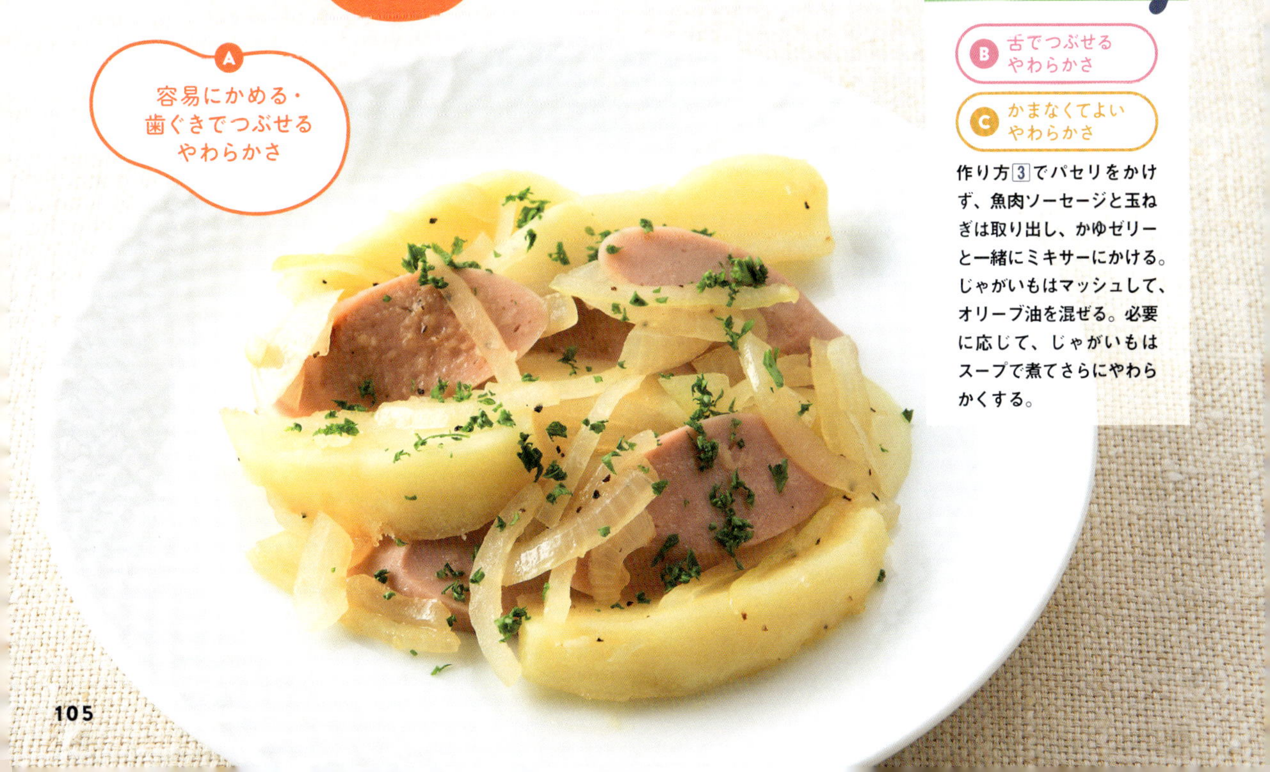

A 容易にかめる・歯ぐきでつぶせるやわらかさ

やわらかさの調整法

B 舌でつぶせるやわらかさ

C かまなくてよいやわらかさ

作り方3でパセリをかけず、魚肉ソーセージと玉ねぎは取り出し、かゆゼリーと一緒にミキサーにかける。じゃがいもはマッシュして、オリーブ油を混ぜる。必要に応じて、じゃがいもはスープで煮てさらにやわらかくする。

つけ合わせに大活躍

にんじんのグラッセ

エネルギー	脂質
91kcal	4.2g
タンパク質	塩分
0.8g	0.7g

手間がかかるイメージのグラッセも、パッククッキングならポットまかせで簡単。砂糖を入れなくても、にんじんの甘さがきいています。多めに作って常備菜にも。

材料（2人分）

にんじん……1本（200g）
バター……10g
塩……小さじ⅕

作り方

1. にんじんは皮をむき、1cm幅の輪切りにする。
2. 1をポリ袋に入れ空気を抜くようにして口を結び、⅓ほど湯が入った電気ポットに入れ、98℃で60分加熱する（p.64参照）。
3. 加熱後、熱いうちにポリ袋にバターと塩を入れ、バターが溶けたら皿に盛る。

調理のポイント

パッククッキングでゆっくり加熱

電気ポットを使ったパッククッキング（p.64）にするとゆっくりと熱が入ってやわらかくなる（水を入れて鍋で煮てもよいが、その場合甘みが抜けてしまうので砂糖を足してもよい）。

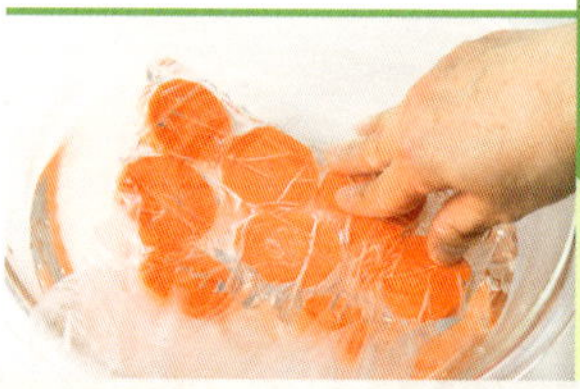

POINT 3
P.20

やわらかさの調整法

B 舌でつぶせるやわらかさ

スプーンなどでつぶす。

C かまなくてよいやわらかさ

でき上がりをミキサーにかける。やわらかいのでそのままミキサーにかけられるが、かけにくければかゆゼリーを加える。

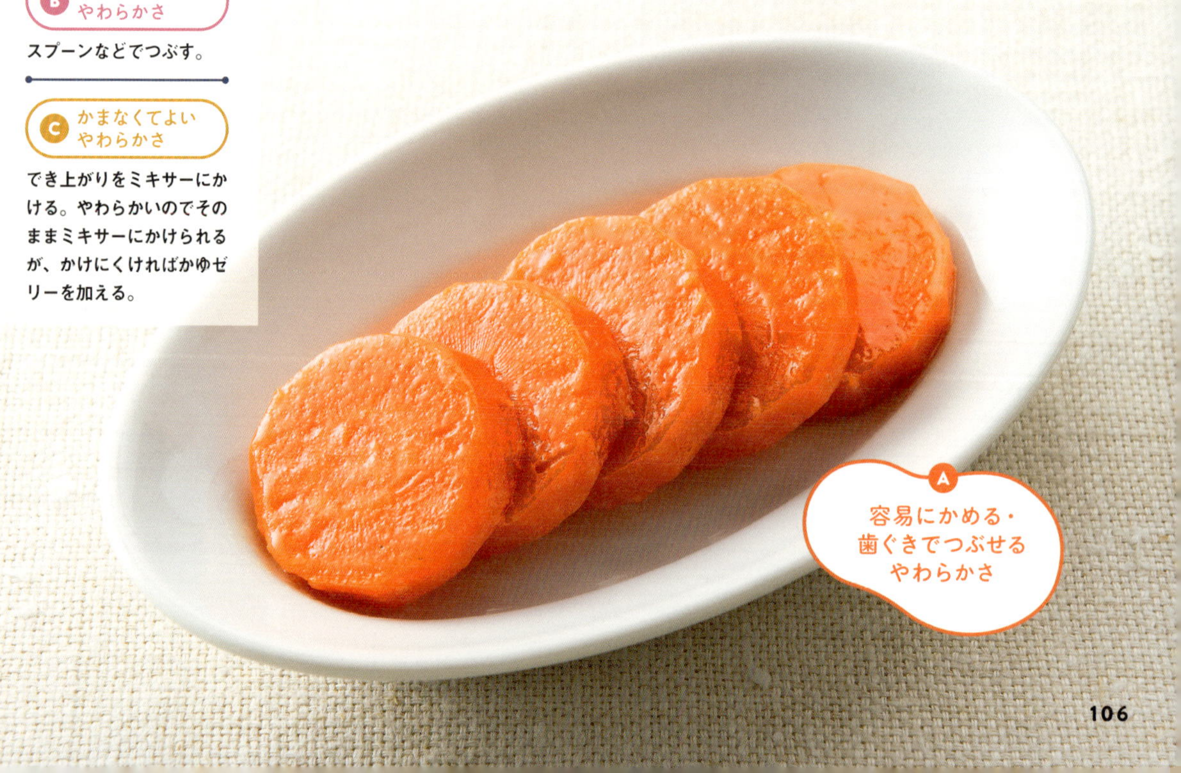

A 容易にかめる・歯ぐきでつぶせるやわらかさ

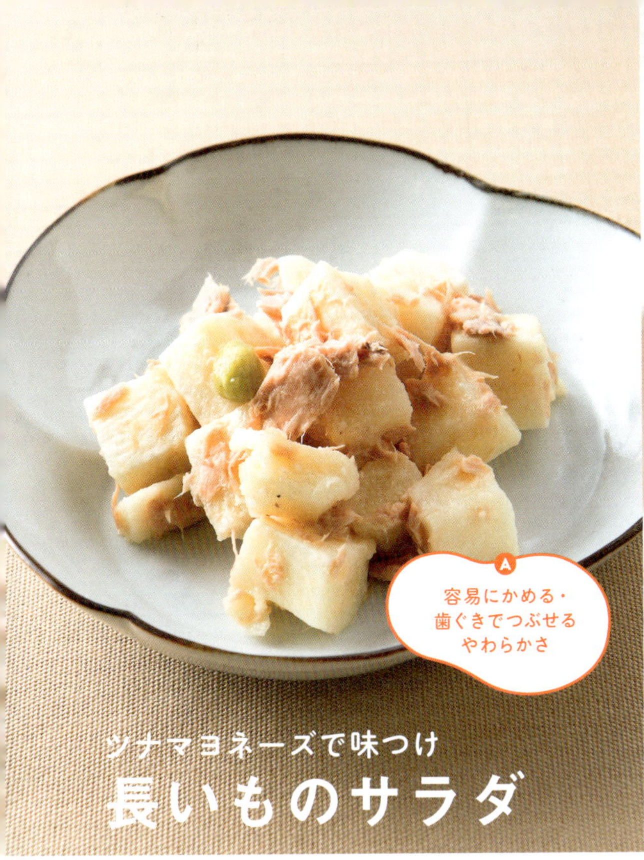

容易にかめる・
歯ぐきでつぶせる
やわらかさ

ツナマヨネーズで味つけ

長いものサラダ

エネルギー
109kcal
タンパク質
4.6g
脂質
5.3g
塩分
0.5g

材料（2人分）

長いも …………… 小½本（150g）
ツナ缶（水煮）…………………… 30g
マヨネーズ、めんつゆ
………………………… 各小さじ1
練りわさび ……………………… 少々

作り方

1 長いもは2cm角に切り、ラップに包んで電子レンジで3分加熱し、つぶしながら軽く混ぜる。

2 ツナはほぐし、マヨネーズとめんつゆを混ぜ、1をあえる。器に盛り、わさびを添える。

やわらかさの調整法

B 舌でつぶせるやわらかさ

加熱した長いもはつぶし、同様に作る。

C かまなくてよいやわらかさ

Bの長いもを、ミキサーにかけたツナマヨネーズ（ツナ・マヨネーズ・めんつゆ）であえる。

調理のポイント

POINT 3 P.20

やわらかく加熱

長いもはゆでてもOK。加熱するとやわらかく食べやすい。

POINT 5 P.24

油分をプラス

マヨネーズを混ぜてあえることで、油分が加わりまとまりやすくなる。

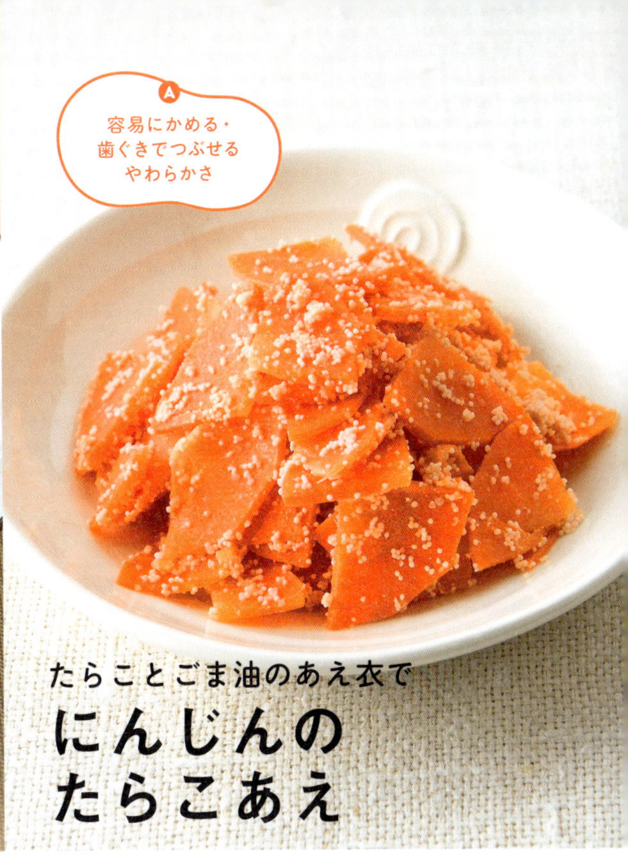

容易にかめる・
歯ぐきでつぶせる
やわらかさ

たらことごま油のあえ衣で

にんじんのたらこあえ

エネルギー
84kcal
タンパク質
4.1g
脂質
3.3g
塩分
0.8g

材料（2人分）

にんじん …………… ½本（100g）
たらこ ………………………… 30g
ごま油 ……………………… 小さじ2
みりん ……………………… 小さじ1
しょうゆ …………………… 小さじ⅕

作り方

1 にんじんは皮をむいて薄いいちょう切りにし、やわらかくゆでる。たらこは皮を除いてほぐす。

2 フライパンにごま油をひき、1を中火で炒める。

3 みりんを入れてさらに炒め、たらこの色が変わったら、しょうゆを入れてさっと炒めて火を止める。

やわらかさの調整法

B 舌でつぶせるやわらかさ

にんじんは、1cmの輪切りにし、やわらかくゆでてつぶし、生たらこであえる。

C かまなくてよいやわらかさ

Aのでき上がりをかゆゼリーと一緒にミキサーにかける。

調理のポイント

POINT 2、3 P.18、20

いちょう切りにする

にんじんは千切りではなくいちょう切りにすることで、表面積が大きくなりかみやすい。また、炒める前に下ゆでする。

蒸し焼きにしてもっちりと

れんこんのすりおろし団子

エネルギー 107kcal	脂質 2.7g
タンパク質 5.4g	塩分 1.1g

材料（2人分）

れんこん………… 1節（200g）

A
- 卵………………………… 1個
- めんつゆ（3倍濃縮）……………… 大さじ1
- 青のり……………… 小さじ1
- 片栗粉……………… 大さじ1

ポン酢しょうゆ……… 大さじ1

作り方

1. れんこんは皮をむいてすりおろし、水気を軽くきる。
2. ボウルに1とAを入れて、よく混ぜる。
3. 2を4等分にして平たく丸め、フライパンにクッキングシートを敷き、ふたをして弱～中火で蒸し焼きにする。3～4分で薄く焼き目がついたら裏返して両面焼く。器に盛り、ポン酢を添える。

すりおろしたれんこんに、つなぎと香りづけの青のりを加えて丸めます。焼くと焦げ目がついてかたくなるので、蒸し焼きに。ポン酢以外のお好みのたれでもどうぞ。

調理のポイント

れんこんをすりおろす
れんこんはそのままではかたいのですりおろす。

POINT 2 P.18

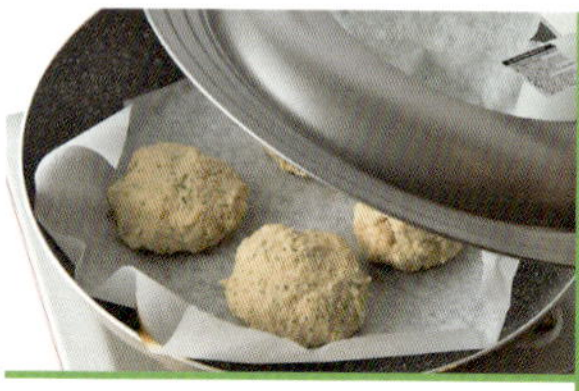

蒸し焼きで加熱する
すりおろしたれんこんは加熱するともっちりとまとまる。焦げないよう蒸し焼きにする。

POINT 3 P.20

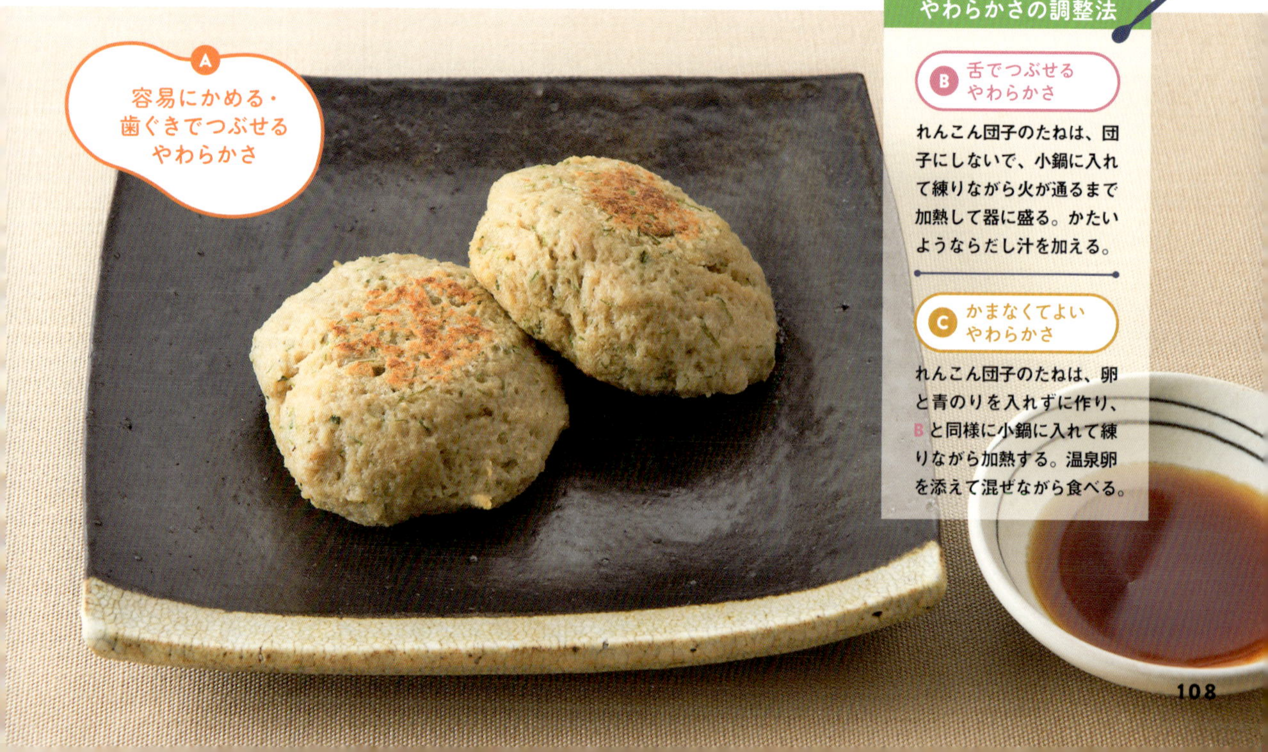

やわらかさの調整法

B 舌でつぶせるやわらかさ
れんこん団子のたねは、団子にしないで、小鍋に入れて練りながら火が通るまで加熱して器に盛る。かたいようならだし汁を加える。

C かまなくてよいやわらかさ
れんこん団子のたねは、卵と青のりを入れずに作り、Bと同様に小鍋に入れて練りながら加熱する。温泉卵を添えて混ぜながら食べる。

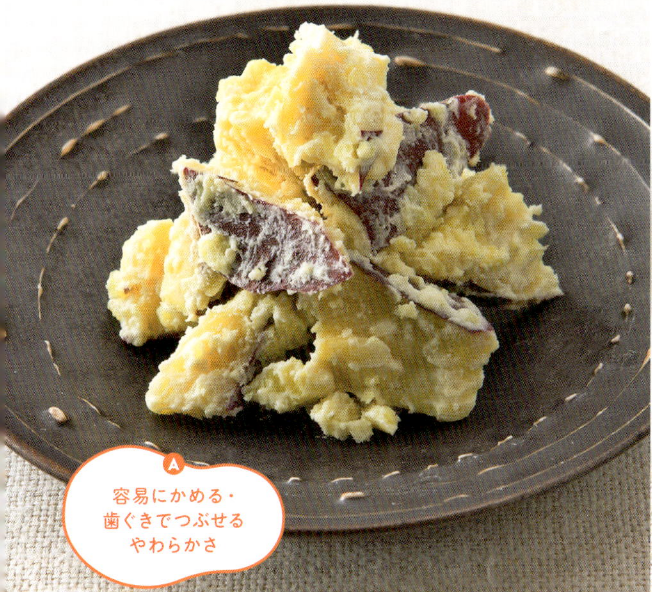

なめらかな舌ざわりがうれしい

さつまいものクリームチーズあえ

エネルギー	194kcal
タンパク質	3.0g
脂質	8.4g
塩分	0.2g

材料（2人分）

さつまいも……小1本（160g）
クリームチーズ……50g

作り方

1. さつまいもは皮つきのまま小さめの乱切りにし、ラップに包んで電子レンジで3分加熱する。
2. クリームチーズは小さく切る。
3. 1が熱いうちに2であえる。

調理のポイント

POINT 5 P.24

チーズをつなぎに

クリームチーズがつなぎになり、なめらかにまとまりやすくなる。

やわらかさの調整法

B 舌でつぶせるやわらかさ

C かまなくてよいやわらかさ

さつまいもは安納いもなど蜜いもを選んで、皮をむいて加熱してつぶし、クリームチーズとあえる。

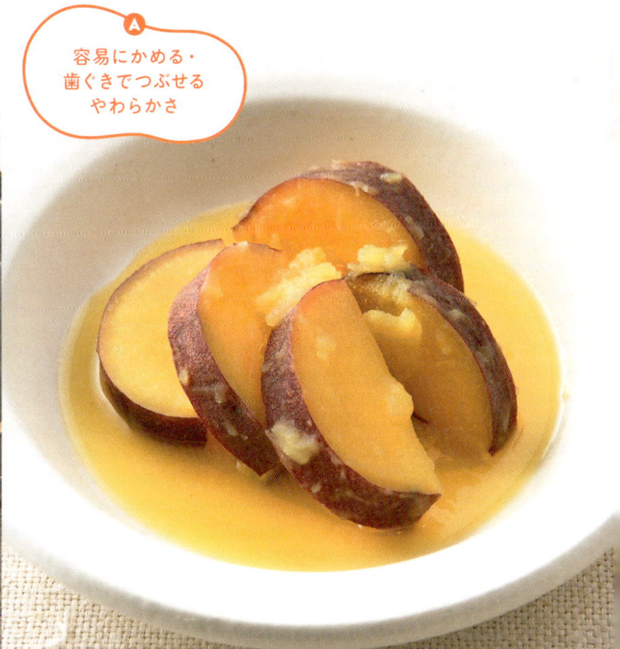

柑橘の風味とさわやかな甘さ

さつまいものオレンジ煮

エネルギー	129kcal
タンパク質	1.1g
脂質	0.2g
塩分	0.6g

材料（2人分）

さつまいも……小1本（160g）
水……100mℓ
オレンジジュース
（果汁100％のもの）……50mℓ
A 砂糖……小さじ2
A 塩……小さじ1/3

作り方

1. さつまいもは皮つきのまま、1cm幅の半月切りにする。
2. 鍋に1と水を入れて5分ゆで、オレンジジュースとAを加え、やわらかくなるまで15分煮る。

調理のポイント

POINT 3 P.20

下ゆでする

さつまいもは最初からオレンジジュースを入れて煮るとかたくなってしまうので、まずは水のみでやわらかく下ゆでする。

やわらかさの調整法

B 舌でつぶせるやわらかさ

さつまいもは安納いもなど蜜いもを選んで、皮をむき、Aと同様に調理する。

C かまなくてよいやわらかさ

Bのでき上がりのさつまいもはつぶすか裏ごしする。

なめらかな食感で食がすすむ

チーズリゾット

エネルギー 355kcal	脂質 20.6g
タンパク質 6.1g	塩分 0.7g

材料（2人分）

- 米 ………………… ½合（75g）
- 玉ねぎ ……………… ¼個（50g）
- ベーコン（薄切り）………… 15g
- しめじ ……… ⅓パック（15g）
- にんにく ………………… 1かけ
- バター …………………… 10g
- A｜塩、こしょう …… 各少々
- 水 ……………………… 300mℓ
- 顆粒コンソメスープの素 ……………… 小さじ1弱
- 生クリーム ……………… 50mℓ
- スライスチーズ … 1枚（18g）
- 塩、こしょう ………… 各少々

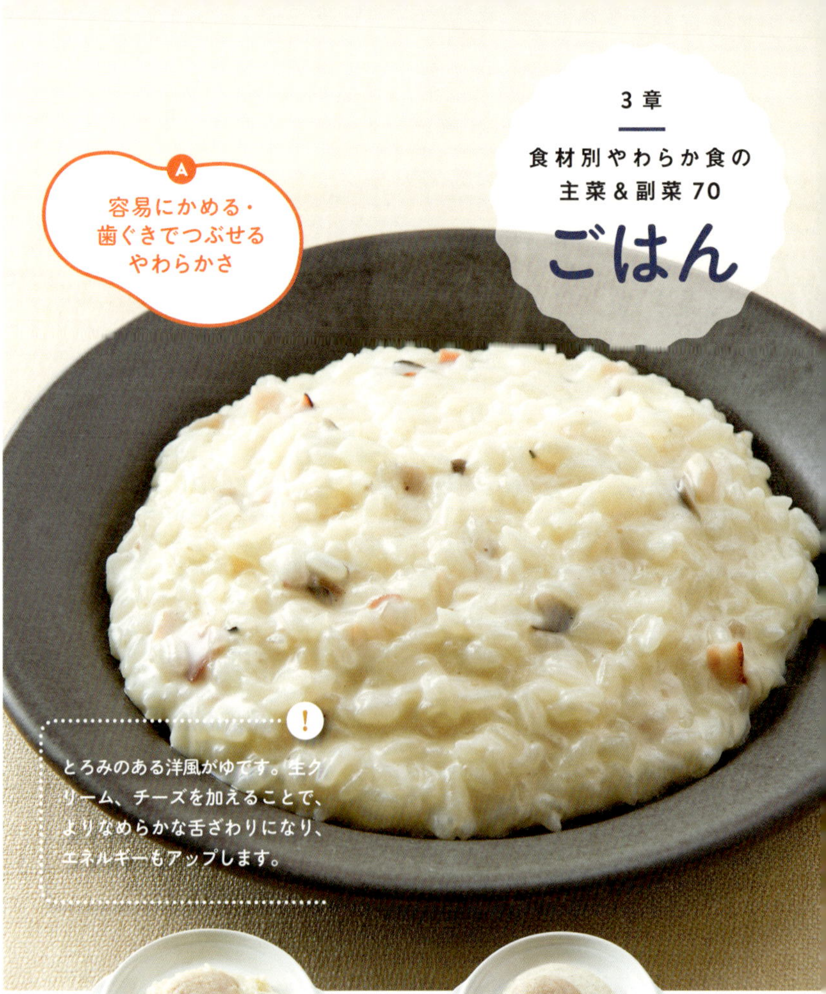

A 容易にかめる・歯ぐきでつぶせるやわらかさ

！ とろみのある洋風がゆです。生クリーム、チーズを加えることで、よりなめらかな舌ざわりになり、エネルギーもアップします。

やわらかさの調整法

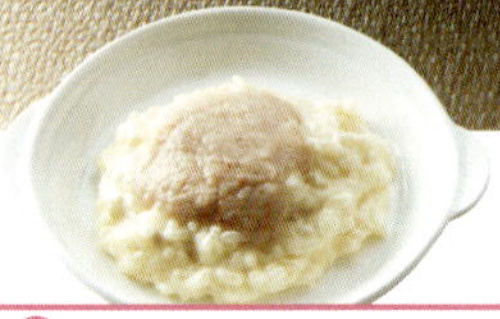

B 舌でつぶせるやわらかさ

ベーコンとしめじを入れずにリゾットを同様に作る。ベーコンとしめじは、別にコンソメスープでやわらかくなるまで煮てかゆゼリーと一緒にミキサーにかける。リゾットにかける。

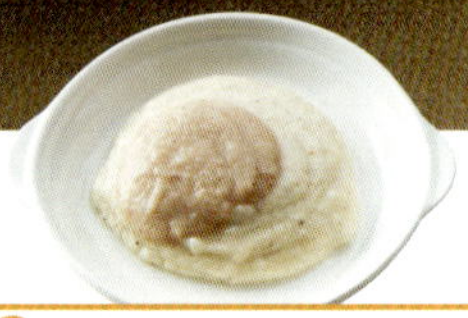

C かまなくてよいやわらかさ

Bのリゾットはねばりが出ないように酵素入りゲル化剤（p.35参照）を入れてミキサーにかける。ベーコンとしめじはBと同様にしてリゾットにかける。

作り方

1. 玉ねぎ、ベーコン、しめじ、にんにくは、みじん切りにする。
2. 深めのフライパンにバターをひき、にんにくを炒めて香りが立ったら、1の残りの材料を加えて炒め、Aの塩、こしょうをふる。
3. 米を加え、透き通るまで炒めたら、水、コンソメスープの素を加えて弱火で40分煮る。
4. 米がやわらかくなってきたら、生クリームを加えてさらに15分煮る。
5. チーズを加えてよく混ぜ、塩、こしょうで味をととのえる。

調理のポイント

味はしっかり
生クリームを入れることで、味がしっかり濃厚になる。
POINT 8 P.30

チーズをつなぎに使う
チーズがとけることで、リゾットがさらにまとまりやすくなる。ただし冷めるとかたくなるので注意！
POINT 5 P.24

※かゆゼリーはp.35参照

市販のルウを
上手に使って

ドライカレー

エネルギー	脂質
888kcal	62.0g
タンパク質	塩分
9.0g	1.7g

材料（2人分）

- 合びき肉……150g
- 玉ねぎ……½個（100g）
- 塩……小さじ⅓
- こしょう……少々
- トマト缶（カット）……½缶（200g）
- 顆粒コンソメスープの素……小さじ2
- カレールウ（フレーク）……大さじ1½（25g）
- ウスターソース……大さじ½
- やわらかごはん（p.32参照）……茶碗2杯分（300g）

作り方

1. ひき肉はポリ袋などに入れ、手で押して粒をつぶす。玉ねぎはみじん切りにする。
2. 鍋に油をひかずにひき肉を入れ、弱火でゆっくり焼きつけるように火を通す。続けて玉ねぎを入れて炒め、塩、こしょうをふる。
3. 2にトマト缶をつぶしながら加え、コンソメスープの素を入れて弱火で煮る。
4. 玉ねぎがやわらかくなったらカレールウを入れ、煮詰まってとろみがついたら、ウスターソースを入れる。
5. 器にやわらかごはんを盛りつけ、4をかける。

POINT 6 P.26

そぼろ状にしない

ひき肉は炒める前に粒をつぶしておき、そぼろ状にせず、少し塊ができるように焼きつける。

POINT 7 P.28

とろみをつける

カレー粉ではなくルウを使うことでとろみが出る。フレークタイプは量を加減しやすく使いやすい。

調理のポイント

！ ひき肉は粒をつぶして、ほぐさずに焼きつけます。カレー粉ではなく、カレールウとトマト缶を煮込むことで、やわらかくとろみがある仕上がりになります。

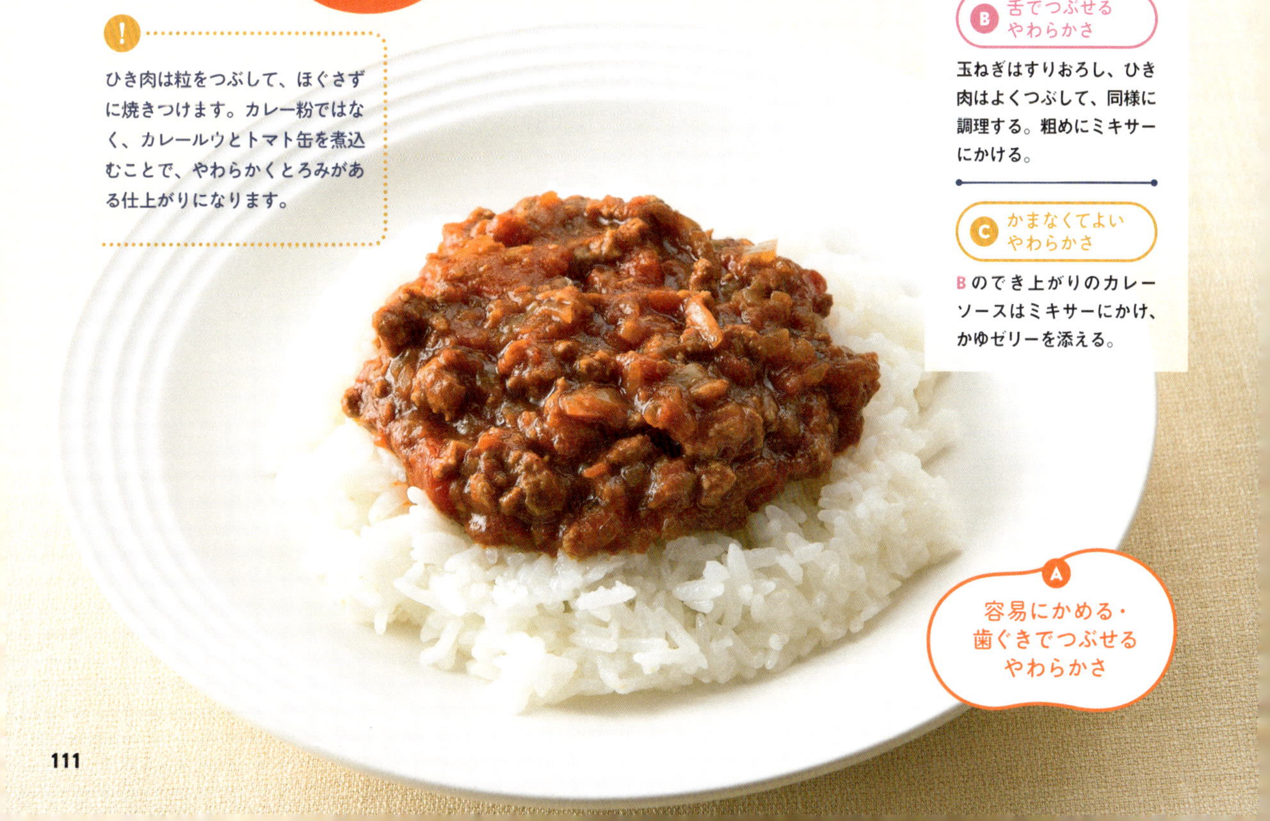

やわらかさの調整法

B 舌でつぶせるやわらかさ

玉ねぎはすりおろし、ひき肉はよくつぶして、同様に調理する。粗めにミキサーにかける。

C かまなくてよいやわらかさ

Bのでき上がりのカレーソースはミキサーにかけ、かゆゼリーを添える。

A 容易にかめる・歯ぐきでつぶせるやわらかさ

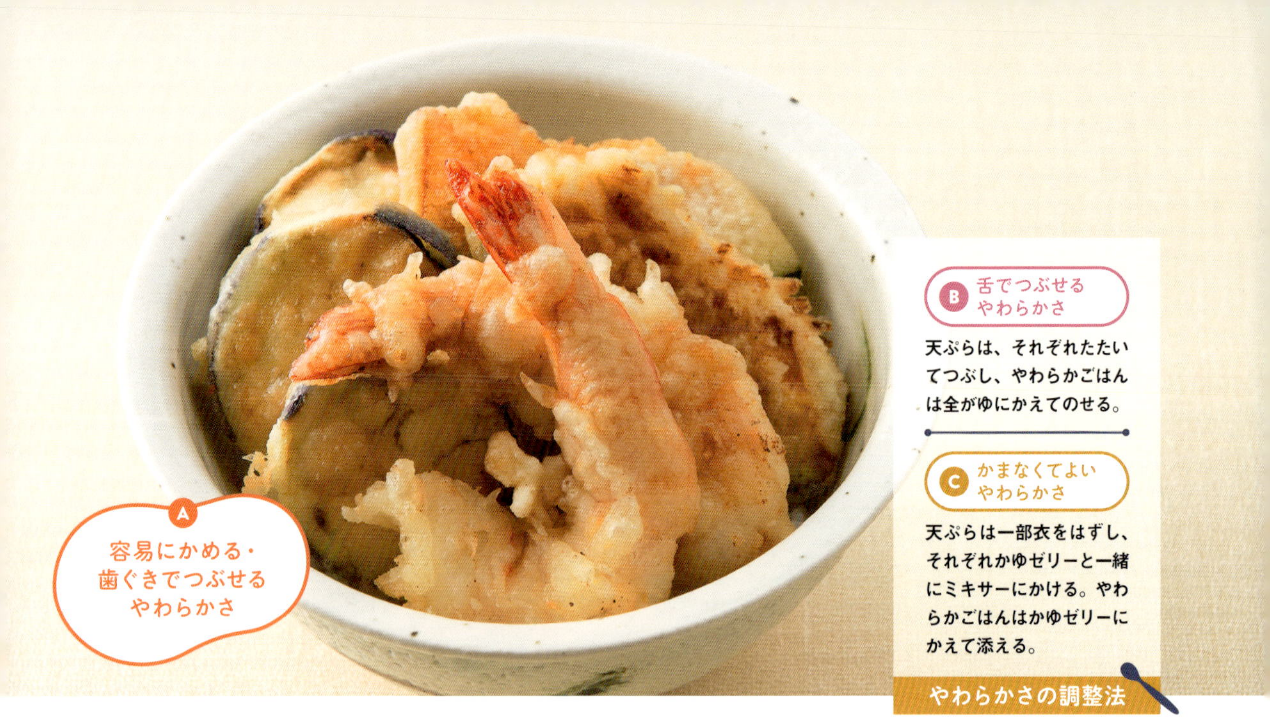

A 容易にかめる・歯ぐきでつぶせるやわらかさ

B 舌でつぶせるやわらかさ

天ぷらは、それぞれたたいてつぶし、やわらかごはんは全がゆにかえてのせる。

C かまなくてよいやわらかさ

天ぷらは一部衣をはずし、それぞれかゆゼリーと一緒にミキサーにかける。やわらかごはんはかゆゼリーにかえて添える。

やわらかさの調整法

衣にマヨネーズを加えて

天丼

エネルギー	脂質
478kcal	1.1g
タンパク質	塩分
11.0g	2.6g

材料（2人分）

- なす …… ½本（40g）
- かぼちゃ …… 30g
- えび …… 2本
- A
  - マヨネーズ …… 大さじ1
  - 冷水 …… 80mℓ
  - 小麦粉 …… 90mℓ（50g）
- B
  - しょうゆ、みりん、だし汁 …… 各大さじ2
  - 砂糖 …… 小さじ2
- 揚げ油 …… 適宜
- やわらかごはん（p.32参照） …… 茶碗2杯分（300g）

食材を選ぶ
天ぷらの具材は加熱するとやわらかくなるものを選ぶ。

POINT 1 P.16

作り方

1. なすは部分的に皮をむき、1.5cm幅の輪切りにする。かぼちゃは種をとり、1cmの厚さに切る。えびは背わたをとる。
2. ボウルにAのマヨネーズと冷水を合わせ、ふるった小麦粉を少しずつ加えながら軽く混ぜ、衣を作る。
3. 揚げ油を180℃に熱し、1に2の衣をつけて揚げる。えびは高温で揚げて火を通しすぎないほうがやわらかい。
4. 小鍋にBを入れ、弱火にかけて軽く煮詰める。
5. 器にやわらかごはんを盛り、4の半量をかける。3をのせて、残りの4をかける。

油分を加える
衣にマヨネーズを加えることでふっくらと仕上がる。

POINT 5 P.24

調理のポイント

天丼の定番のえびと、やわらかな野菜を選んで、マヨネーズを加えた衣でふんわりやわらかく揚げます。えびは加熱しすぎるとかたくなるので短時間で揚げるのがコツ。

トロリあんかけとふんわり卵
天津丼

エネルギー	脂質
496kcal	17.8g
タンパク質	**塩分**
15.4g	2.9g

材料（2人分）

A
- 水……150mℓ
- 顆粒中華スープの素……小さじ½
- 酒……大さじ1
- しょうゆ……小さじ2
- 砂糖、片栗粉……各小さじ1½
- 酢……小さじ½

- ごま油……小さじ½
- 卵……3個
- かに風味かまぼこ……3本（30g）
- 塩……小さじ½
- マヨネーズ……大さじ1
- サラダ油……小さじ2
- やわらかごはん（p.32参照）……茶碗2杯分（300g）

作り方

1. あんを作る。Aを鍋に入れ、混ぜながら弱火でゆっくり加熱し、透き通ってとろみがついたらごま油を入れる。
2. ボウルに卵、半分の長さに切ってほぐしたかに風味かまぼこ、塩、マヨネーズを入れてよく混ぜる。
3. フライパンにサラダ油をひき、2を入れて中火で半熟に焼く。
4. 器にやわらかごはんを盛り、3をのせ、1をかける。

調理のポイント

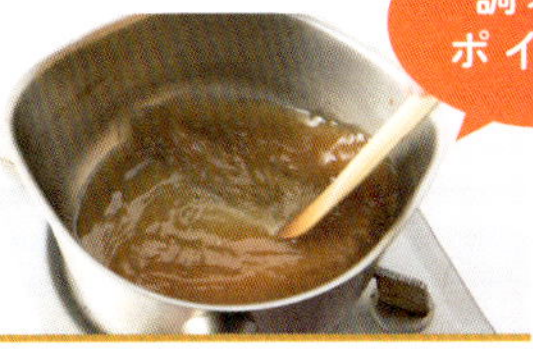

とろみをつけ、味もしっかり
POINT 7、8 P.28、30
あんは、調味料の中に片栗粉を入れてしっかりととろみをつける。味もしっかりつける。

油分を加える
POINT 5 P.24
卵はマヨネーズを入れて焼くことでふんわりとして食べやすくなる。

!
かに風味かまぼこで、かに玉風に。卵はマヨネーズを入れてふんわり焼きます。ごはんと卵がまとまるように、あんはゆるめにせず、しっかりととろみをつけるのがコツ。

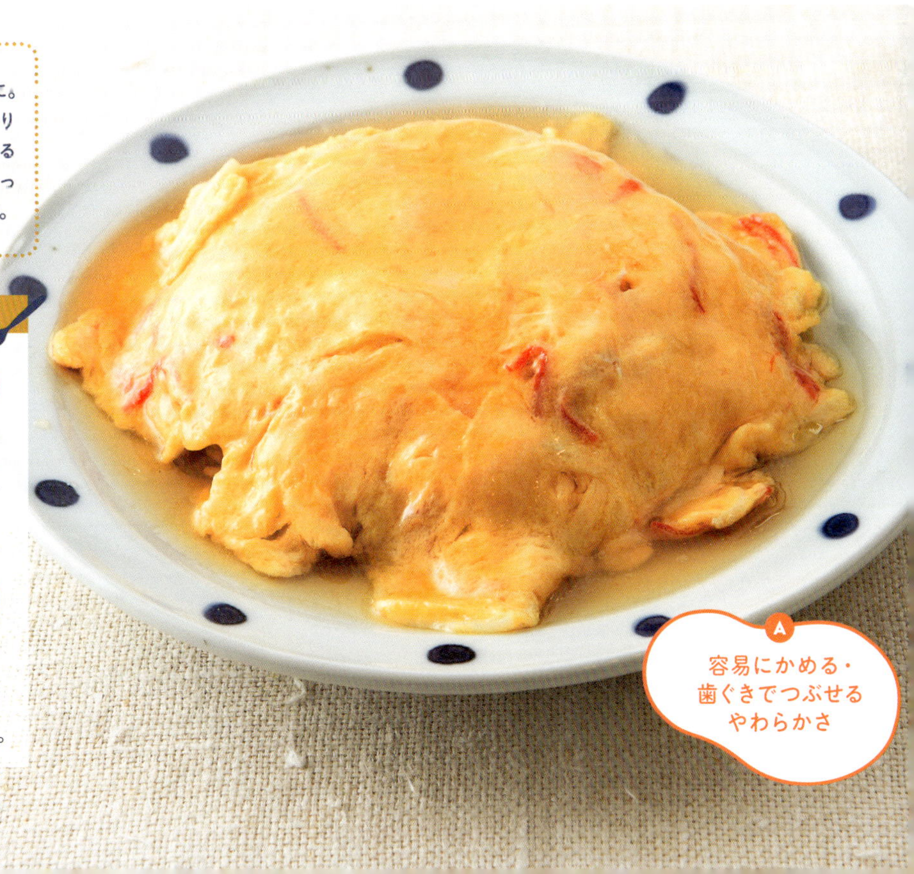

A 容易にかめる・歯ぐきでつぶせるやわらかさ

やわらかさの調整法

B 舌でつぶせるやわらかさ
やわらかごはんは、全がゆにかえる。卵にだし汁を加えてやわらかく焼いて全がゆにのせ、あんをかける。

C かまなくてよいやわらかさ
やわらかごはんは、かゆゼリーにかえる。Bの焼いた卵はかゆゼリーとミキサーにかけて盛り、あんをかける。

さつまいもの甘さがやさしい

いもがゆ

エネルギー 177kcal　脂質 0.4g
タンパク質 2.7g　塩分 1.2g

材料（2人分）

さつまいも …… 2㎝（50g）
米 …… ½合強（80g）
水 …… 400㎖
塩 …… 小さじ½

作り方

1. さつまいもは皮をむいて2㎝の角切りにする。米は洗ってざるにあげておく。
2. ポリ袋に1と水、塩を各半量ずつ入れて空気を抜くように結ぶ（p.64参照）。同様にもう1袋作る。
3. ⅓ほど湯が入った電気ポットに2袋一緒に入れ、98℃で60分加熱する。

調理のポイント

味をしっかりつける
さつまいもを加えることで、甘みが出て味わいがでる。
POINT 8 P.30

パッククッキングでゆっくり加熱
電気ポットを使ったパッククッキング（p.64）にすると水が蒸発せず、しっとり仕上がる（電気ポットがない場合は、炊飯器で全がゆの水の量でかゆ炊きする）。

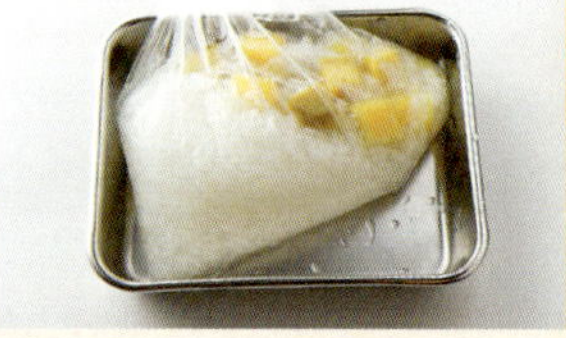

POINT 3 P.20

やわらかさの調整法

B 舌でつぶせるやわらかさ
でき上がりのさつまいもをつぶす。

C かまなくてよいやわらかさ
でき上がりのさつまいも、かゆをそれぞれ別々に酵素入りゲル化剤（p.35参照）を加えてミキサーにかける。

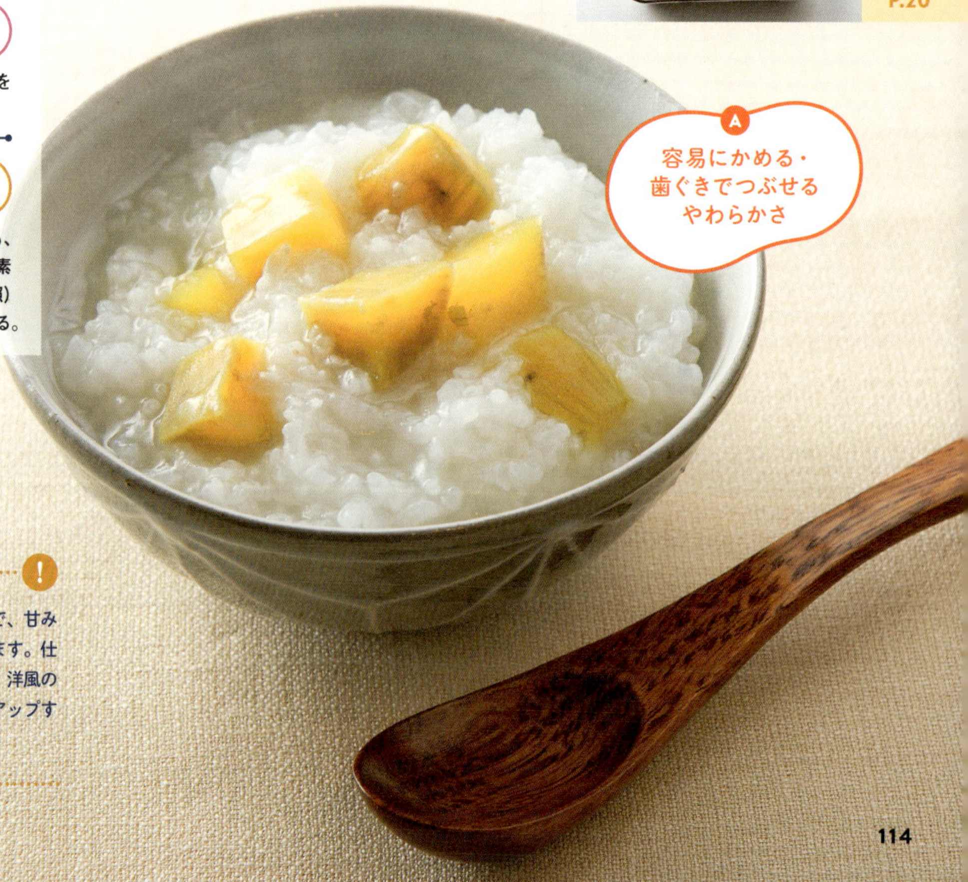

A 容易にかめる・歯ぐきでつぶせるやわらかさ

！
さつまいもを加えることで、甘みが出て、食べ応えも増します。仕上げにバターを落とすと、洋風の味になり、エネルギーもアップするのでおすすめです。

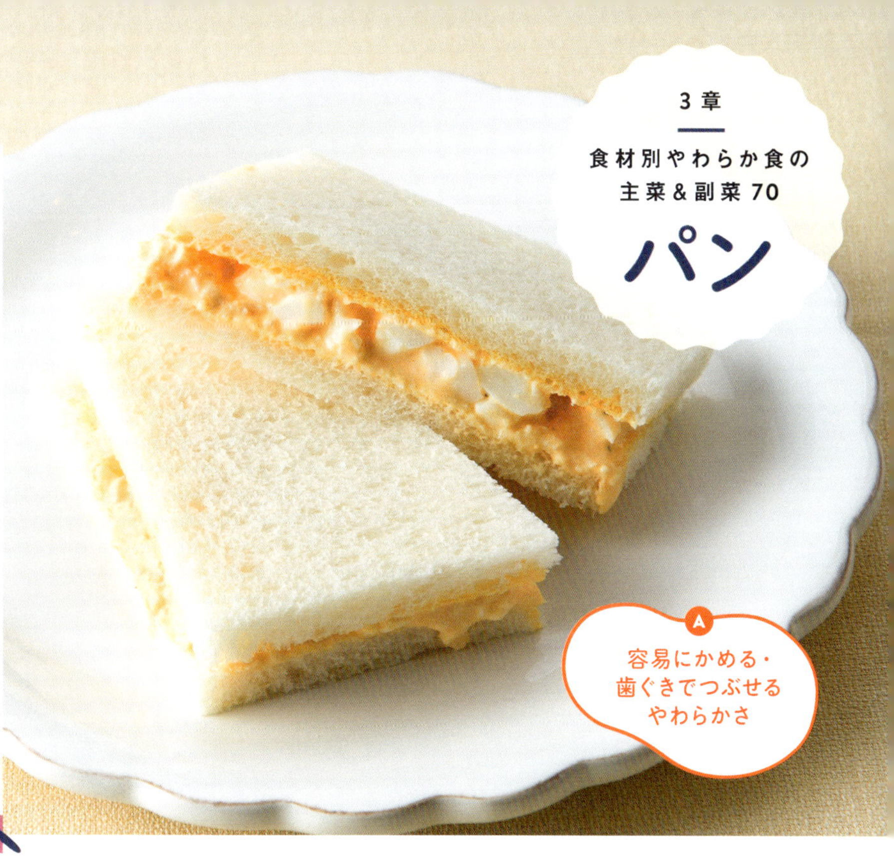

A 容易にかめる・歯ぐきでつぶせるやわらかさ

やわらかさの調整法

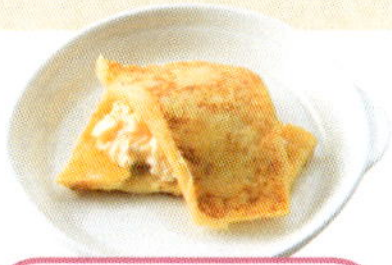

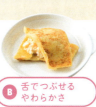

B 舌でつぶせるやわらかさ

食パンは卵と牛乳に浸し、弱火で焼いて甘くないフレンチトーストに。ゆで卵はポリ袋に入れてつぶし、玉ねぎとマヨネーズを加える。

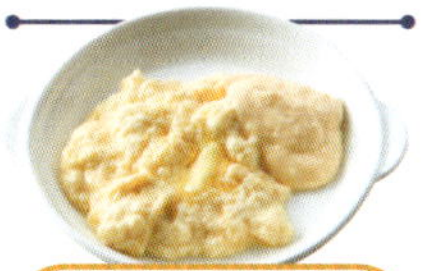

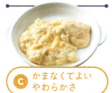

C かまなくてよいやわらかさ

パンがゆを作る（p.33参照）。ゆで卵は玉ねぎ、マヨネーズとともにミキサーにかけてパンがゆに添える。

マヨネーズ多めでなめらか

卵たっぷりサンド

エネルギー	脂質
378kcal	22.8g
タンパク質	塩分
12.0g	1.2g

！ やわらかなサンドイッチ用の食パンに、すりおろし玉ねぎとマヨネーズであえたゆで卵の具をたっぷりと。パンに塗ったオリーブ油となめらかな具で食べやすく。

材料（2人分）

- 食パン（サンドイッチ用・耳なし）……6枚
- オリーブ油……大さじ1
- 玉ねぎ……1/8個（25g）
- 卵……2個
- マヨネーズ……大さじ2
- 塩、こしょう……各少々

作り方

1. 玉ねぎはすりおろして軽く水気をきる。食パンにオリーブ油を塗る。
2. 卵はかためにゆでる。殻をむいてポリ袋に入れ、袋の上から手のひらで粗くつぶす（ごろっと感があるくらいでOK）。
3. 2に1の玉ねぎ、マヨネーズを加えてよく混ぜ、塩、こしょうで味をととのえる。
4. 1のパンに3を均等にのせてはさみ、半分に切る。

調理のポイント

すりおろして水分を加える

玉ねぎはみじん切りではなくすりおろして入れると水分もプラスされ食べやすい。

POINT 2、4
P.18、22

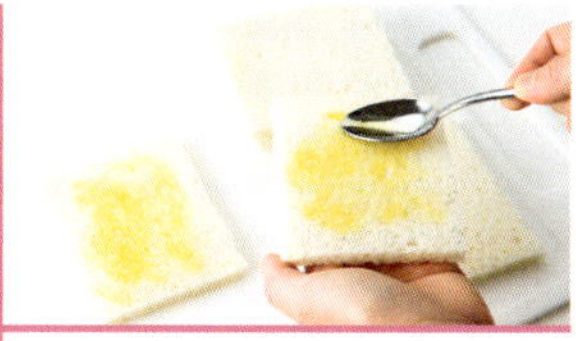

適度な油分を加える

バターは冷めると固まるので、オリーブ油を塗ってしっとりさせる。

POINT 4
P.22

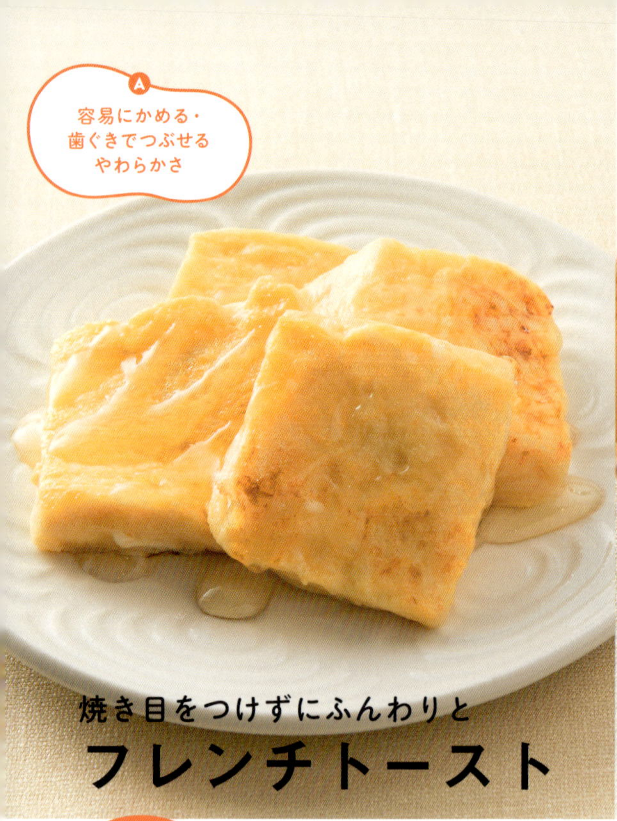

A 容易にかめる・歯ぐきでつぶせるやわらかさ

焼き目をつけずにふんわりと
フレンチトースト

調理のポイント

POINT 2 P.18
パンの耳はとる
食パンは、耳は切りとって、やわらかい部分だけ使う。

ゆっくり加熱
焦げ目があまりつかないようにゆっくり加熱する。
POINT 3 P.20

材料（2人分）

- 食パン（6枚切り・耳を切る）…… 2枚
- 卵 …… 2個
- 牛乳 …… 200mℓ
- 砂糖 …… 大さじ1
- バター …… 10g
- はちみつ …… 大さじ1

作り方

1. ボウルに卵を割り、白身を切るようによく混ぜる。牛乳、砂糖を加え、混ぜる。
2. 食パンの両面を10分ずつ1に浸し、よく吸わせる。
3. フライパンにバターをひき、中火でじっくりと両面を焼く。
4. 器に盛り、はちみつをかける。

やわらかさの調整法

B 舌でつぶせるやわらかさ
パンはよりやわらかいものを選び、A と同様に調理する。

C かまなくてよいやわらかさ
卵を入れずに牛乳を増やしてパンがゆを作る。卵少量とバターは仕上げに加える。

エネルギー
347kcal
タンパク質
14.1g
脂質
15.2g
塩分
1.0g

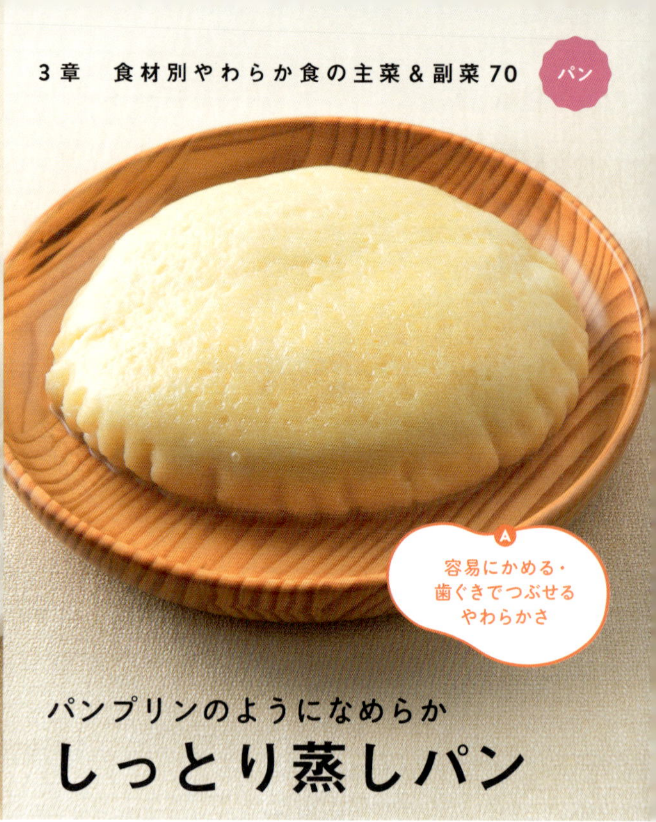

A 容易にかめる・歯ぐきでつぶせるやわらかさ

パンプリンのようになめらか
しっとり蒸しパン

エネルギー	脂質
279kcal	13.5g
タンパク質	塩分
6.3g	0.4g

調理のポイント

POINT 1 P.16
蒸しパンを選ぶ
食パンより蒸しパンのほうがやわらかくて食べやすい。

POINT 3 P.20
やわらかく加熱
加熱するのがポイント。パッククッキング（p.64）にすると水分が蒸発しにくい（電気ポットがない場合はポリ袋の口を開けたまま電子レンジで3分加熱）。

材料（2人分）

- 蒸しパン（市販品）…… 1個（100g）
- 牛乳 …… 180mℓ

作り方

1. ポリ袋に蒸しパンと牛乳を入れ、蒸しパンを軽く押して牛乳を吸わせる。
2. 空気を抜くようにして、上のほうで口を結ぶ。⅓ぐらいの湯が入った電気ポットに入れ、98℃で10分加熱する（p.64参照）。

やわらかさの調整法

B 舌でつぶせるやわらかさ
A をくずしながら食べる。

C かまなくてよいやわらかさ
A をミキサーにかける。

やわらかさの調整法

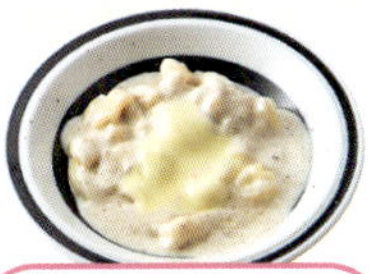

B 舌でつぶせるやわらかさ

マカロニは別にやわらかくゆでて軽くたたく。ホワイトソースはミキサーにかけ、マカロニと合わせて焼かずに電子レンジで30秒加熱する。

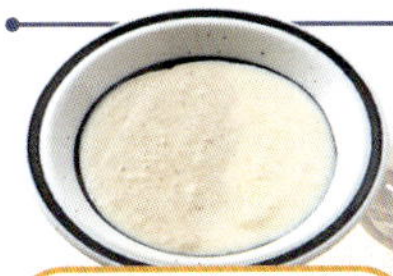

C かまなくてよいやわらかさ

Bのマカロニ、ホワイトソースはそれぞれミキサーにかけ、チーズをのせて電子レンジで加熱する。

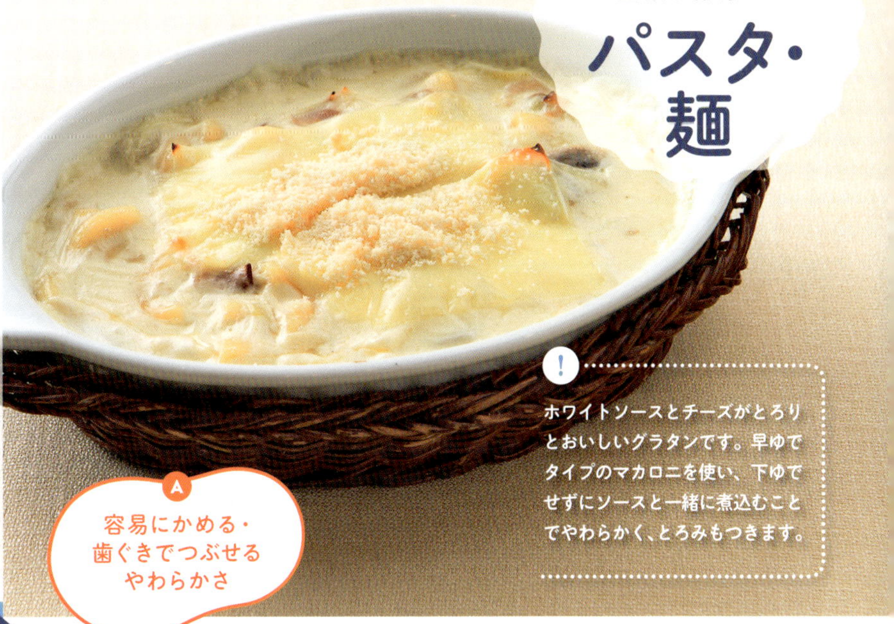

A 容易にかめる・歯ぐきでつぶせるやわらかさ

! ホワイトソースとチーズがとろりとおいしいグラタンです。早ゆでタイプのマカロニを使い、下ゆでせずにソースと一緒に煮込むことでやわらかく、とろみもつきます。

ソースでマカロニを煮込んで

マカロニグラタン

エネルギー 563kcal
脂質 43.4g
タンパク質 14.0g
塩分 2.4g

材料（2人分）

マカロニ（早ゆで）	50g	牛乳	200mℓ
玉ねぎ	¼個（50g）	生クリーム	80mℓ
ベーコン（薄切り）	50g	塩	小さじ½
マッシュルーム	3個（35g）	こしょう	少々
バター	20g	とろけるチーズ	1枚（18g）
小麦粉	大さじ2	粉チーズ	小さじ2

作り方

1. 玉ねぎは繊維を断つように薄切りにする。ベーコンは2cm幅に切り、マッシュルームは薄切りにする。
2. 鍋にバターを入れ、弱火で1を焦がさないように炒める。小麦粉を加え、ダマにならないようによく混ぜる。
3. 牛乳を少量ずつ加え、ダマにならないようによく混ぜる。牛乳を全部入れたら、マカロニを加える。
4. マカロニがやわらかくなり、牛乳にとろみがついたら、生クリームを加えて混ぜながら中火で10分煮る。塩、こしょうで味をととのえる。
5. 4を耐熱容器に入れ、とろけるチーズ、粉チーズをのせ、オーブントースターでチーズがとけるまで15分焼く。

調理のポイント

POINT 7 P.28

とろみがある

ホワイトソースのグラタンはとろみがあり、まとまりやすく食べやすい。

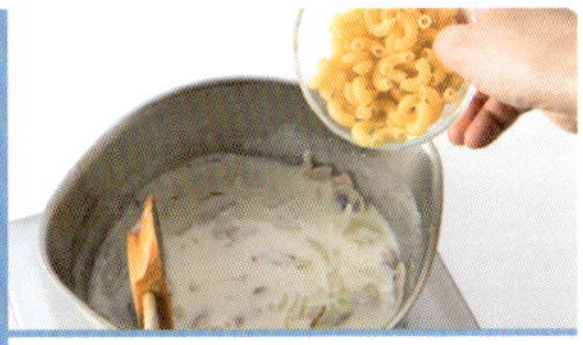

POINT 7 P.28

とろみをアップ

マカロニは下ゆでせずに一緒に入れることでよりとろみがアップする。

ショートパスタで
食べやすく

サーモンとトマトのペンネ

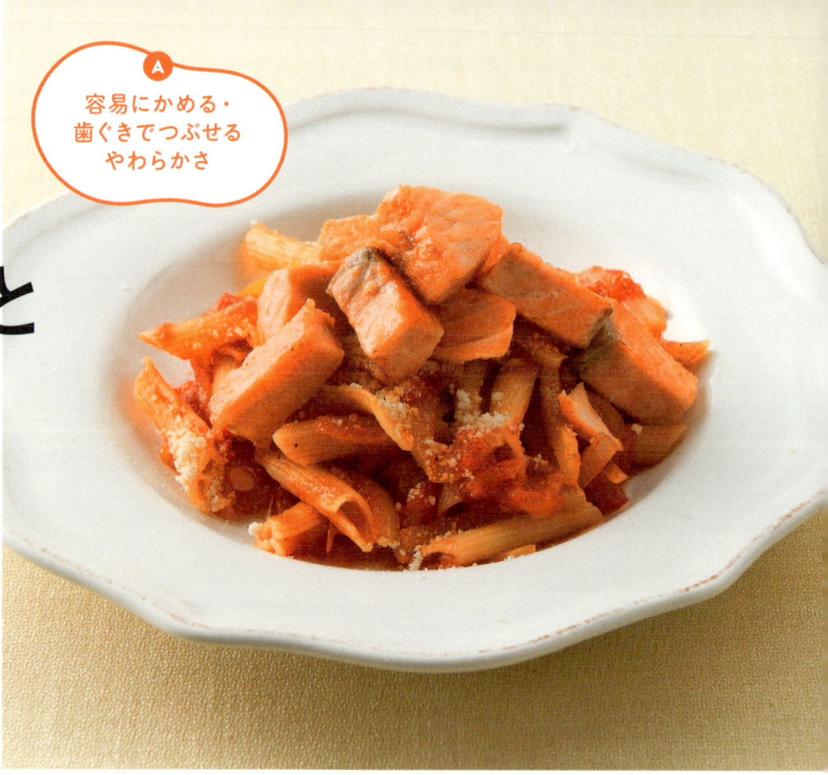

A 容易にかめる・歯ぐきでつぶせるやわらかさ

エネルギー	脂質
446kcal	25.5g
タンパク質	塩分
17.2g	2.9g

材料（2人分）

- ペンネ（乾燥）……70g
- 玉ねぎ……½個（100g）
- パプリカ（黄）……小⅓個（45g）
- にんにく……1かけ
- サーモン……1切れ（100g）
- A｜塩、こしょう……各少々
- 小麦粉……小さじ1
- バター……10g
- オリーブ油……大さじ2
- トマト缶（カット）……¼缶（100g）
- 顆粒コンソメスープの素……大さじ1
- 塩、こしょう……各少々
- 粉チーズ……大さじ2

作り方

1. ペンネは表示より長めにやわらかくゆでる。玉ねぎ、パプリカは、縦に半分に切り、繊維を断つように薄切りにする。にんにくはみじん切りにする。
2. サーモンは2cm幅に切り、Aの塩、こしょうをふって軽く小麦粉をまぶし、フライパンにバターをひき、軽く焼いて取り出す。
3. 鍋にオリーブ油をひき、1のにんにくを入れて中火で炒め、続けて玉ねぎ、パプリカを加えて炒める。玉ねぎがしんなりしたら、トマト缶をつぶしながら入れ、コンソメスープの素を加える。
4. 1のペンネを入れ、3分くらい煮て、塩、こしょうで味をととのえる。
5. 器に盛り、粉チーズをふり、2を上にのせる。

やわらかさの調整法

B 舌でつぶせるやわらかさ

ペンネを短く切ったそうめんやうどんにかえる。玉ねぎやパプリカはみじん切りにして同様に調理する。

C かまなくてよいやわらかさ

Bの麺とソースをそれぞれミキサーにかけ、盛り合わせる。

調理のポイント

パスタはショートを選ぶ

スパゲティよりペンネなどショートパスタのほうが食べやすい。

POINT 1 P.16

トマト缶でとろみを加える

トマト缶は煮込むことで自然にとろみがつく。

POINT 7 P.28

！

トマトソースでショートパスタを煮込みます。パスタはデュアルセモリナ粉の割合が少ないもののほうがやわらかく、おすすめです。サーモンは加熱しすぎるとかたくなるので注意して。

汁のとろみでむせにくく
あんかけうどん

エネルギー **379kcal**
脂質 **13.4g**
タンパク質 **10.1g**
塩分 **1.8g**

材料（2人分）

- ゆでうどん……1パック（200g）
- 豚バラしゃぶしゃぶ用肉…50g
- パイナップル（生・カット）……1切れ（15～20g）
- 厚揚げ（絹ごし）……¼枚（50g）
- 玉ねぎ……¼個（50g）
- しいたけ……1個
- A
  - だし汁……600mℓ
  - しょうゆ、みりん、酒……各大さじ2
  - 砂糖……小さじ1
  - 塩……小さじ⅕
- B　片栗粉、水……各大さじ2
- 小ねぎ（小口切り）……少々

作り方

1. ゆでうどんは四角いまま十字に切って4等分する。
2. 豚肉は薄切りしたパイナップルと混ぜ合わせて15分漬ける。厚揚げは縦に半分に切り、1cm幅に切る。玉ねぎは繊維を断つように薄切りにする。しいたけは軸をとり半分に切り、薄切りにする。
3. 鍋にAを入れて煮立たせ2を入れて煮る。野菜がやわらかくなったら、1を入れ、10分煮込む。
4. Bを混ぜ合わせた水溶き片栗粉でとろみをつけ、器に盛り、小ねぎを飾る。

調理のポイント

POINT 1、2 P.16、18

ゆでうどんを選び、4等分に切る
うどんは冷凍麺や乾麺ではなく、ゆでたものを使い、食べやすいように4等分する。

POINT 7 P.28

汁にとろみをつける
麺類はすすってあまりかまずに食べるのでむせやすい。あんかけでとろみをつけると食べやすくなる。

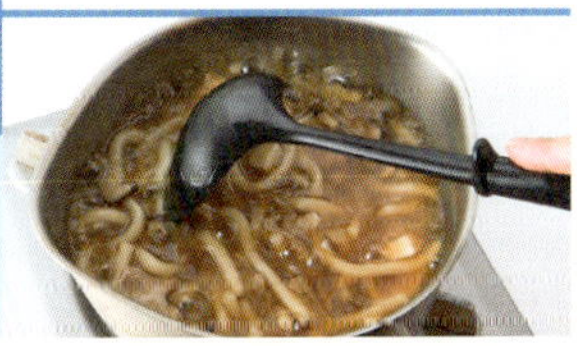

A 容易にかめる・歯ぐきでつぶせるやわらかさ

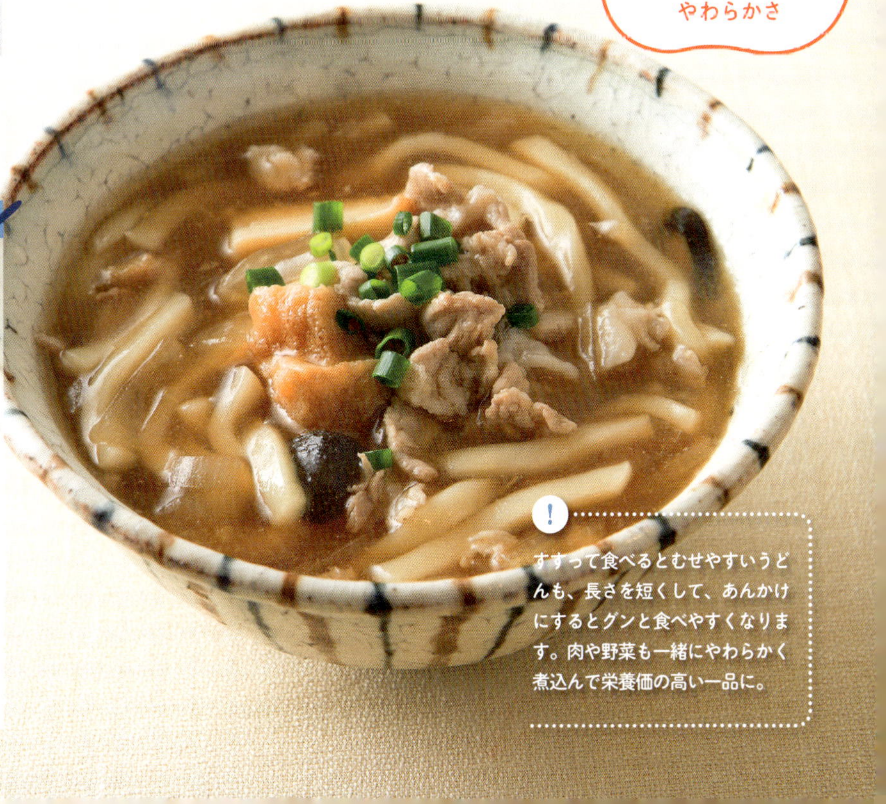

やわらかさの調整法

B 舌でつぶせるやわらかさ
うどんはクタクタに煮る、または細かくたたく。あんかけの具は細かくみじん切りにし、汁の量が少ないあんにしてうどんにからめる。

C かまなくてよいやわらかさ
うどんは酵素入りゲル化剤（p.35参照）と一緒にミキサーにかける。スープと具材はミキサーにかけて、うどんにかける。

！ すすって食べるとむせやすいうどんも、長さを短くして、あんかけにするとグンと食べやすくなります。肉や野菜も一緒にやわらかく煮込んで栄養価の高い一品に。

はんぺん入りの
ふんわり食感

いわしのつみれ汁

エネルギー 96kcal　脂質 2.7g
タンパク質 8.1g　塩分 1.4g

いわしのすり身に、はんぺんと片栗粉を加えて練ることで、ふんわりやわらかになります。一緒に煮た大根もいわしのだしがしみておいしく食べられます。

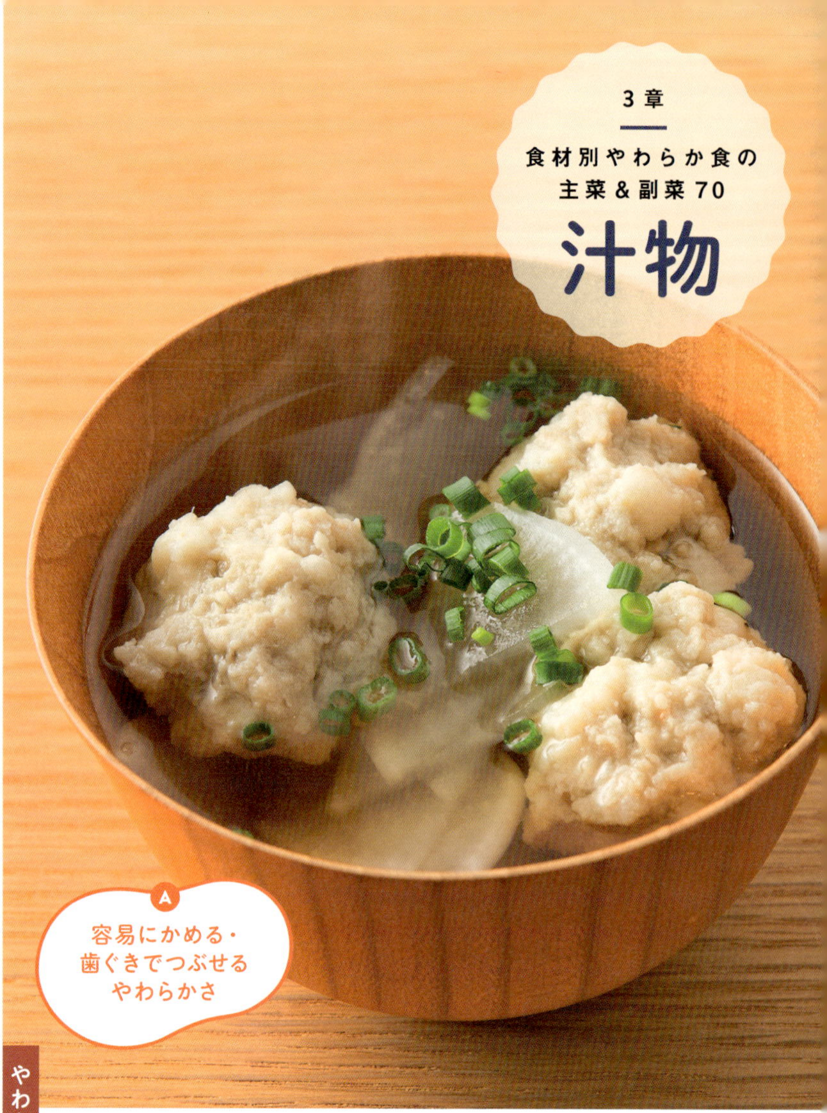

A 容易にかめる・歯ぐきでつぶせるやわらかさ

材料（2人分）

- いわしのすり身 …… 50g
- 大根 …… 1～2cm（100g）
- はんぺん …… ½枚（50g）
- A
  - しょうが汁 …… 小さじ2(10g)
  - みそ …… 小さじ⅓
  - 片栗粉 …… 小さじ1
- だし汁 …… 500mℓ
- B
  - しょうゆ …… 小さじ2
  - みりん、酒 …… 各小さじ1
- 小ねぎ（小口切り）…… 少々

やわらかさの調整法

B 舌でつぶせるやわらかさ
つみれのいわしのすり身とはんぺんの分量を1（35g）：2（70g）にする。大根はさらにやわらかくゆでて、小ねぎは使わず、Aと同様に調理する。

C かまなくてよいやわらかさ
Bので き上がりのつみれはかゆゼリーと一緒に、大根はそのままでミキサーにかける。汁にとろみをつけて合わせる。

作り方

1 大根は2mm厚さのいちょう切りにし、やわらかくゆでる。

2 ボウルに、いわしのすり身、ちぎったはんぺん、Aを入れてよく練る。

3 鍋にだし汁を沸かし、2を一口大に丸めて入れる。つみれが浮いてきたら、1を入れ、Bを加えて味をつける。

4 器に盛り、小ねぎを散らす。

調理のポイント

つなぎでまとめる
つみれの材料Aの中に片栗粉を入れることでまとまりやすくする。
POINT 5 P.24

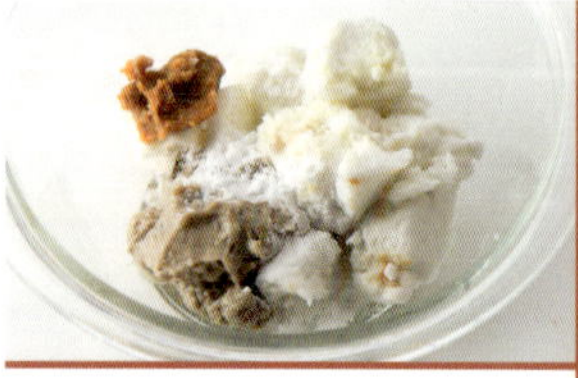

はんぺんでよりやわらか
いわしはすり身を使い、さらにはんぺんを加えることでやわらかく食べやすくなる。
POINT 5 P.24

※かゆゼリーはp.35参照

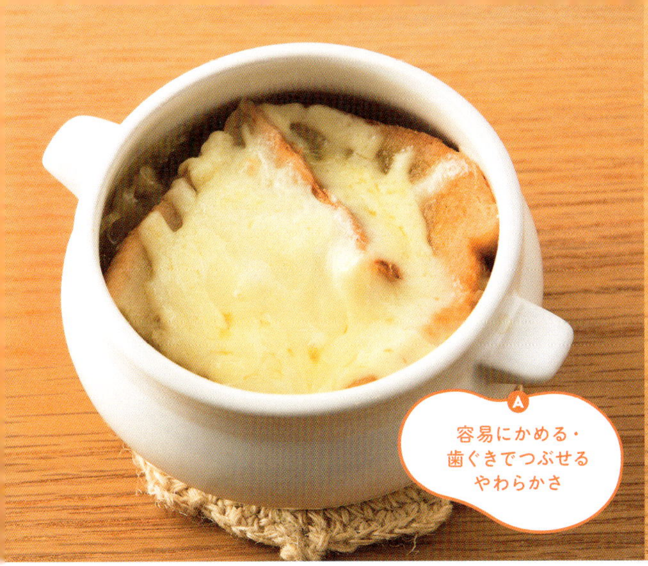

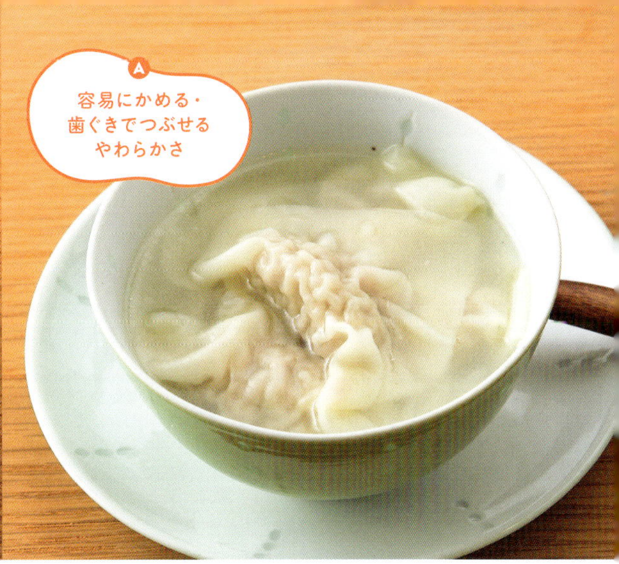

玉ねぎをじっくり炒めて

オニオングラタンスープ

材料（2人分）

玉ねぎ …………………… 2個（400g）
食パン（6枚切り）……………… ½枚
バター ………………………… 大さじ2
水 …………………………………… 500mℓ
顆粒コンソメスープの素
………………………………… 小さじ1½
塩、こしょう ………………… 各少々
ピザ用チーズ …………………… 50g

作り方

1 玉ねぎは縦に半分に切り、繊維を断つように薄切りにする。食パンは半分に切って軽くトーストする。

2 鍋にバターを入れ、玉ねぎを弱火で炒める。あめ色になり、半分くらいになったら、水とコンソメスープの素を入れ、10分煮て、塩、こしょうで味をととのえる。

3 耐熱容器に2と1のパンを入れて、チーズをのせ、オーブントースターでチーズがとけるまで焼く。

調理のポイント

汁気を吸わせる

トーストしたパンもスープに浸すことでやわらかくなる。

POINT 4 P.22

エネルギー
236kcal
タンパク質
8.2g
脂質
15.4g
塩分
1.1g

やわらかさの調整法

B 舌でつぶせるやわらかさ

玉ねぎはみじん切りにして、Aと同様に調理する。

C かまなくてよいやわらかさ

食パンは耳をとり、焼かずに少量のスープで煮る。スープはミキサーにかける。

つるりとのどごしのよい皮で

ワンタンスープ

材料（2人分）

ワンタンの皮 ……………………… 10枚
玉ねぎ ………………… 大⅛個（30g）
豚ひき肉 ……………………………… 60g
A しょうゆ ……………………… 小さじ⅓
A 塩 ………………………………… 小さじ⅕
ごま油 …………………………… 小さじ2
B 顆粒中華スープの素
B ………………………………… 小さじ½
B 水 ………………………………… 300mℓ
塩 ……………………………… 小さじ½
こしょう ……………………………… 少々

作り方

1 玉ねぎはすりおろす。

2 ボウルに1とひき肉、Aを入れてしっかり混ぜてから、ごま油を加えてさらに混ぜる。10等分してワンタンの皮で包む。

3 鍋にBを入れて沸騰させ、塩、こしょうを加え、2を入れてゆでる。

調理のポイント

とろみを生かす

ワンタンは別にゆでずに一緒に煮ることで、スープにとろみがつく。

POINT 7 P.28

エネルギー
173kcal
タンパク質
7.2g
脂質
9.5g
塩分
1.9g

やわらかさの調整法

B 舌でつぶせるやわらかさ

ワンタンのたねに豆腐を加えて、Aと同様に調理する。

C かまなくてよいやわらかさ

でき上がりのたねと皮は別々にして、それぞれミキサーにかける。スープにとろみをつけてかける。

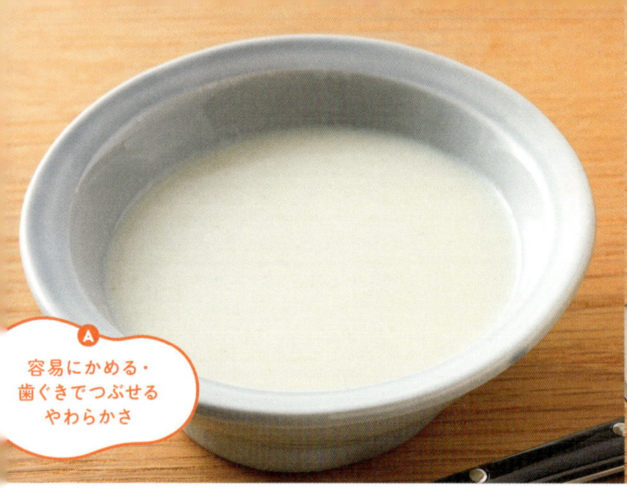

皮ごと風味のあるポタージュに

ごぼうのポタージュ

材料（2人分）

- ごぼう ………… ½本（80g）
- 玉ねぎ ………… ½個（100g）
- バター ………… 30g
- 小麦粉 ………… 大さじ3
- 水 ………… 300mℓ
- 固形コンソメスープの素 ………… 1個（4g）
- 牛乳 ………… 50mℓ
- 生クリーム ………… 大さじ1
- 塩 ………… 小さじ⅕
- こしょう ………… 少々

作り方

1. ごぼうは2mm幅のななめ切りにし、数分水にさらす。玉ねぎは繊維を断つように薄切りにする。
2. 鍋にバターを入れ、1を炒め、しんなりしたら小麦粉を加えて粉っぽさがなくなるまで炒める。水を少しずつ加え、コンソメスープの素を入れて5分煮る。
3. 粗熱をとり、ミキサーにかけて1分以上しっかり攪拌する。
4. 鍋に戻し、牛乳と生クリームを加えて温め、塩、こしょうで味をととのえる。

調理のポイント

POINT 2 P.18

繊維を断つ

繊維の多いごぼうは繊維を断つようになめ切りにし、さらにミキサーにかけるとなめらかになる。

やわらかさの調整法

B 舌でつぶせるやわらかさ
C かまなくてよいやわらかさ
Aと同様。

エネルギー
261kcal
タンパク質
3.4g
脂質
17.0g
塩分
0.6g

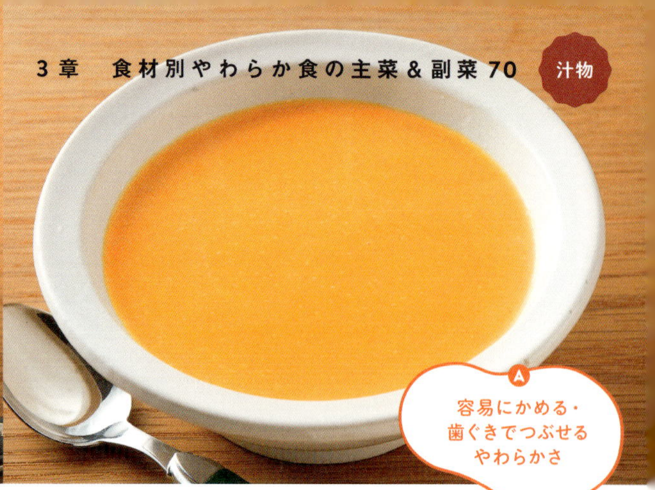

栄養豊富でのどごしなめらか

にんじんのポタージュ

材料（2人分）

- にんじん ………… ½本（100g）
- 玉ねぎ ………… ½個（100g）
- バター ………… 10g
- 水 ………… 300mℓ
- 固形コンソメスープの素 ………… 1個（4g）
- ごはん ………… 茶碗⅓杯分（50g）
- 牛乳 ………… 50mℓ
- 生クリーム ………… 大さじ1
- 塩 ………… 小さじ⅕
- こしょう ………… 少々

作り方

1. にんじんは2mm厚さのいちょう切りにする。玉ねぎは縦に半分に切り、繊維を断つように薄切りにする。
2. 鍋にバターを入れ、1を炒め、玉ねぎが透き通ったら、水、コンソメスープの素、ごはんを入れて混ぜ、野菜がやわらかくなるまで煮る。
3. 粗熱をとり、ミキサーに1分以上かけてしっかり攪拌する。
4. 鍋に戻し、牛乳と生クリームを加えて温め、塩、こしょうで味をととのえる。

調理のポイント

POINT 7 P.28

とろみをつける

ごはんを入れることでとろみがつき、食べやすくなる。

やわらかさの調整法

B 舌でつぶせるやわらかさ
C かまなくてよいやわらかさ
Aと同様。

エネルギー
158kcal
タンパク質
2.5g
脂質
7.6g
塩分
0.4g

やわらかおやつ

甘いものはエネルギー補給にも、気持ちのリラックスにも欠かせません。やわらかく食べやすく、家にある材料で簡単に手作りできるおやつをご紹介します。

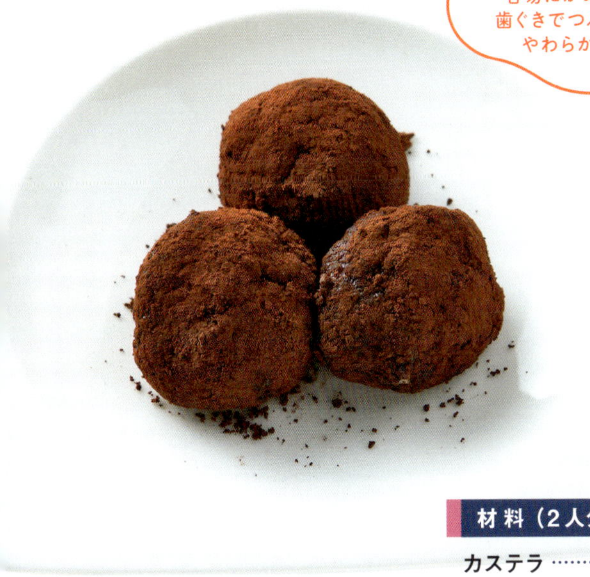

A 容易にかめる・歯ぐきでつぶせるやわらかさ

トリュフカステラ

牛乳に浸したカステラは加熱するとさらにしっとり。かめる方は、細かくきざんだレーズンなどを入れても。

エネルギー 193kcal　脂質 4.6g
タンパク質 5.1g　塩分 0.1g

材料（2人分）

- カステラ……100g
- 牛乳……50mℓ
- ココア……大さじ2

作り方

1. 耐熱容器にカステラをちぎって入れ牛乳を加えてよく混ぜ、ラップをかけて電子レンジで2分加熱する。
2. 6等分して直径2cmくらいに丸め、ココアをまぶす。

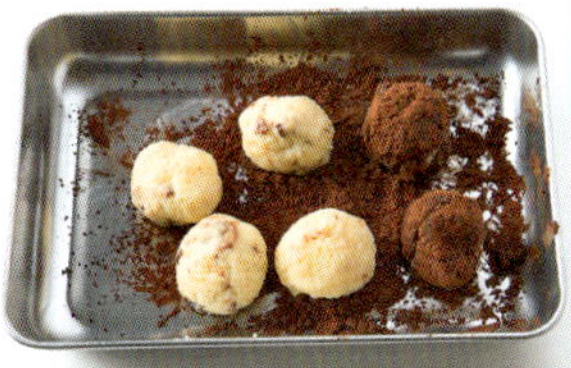

丸めたカステラをココアの粉の上で転がすようにする。

やわらかさの調整法

B 舌でつぶせるやわらかさ

Aと同様。

C かまなくてよいやわらかさ

カステラと牛乳を同量にして、同様に調理する。

ヨーグルト入り蒸しパン

ホットケーキミックスとヨーグルトで作る簡単蒸しパン。
冷めてもかたくなりにくくジャムやみそ、マヨネーズなどを入れても美味。

エネルギー 262kcal　タンパク質 5.8g　脂質 12.9g　塩分 0.5g

材料（牛乳1ℓパック1個分・4人分）

- ホットケーキミックス……150g
- 卵……1個
- サラダ油……大さじ3
- プレーンヨーグルト……150g

作り方

1. ボウルに卵を割りほぐし、サラダ油、ヨーグルトを加えてよく混ぜる。ホットケーキミックスを加え、さっくりと混ぜる。
2. 耐熱容器（牛乳1ℓパックの片側を切る）にクッキングペーパーを敷き、1を流し入れてラップをかけ、電子レンジで6〜7分加熱する。

やわらかさの調整法

B 舌でつぶせるやわらかさ

でき上がりを牛乳に浸して、電子レンジで加熱する。

C かまなくてよいやわらかさ

Bの牛乳の量や浸す時間を増やし、同様に加熱する。

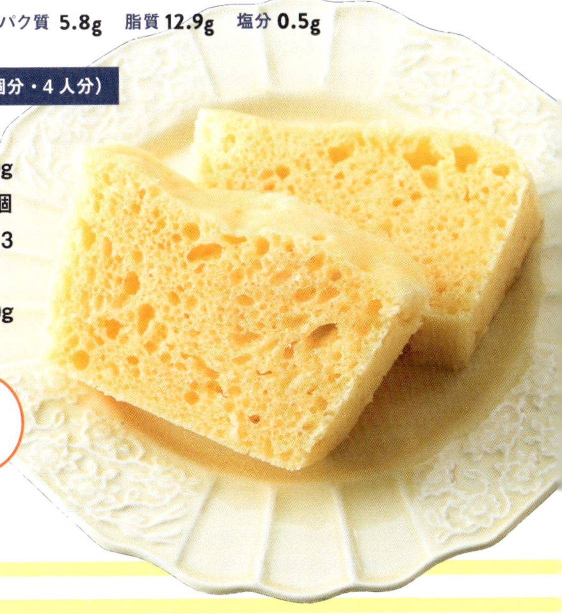

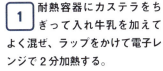

A 容易にかめる・歯ぐきでつぶせるやわらかさ

りんごのコンポート

電子レンジで作れる簡単コンポート。
りんごの水分だけでやわらかくなります。
砂糖は一度加熱してから加えます。

エネルギー 45.5kcal　脂質 0.2g
タンパク質 0.1g　塩分 0.0g

A 容易にかめる・歯ぐきでつぶせるやわらかさ

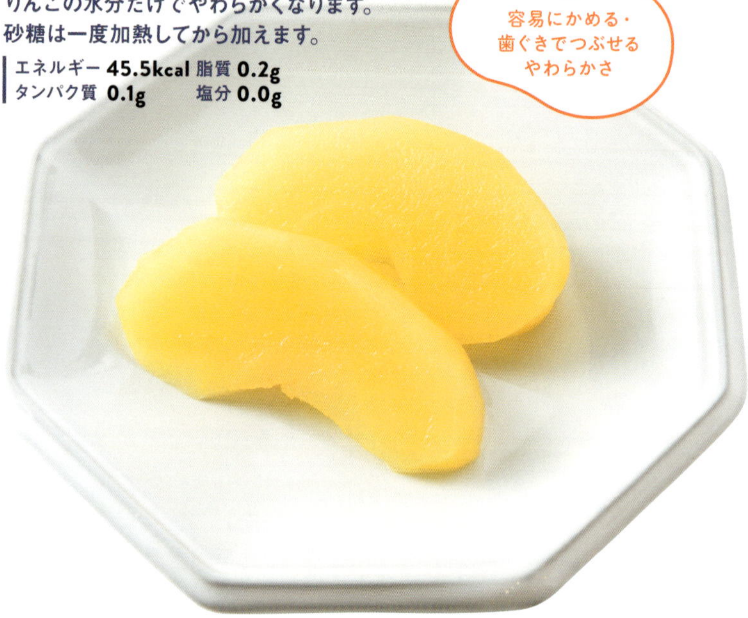

材料（4人分）

りんご……1個（300g）
砂糖……小さじ1

作り方

1. りんごは皮をむいて8等分に切り、芯をとる。
2. 耐熱容器に1を並べ、ふんわりとラップをかけて電子レンジで4分加熱する。出た水分は捨てずに砂糖を加え、さらに1～2分加熱する。
3. ラップしたまま冷ます（りんごから出た水分がまた中に戻る）。

やわらかさの調整法

B 舌でつぶせるやわらかさ

実がやわらかなジョナゴールドなどの品種を選んで調理し、スプーンでつぶす。

C かまなくてよいやわらかさ

Bので き上がりをミキサーにかける。

バナナのバターソテー

バナナを厚めに切ってゆっくり焼いて、ほっくりとやわらかに。
バターを使うと風味よく、エネルギーもアップします。

エネルギー 72kcal　タンパク質 0.5g　脂質 4.1g　塩分 0.1g

A 容易にかめる・歯ぐきでつぶせるやわらかさ

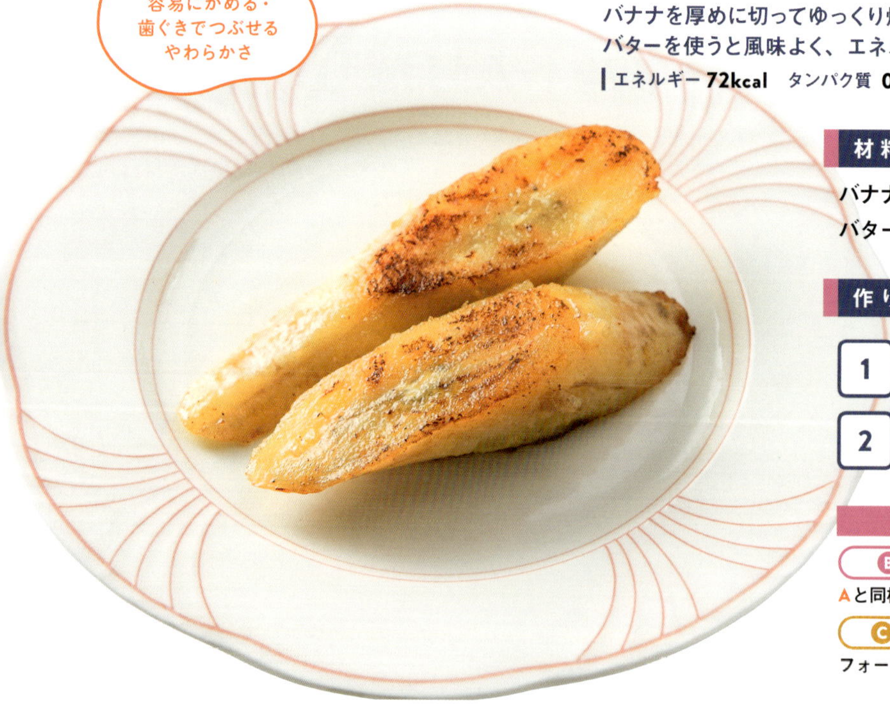

材料（2人分）

バナナ……大1本（70～80g）
バター……10g

作り方

1. バナナは皮をむき、2cm幅のななめ切りにする。
2. フライパンにバターを入れ、弱火で1をじっくり焼く。

やわらかさの調整法

B 舌でつぶせるやわらかさ

Aと同様。

C かまなくてよいやわらかさ

フォークの背などでつぶす。

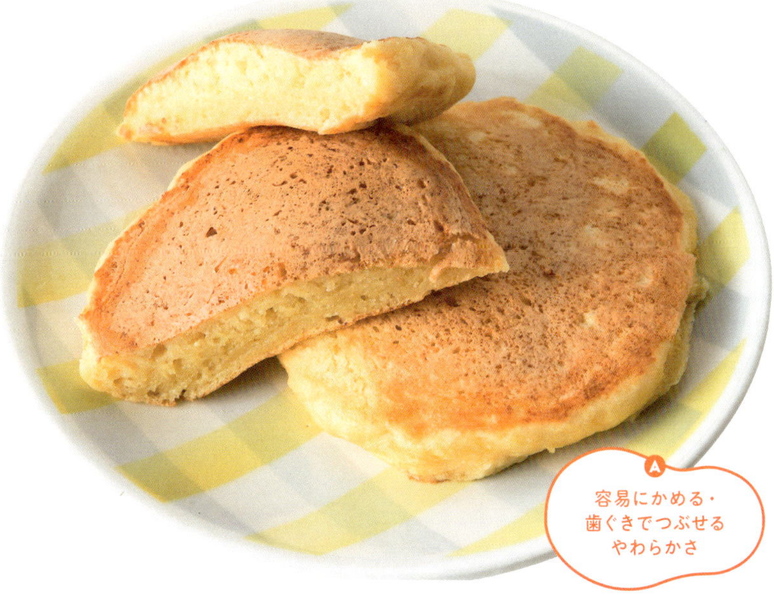

Ⓐ 容易にかめる・歯ぐきでつぶせるやわらかさ

豆腐パンケーキ

ホットケーキミックスに絹ごし豆腐を加えて、ふんわりやわらかに。たねにマヨネーズを加えるとよりふっくら焼き上がります。

エネルギー 320kcal　脂質 8.4g
タンパク質 9.2g　塩分 0.6g

材料（作りやすい分量・3人分）

- ホットケーキミックス …… 150g
- 卵 …… 1個
- 砂糖 …… 40g
- 絹ごし豆腐 …… ⅔丁（200g）
- サラダ油 …… 小さじ2

作り方

1. ボウルに卵を割り入れ、砂糖を加えてよく混ぜる。豆腐を入れて白い部分がなくなるようにさらによく混ぜる。
2. ホットケーキミックスを加え、さっくりと混ぜる。
3. フライパンにサラダ油をひき、2を6等分して流し入れ、弱めの中火で両面焼く。

やわらかさの調整法

Ⓑ 舌でつぶせるやわらかさ

でき上がりを牛乳に浸して、電子レンジで加熱する。

Ⓒ かまなくてよいやわらかさ

Bの牛乳の量や浸す時間を増やし、同様に加熱する。

牛乳寒天ジャムソース

寒天の量を通常の0.8％よりも少ない、0.6％程度でやわらかく仕上げます。ジャムを湯でのばした簡単ソースで。

エネルギー 88kcal　脂質 3.8g
タンパク質 3.3g　塩分 0.1g

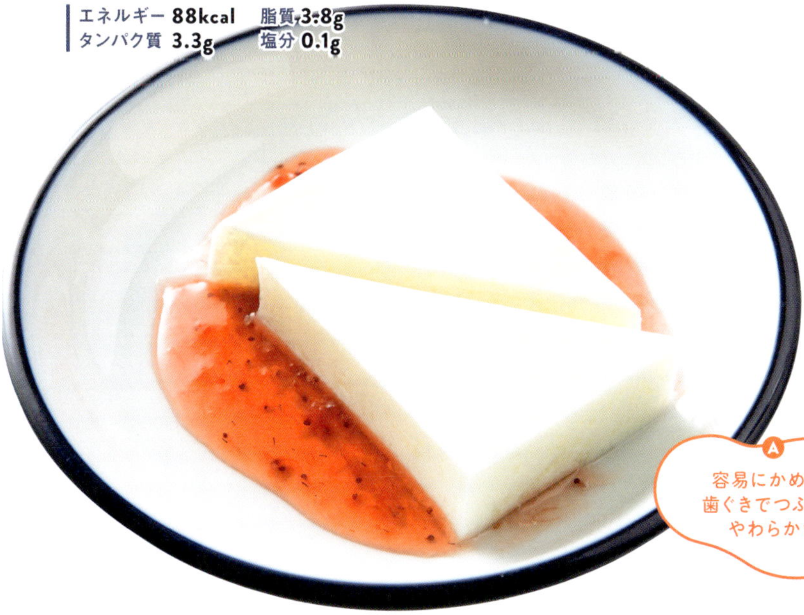

Ⓐ 容易にかめる・歯ぐきでつぶせるやわらかさ

やわらかさの調整法

Ⓑ 舌でつぶせるやわらかさ

Ⓒ かまなくてよいやわらかさ

Aと同様。

材料（作りやすい分量・6人分）

- 牛乳 …… 600mℓ
- 砂糖 …… 大さじ1
- 粉寒天 …… 1袋（4g）
- A いちごジャム、湯 …… 各大さじ3

作り方

1. 鍋に牛乳、砂糖、粉寒天を入れて火にかけ、弱火でゆっくりと加熱する。
2. 沸騰させて完全に寒天がとけたら火を止めて粗熱をとり、型か器に流し入れ、冷やし固める。
3. 切り分けて器に盛り、Aを混ぜ合わせたソースを添える。

マカロニきなこ

マカロニときなこだけで驚きのおいしさ。
好みで黒蜜をかければ、よりしっとりしておいしい。

エネルギー 66kcal　脂質 1.7g
タンパク質 3.2g　塩分 0.0g

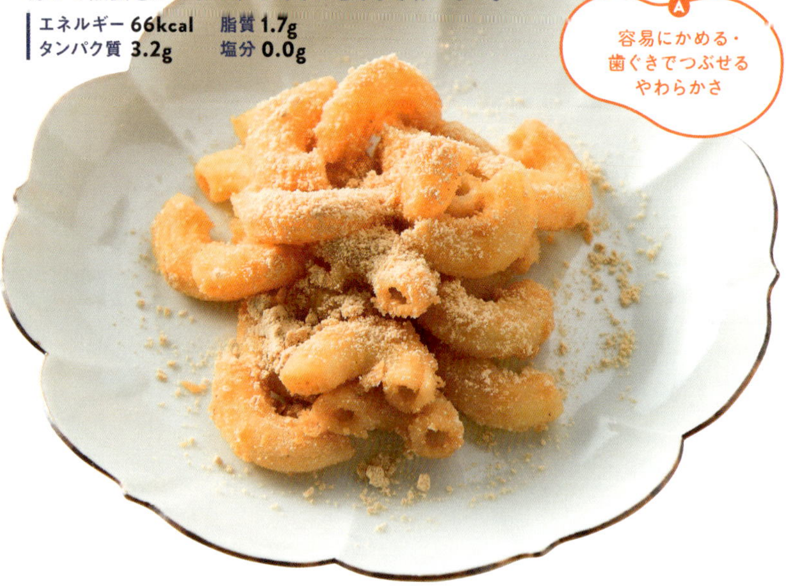

A 容易にかめる・歯ぐきでつぶせるやわらかさ

材料（2人分）

マカロニ（早ゆで）……10g
きなこ……大さじ2
砂糖……大さじ1

作り方

1 マカロニは表示の時間よりも2～3分長く、やわらかくゆでて、水気をきる。

2 きなこと砂糖を合わせ、1が温かいうちにあえる。

やわらかさの調整法

B 舌でつぶせるやわらかさ

マカロニはさらにやわらかくゆでて、半分の大きさに切る。きなこ砂糖をまぶす。

C かまなくてよいやわらかさ

Bのマカロニは、同量の湯と酵素入りゲル化剤（p.35参照）と一緒にミキサーにかける。きなこ砂糖はサラダ油少量で練って添える。

肉まん風シュウマイ包み

市販のシュウマイを薄切り食パンで包んで加熱するだけ。
小腹がすいたときにぴったりです。

エネルギー 239kcal　タンパク質 9.2g　脂質 7.4g　塩分 1.3g

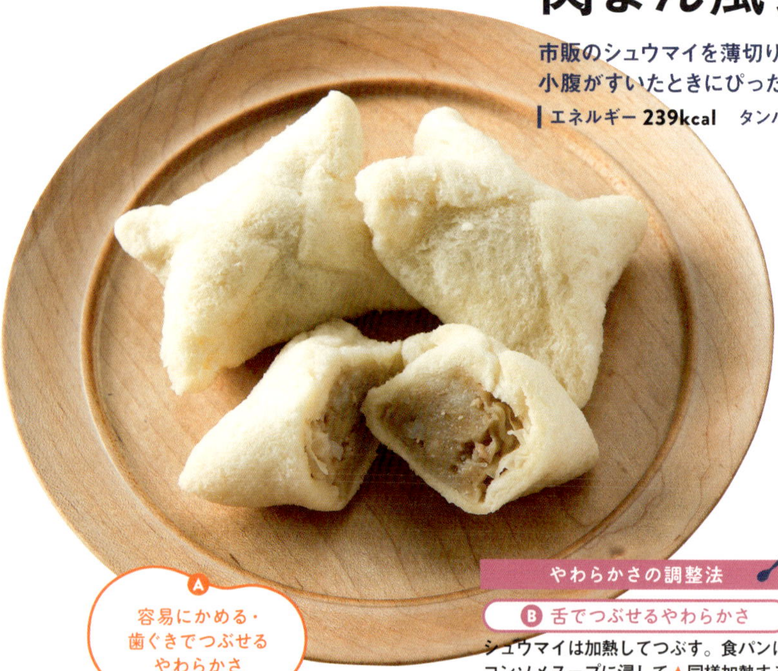

A 容易にかめる・歯ぐきでつぶせるやわらかさ

材料（2人分）

食パン（サンドイッチ用・耳なし）…6枚
シュウマイ（市販品）……6個

作り方

1 ラップを広げて食パンを1枚のせ、真ん中にシュウマイ1個を置いて包み、さらにラップで包んで電子レンジで1分加熱する。

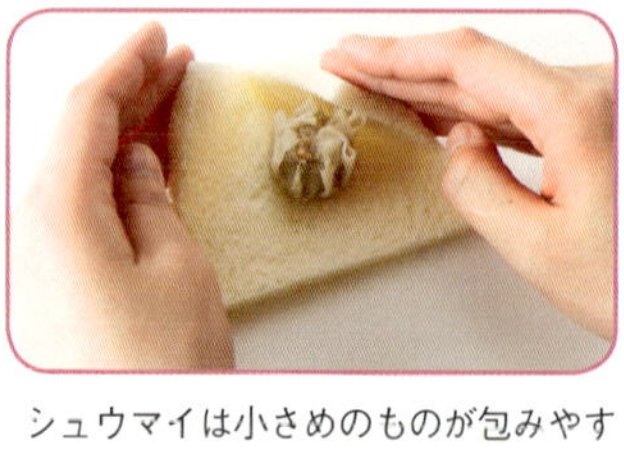

シュウマイは小さめのものが包みやすい。四隅をたたんでラップで包むだけ。

やわらかさの調整法

B 舌でつぶせるやわらかさ

シュウマイは加熱してつぶす。食パンはコンソメスープに浸してA同様加熱する。

C かまなくてよいやわらかさ

シュウマイはかゆゼリーと一緒にミキサーにかけ、コンソメスープで作ったパンがゆを添える。

4章

常備菜&市販品を使った手間省きやわらか食

もう一品欲しいときに
助かる常備菜や、
市販品利用のスピードメニュー。
常備菜は高齢者が
不足しがちな栄養を
補えるものを選びました。

不足しがちな栄養を補う常備菜

食が細くなると、栄養不足が心配になります。一度にたくさんの量を食べなくても、毎日少しずつ食べられて栄養補給になる、作り置き可能な常備菜をご紹介します。

タンパク質を補う

甘辛い味つけがごはんに合う

牛肉しぐれ煮

エネルギー	脂質
324kcal	18.7g
タンパク質	**塩分**
20.1g	2.1g

調理のポイント

材料（2人分）

- 牛もも細切れ肉 ………… 200g
- パイナップル（生・カット） ………… 1切れ（15～20g）
- しょうが ………………… 1かけ
- A
  - 酒 ………………… 大さじ2
  - しょうゆ …… 大さじ1½
  - 砂糖、みりん ……………… 各大さじ1

作り方

1. 牛肉は薄切りにしたパイナップルと混ぜ合わせて15分漬け、パイナップルは除いておく。しょうがは千切りにする。
2. 鍋にAと1のしょうがを入れて火にかけ、煮立ったら、1の牛肉を入れ、10分ほど中火で煮詰める。

ももの細切れを選ぶ

牛肉はもも肉を選び、良質なタンパク質を補う。

POINT 1 P.16

酵素でタンパク質分解

生のパイナップルのタンパク質分解酵素が肉をやわらかくする。

POINT 2 P.18

！

肉類は筋肉を作るタンパク質が豊富なので、年をとっても食べたい食材です。とくに牛肉は鉄分やミネラル分も豊富。保存のきくしぐれ煮はおすすめです。

やわらかさの調整法

B 舌でつぶせるやわらかさ

しょうがはすりおろし、牛肉はパイナップルに漬ける時間を長くする。でき上がりを包丁でたたき、ゆでてつぶした里いもであえる。

C かまなくてよいやわらかさ

Bのでき上がりを、かゆゼリーと一緒にミキサーにかける。

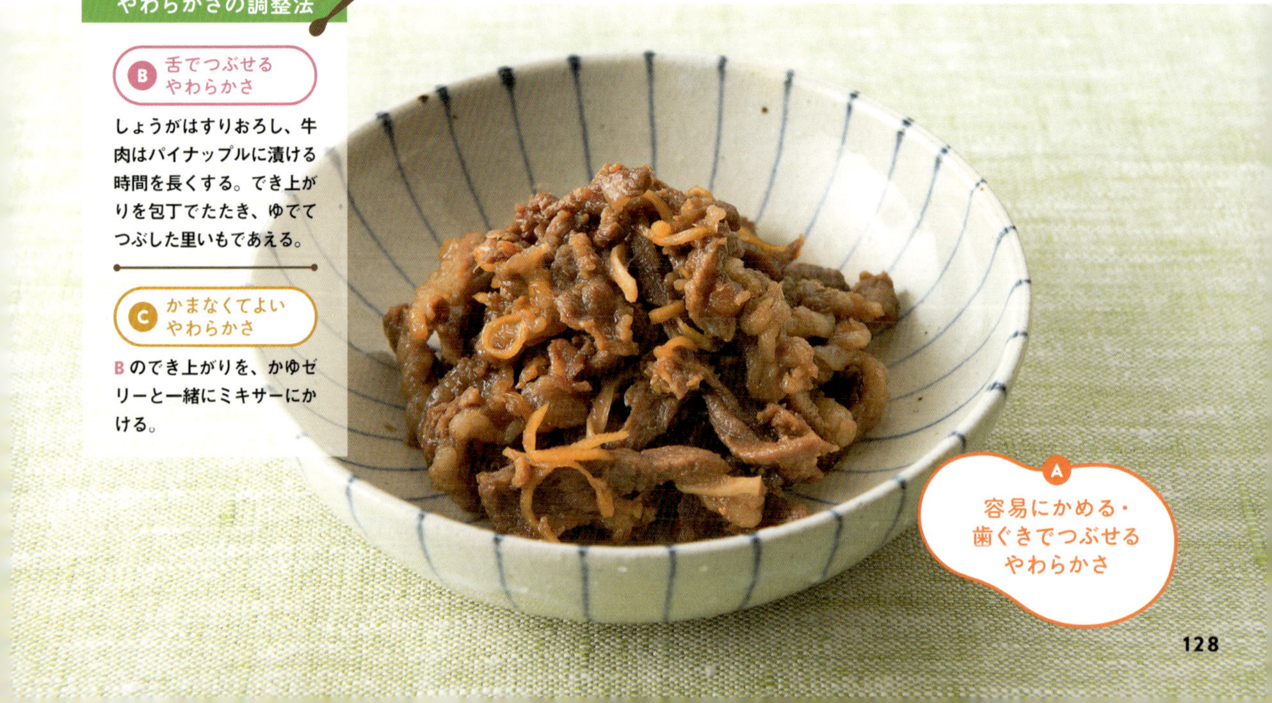

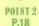

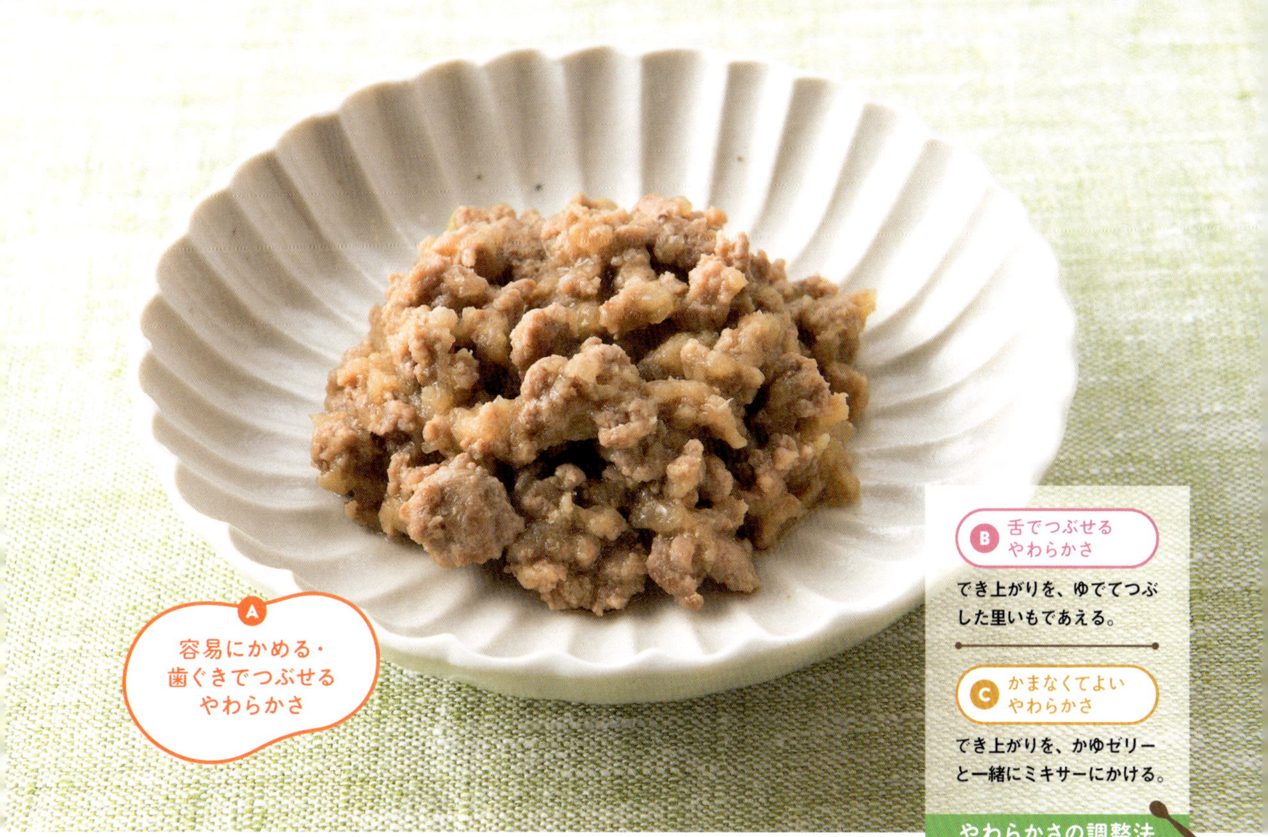

A 容易にかめる・歯ぐきでつぶせるやわらかさ

B 舌でつぶせるやわらかさ

でき上がりを、ゆでてつぶした里いもであえる。

C かまなくてよいやわらかさ

でき上がりを、かゆゼリーと一緒にミキサーにかける。

やわらかさの調整法

すりおろし玉ねぎで風味づけ

肉みそ

エネルギー	脂質
303kcal	17.3g
タンパク質	塩分
18.6g	0.7g

！

豚肉はタンパク質はもちろん、ビタミンB群も豊富なので、疲労回復などに役立ちます。新陳代謝を高める効果のある玉ねぎを加えて、風味も栄養もアップ。

材料（2人分）

- 豚ひき肉 …… 200g
- 玉ねぎ …… ½個（100g）
- しょうが …… ½かけ
- A
  - みそ、砂糖、みりん …… 各大さじ1
  - しょうゆ …… 小さじ1
  - 水 …… 小さじ1
  - 片栗粉 …… 小さじ½

調理のポイント

POINT 7 P.28

とろみをつける

片栗粉を入れた調味料はよく混ぜておくとダマになりにくく全体にとろみをつけやすい。

POINT 6 P.26

そぼろ状にしない

ひき肉は細かいそぼろにせず、焼きつけて、ある程度塊を残す。

作り方

1. ひき肉はポリ袋に入れて手のひらで押してつぶす。玉ねぎとしょうがはすりおろす。
2. フライパンに1のひき肉を入れ、ほぐさず弱火でゆっくり焼きつけるように炒める。
3. 1の玉ねぎとしょうがを加えて混ぜ、火が通ったらよく混ぜ合わせたAを入れて混ぜながら、とろみがつくまで煮詰める。

※かゆゼリーはp.35参照

食物繊維を補う

おかずにもお茶うけにも

かぼちゃのきなこあえ

エネルギー 92kcal　脂質 1.0g　食物繊維 3.4g
タンパク質 2.6g　塩分 0.1g

材料（2人分）

かぼちゃ……… 1/8個（160g）

A
- きなこ ……… 小さじ2
- 砂糖 ………… 小さじ1
- 塩 ……………………… 少々

！きなこは食物繊維豊富で、抗酸化作用の高い食品ですが、むせやすいのが難点。かぼちゃと合わせたり、油を加えたりすると食べやすく、栄養価もアップします。

作り方

1 Aを合わせ、よく練る。

2 かぼちゃは2cm角に切り、ラップで包み電子レンジで3分加熱し、1であえる。

調理のポイント

加熱してあえる

かぼちゃときなこのあえ衣は混ぜ合わせることでまとまり、食べやすくなる。かぼちゃを加熱してもしっとりせず、ほくほくしているようなら大さじ1の水を加えて再加熱する。

POINT 3、5 P.20、24

やわらかさの調整法

B 舌でつぶせるやわらかさ

かぼちゃは皮をむいて加熱し、サラダ油を加えてつぶす。作り方1のきなこであえる。

C かまなくてよいやわらかさ

Bのかぼちゃを、材料Aにサラダ油を加えて練ったきなこであえる。

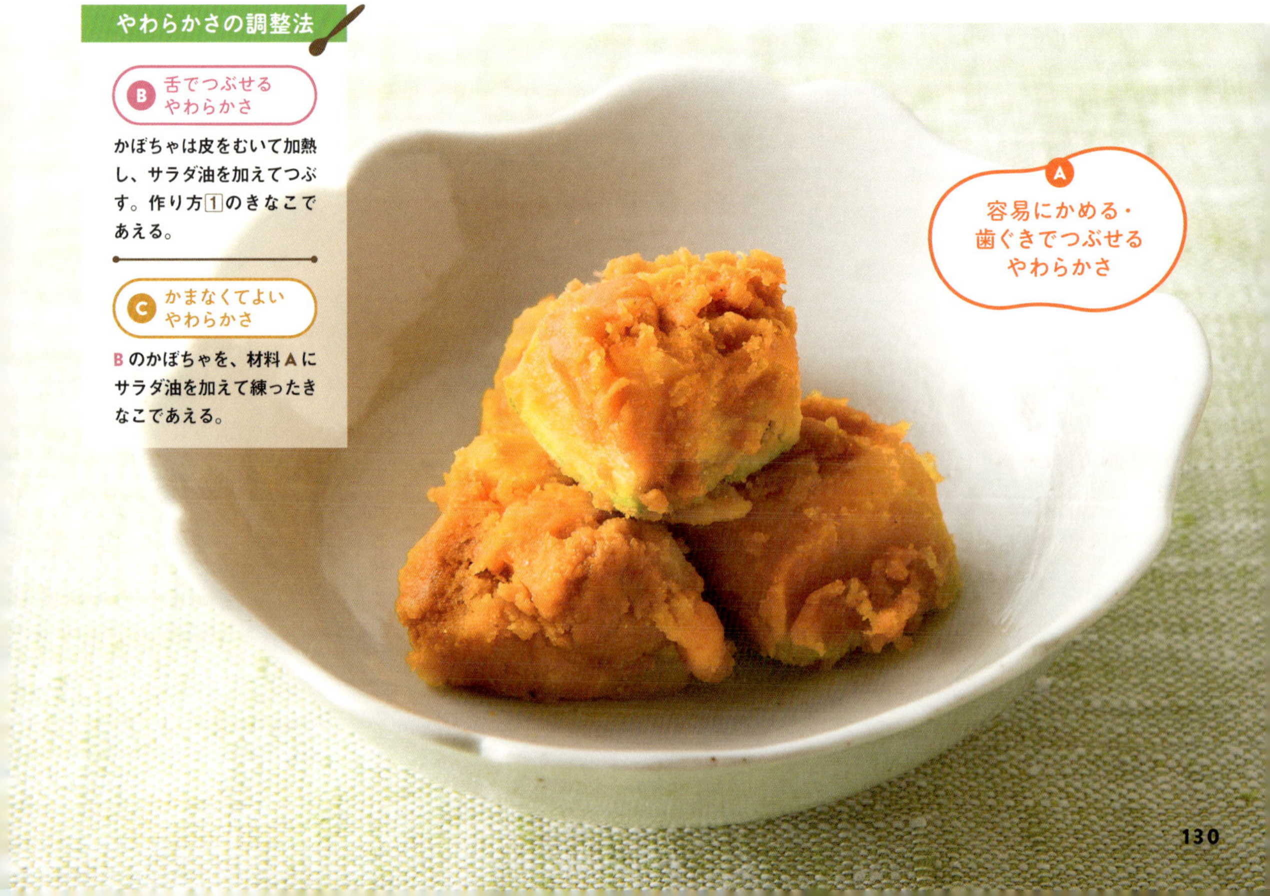

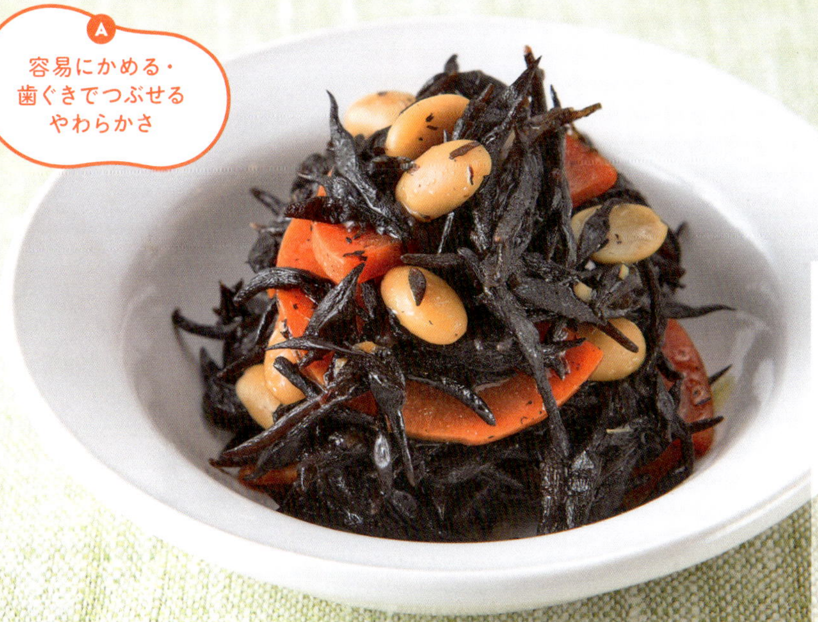

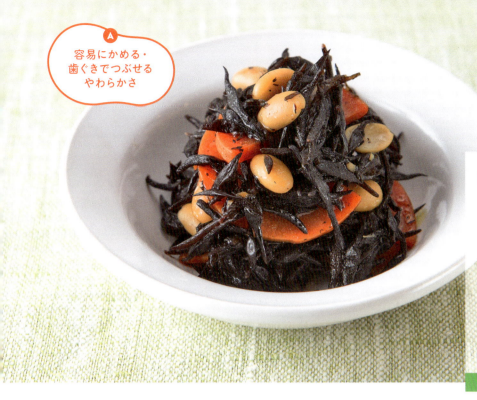

A
容易にかめる・
歯ぐきでつぶせる
やわらかさ

B 舌でつぶせるやわらかさ
でき上がりの大豆を取り出し、煮汁を足しながらつぶして、ひじきとあえる。または白あえにする。

C かまなくてよいやわらかさ
でき上がりの大豆を除き、かゆゼリーと一緒にミキサーにかける。大豆は別にペーストにして添える。

やわらかさの調整法

じっくりやわらかく煮て
ひじき煮

エネルギー	脂質	食物繊維
61kcal	2.8g	2.8g
タンパク質	**塩分**	
22g	1.0g	

！
食物繊維だけでなく、カルシウムも豊富なひじきは、毎日少しずつ食べたい食材のひとつ。生の太くてやわらかいものを選んで、ゆっくりと煮ると食べやすくなります。

材料（2人分）

- ひじき（生タイプ）…… 80g
- 大豆水煮（市販品）…… 20g
- にんじん …… ¼本（50g）
- A
  - だし汁 ………… 200mℓ
  - しょうゆ、砂糖 ………… 各小さじ2
- サラダ油 ………… 小さじ1

作り方

1. 大豆水煮は薄皮をむく。にんじんは3mm厚さのいちょう切りにする。
2. 鍋にサラダ油をひき、ひじきと1のにんじんを炒める。
3. 2にAと大豆を加え、具材がやわらかくなるまで30分煮る。

調理のポイント

食材の形状を選ぶ
POINT 1 P.16
生ひじきとして戻した状態で売られているもので、太くてやわらかいものを使う。

皮をむく
POINT 2 P.18
大豆水煮は薄皮がかみにくいので、面倒でもむくこと。

カルシウムを補う

牛乳を加えた洋風煮びたし
小松菜のミルク煮

エネルギー 83kcal　脂質 7.0g　カルシウム 114mg
タンパク質 2.0g　塩分 0.4g

材料（2人分）

- 小松菜 …………⅓ ～ ½ 束（100g）
- ベーコン（薄切り）………… 20g
- バター ………………………… 5g
- だし汁 ……………………… 50cc
- 牛乳 ………………………… 50cc
- 塩、こしょう ………… 各少々

！
小松菜と牛乳を組み合わせた煮びたしは、カルシウム補給に最適なメニューです。小松菜をだし汁でやわらかく煮ます。仕上げに粉チーズをふってもいいでしょう。

作り方

1. 小松菜は3cm長さに切る。ベーコンは1cm幅に切る。
2. 鍋にバターをひき、ベーコンを弱火で炒めて一度取り出す。
3. 同じ鍋で小松菜を炒め、しんなりしてきたらだし汁を入れる。水分がとんだら、牛乳を加えて1～2分煮る。
4. 2を戻し、塩、こしょうで味をととのえる。

調理のポイント

ベーコンは一度取り出す
ベーコンは炒めすぎるとかたくなるので、火が通ったら一度取り出しておく。
POINT 3 P.20

やわらかく煮る
牛乳を加える前にだし汁で小松菜がやわらかくなるまでじっくり煮る。
POINT 3 P.20

やわらかさの調整法

B 舌でつぶせるやわらかさ
でき上がりのベーコンを取り出し、かゆゼリーと一緒にミキサーにかける。小松菜はさらにやわらかく煮て細かくたたく。

C かまなくてよいやわらかさ
でき上がりのベーコン、小松菜はそれぞれ別々に、かゆゼリーと一緒にミキサーにかける。

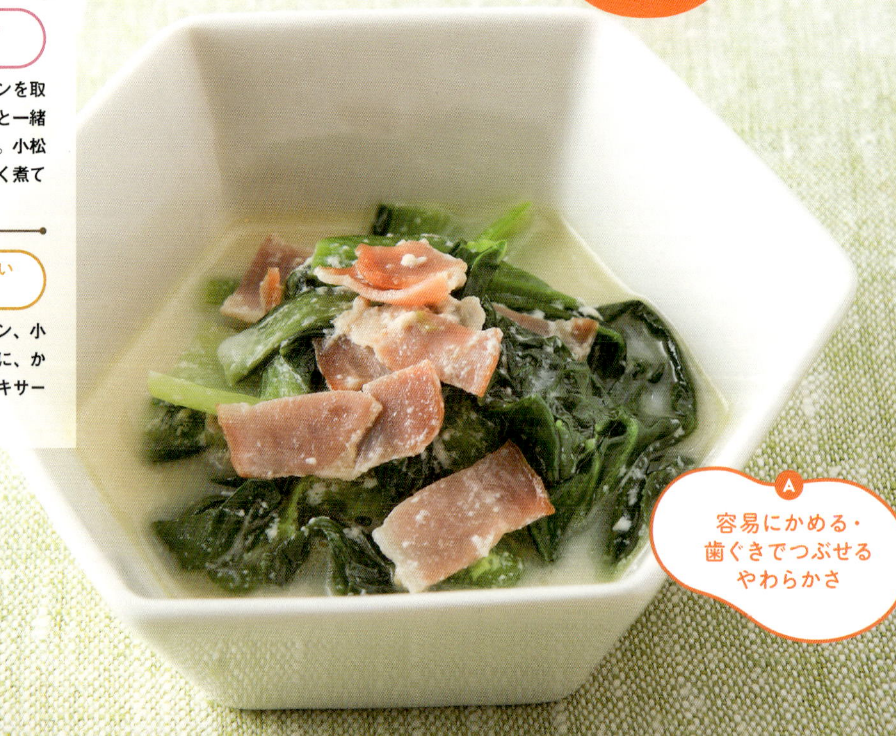

A 容易にかめる・歯ぐきでつぶせるやわらかさ

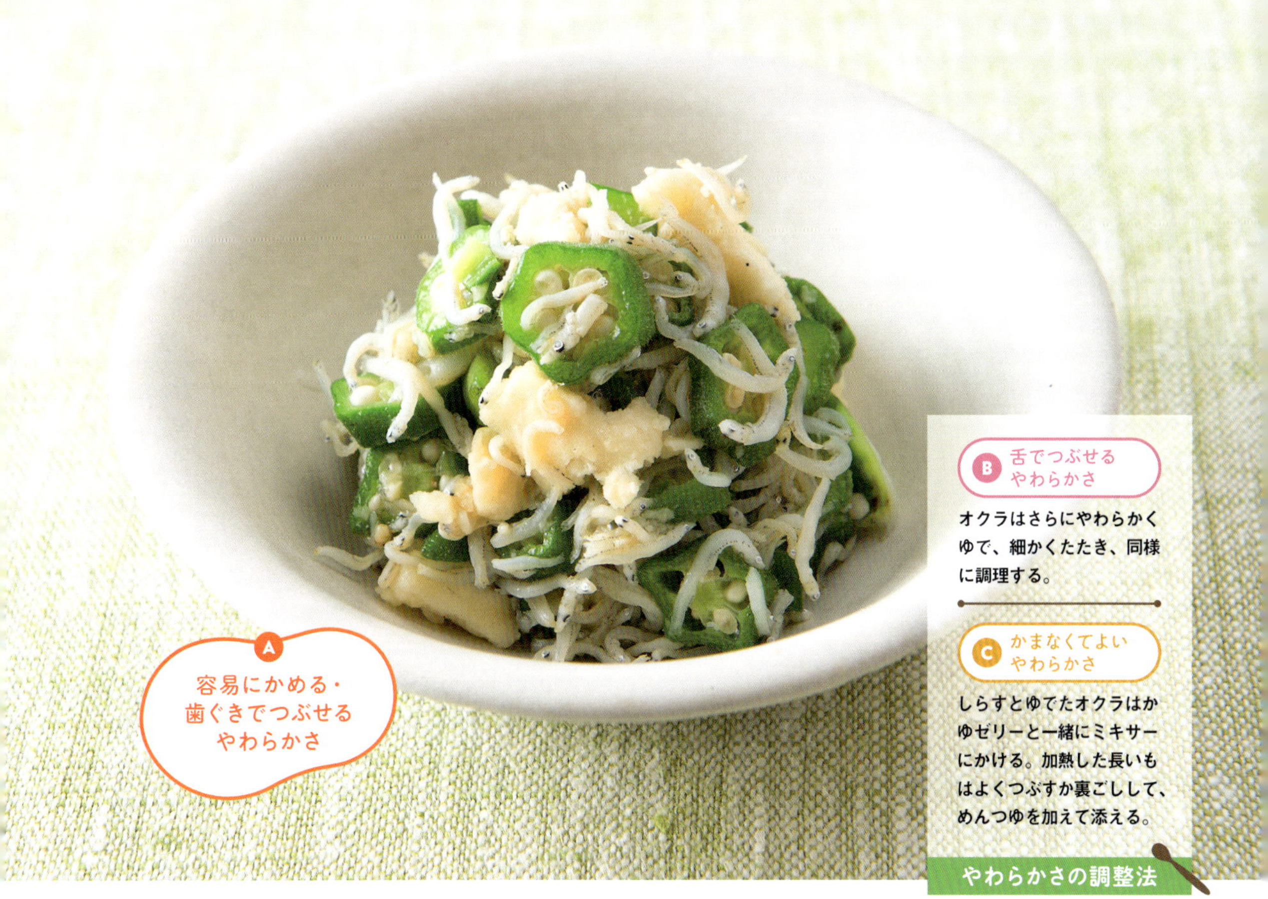

A 容易にかめる・歯ぐきでつぶせるやわらかさ

やわらかさの調整法

B 舌でつぶせるやわらかさ

オクラはさらにやわらかくゆで、細かくたたき、同様に調理する。

C かまなくてよいやわらかさ

しらすとゆでたオクラはかゆゼリーと一緒にミキサーにかける。加熱した長いもはよくつぶすか裏ごしして、めんつゆを加えて添える。

小魚にねばねば食材を加えて食べやすく

オクラのしらすあえ

エネルギー	脂質	カルシウム
48kcal	0.5g	78mg
タンパク質	塩分	
6.7g	1.3g	

！

やわらかなしらすは、食べやすい小魚です。オクラと長いものねばりを生かして、あえものに。カリウム、食物繊維などの栄養素もプラスされます。

調理のポイント

湯通しで水分を加える

ちりめんじゃこではなく、しらすを使い、湯通ししてふっくらさせる。

POINT 3 P.20

繊維を断つ

オクラは繊維を断つように切る。

POINT 2 P.18

材料（2人分）

- しらす……50g
- オクラ……6本（60g）
- 長いも……小3cm（30g）
- めんつゆ（3倍濃縮）……小さじ1

作り方

1. しらすはざるに入れ、さっと熱湯をかけて湯通しする。
2. オクラはやわらかく塩ゆでし、5mm幅に切る。長いもは2cm角に切り、ラップに包んで電子レンジで3分加熱して粗くつぶす。
3. 1と2をあえ、めんつゆを入れてよく混ぜる。

鉄分を補う

スパイスの香りで食欲もアップ

レバーのカレー炒め

エネルギー	脂質	鉄分
138kcal	8.3g	7.1mg
タンパク質	塩分	
11.0g	0.6g	

材料（2人分）

豚レバー …………… 100g
牛乳 ……………… 大さじ1
A しょうゆ、酒 ………… 各小さじ1
片栗粉 ………… 小さじ2
サラダ油、酒 ……………… 各大さじ1
B カレー粉 … 小さじ1
塩、こしょう … 少々

作り方

1. 豚レバーは薄切りにして洗い、牛乳に20分漬ける。
2. 1を水で洗い、Aに5分漬け、片栗粉をまぶす。
3. フライパンにサラダ油をひいて2を炒め、火が通ったら酒をふり、Bを入れてさらに炒める。

！

鉄分豊富なレバーですが、苦手な方も多いでしょう。味つけにカレー粉を利用すると、スパイスの香りがレバーのくせをやわらげて食べやすくなります。

調理のポイント

カレー粉で食欲増進

カレー粉が味のポイントになり食欲をそそる。

POINT 8 P.30

片栗粉で水分などを保つ

片栗粉をまぶしてから炒めることで、水分や脂分を保ち、やわらかく仕上がる。

POINT 4 P.22

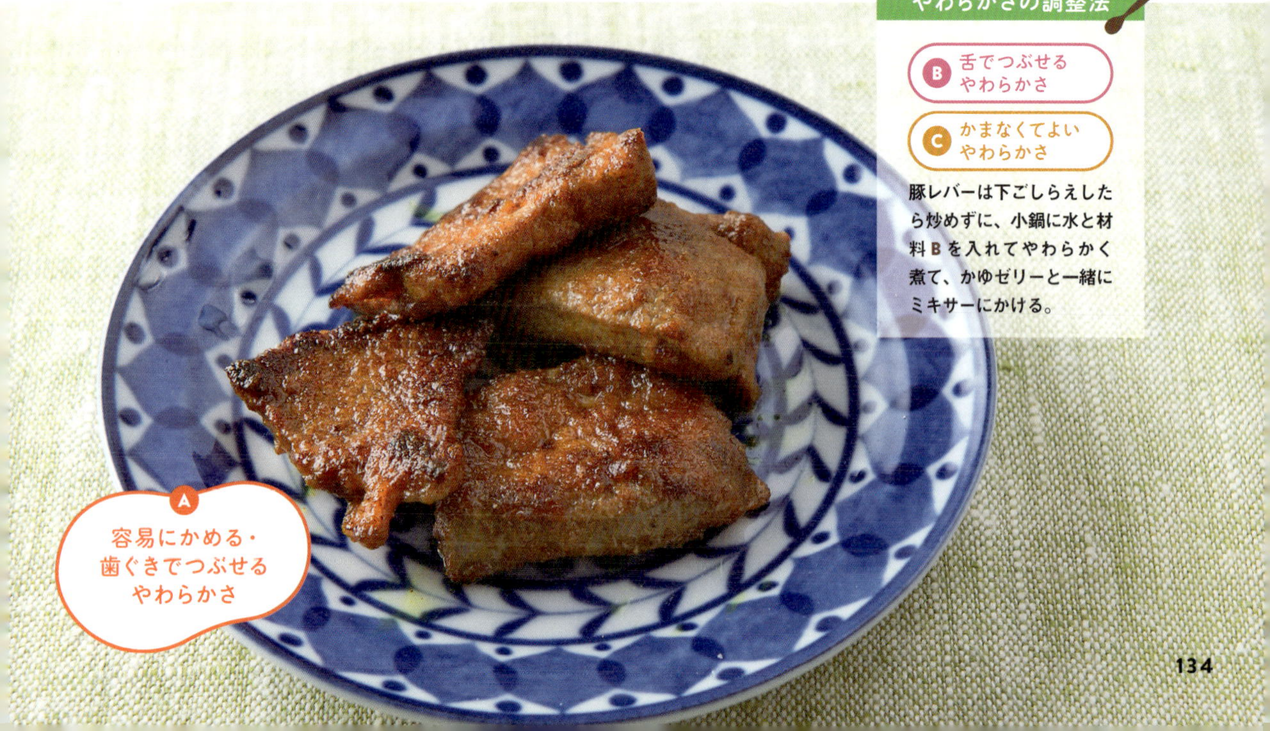

やわらかさの調整法

B 舌でつぶせるやわらかさ

C かまなくてよいやわらかさ

豚レバーは下ごしらえしたら炒めずに、小鍋に水と材料Bを入れてやわらかく煮て、かゆゼリーと一緒にミキサーにかける。

A 容易にかめる・歯ぐきでつぶせるやわらかさ

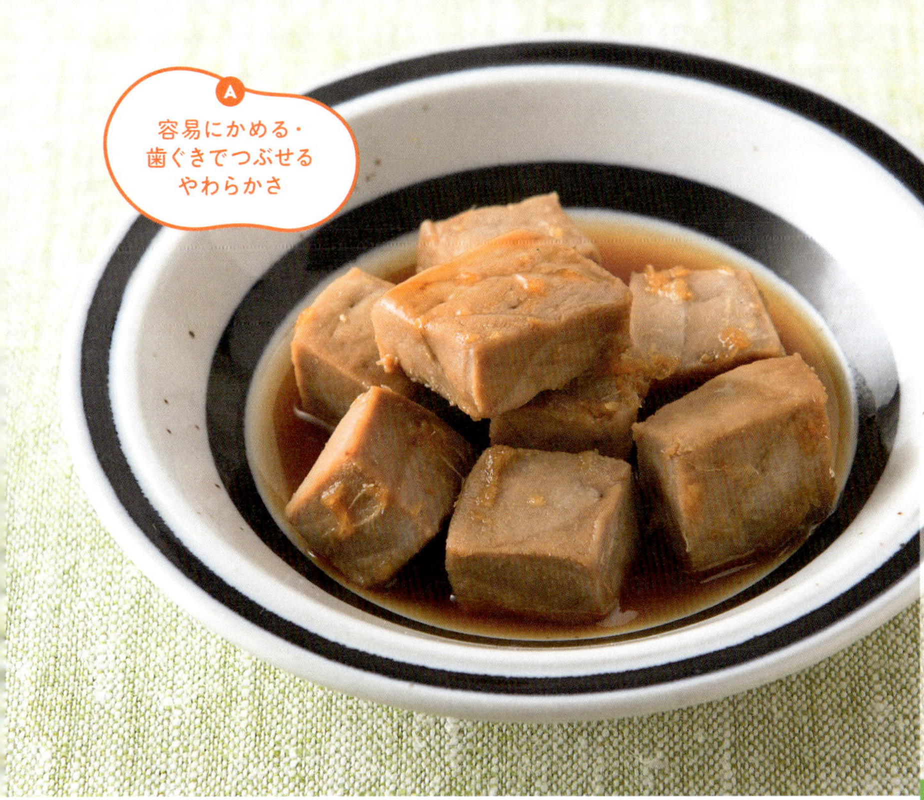

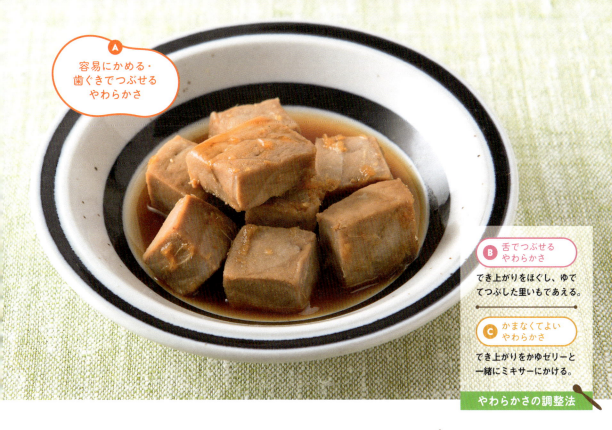

A 容易にかめる・歯ぐきでつぶせるやわらかさ

やわらかさの調整法

B 舌でつぶせるやわらかさ
でき上がりをほぐし、ゆでてつぶした里いもであえる。

C かまなくてよいやわらかさ
でき上がりをかゆゼリーと一緒にミキサーにかける。

おろししょうがをきかせて
まぐろのしょうが煮

エネルギー	脂質	鉄分
101kcal	0.1g	1.4mg
タンパク質	塩分	
15.9g	1.3g	

！ まぐろの赤身は、鉄分が豊富です。あまり加熱しすぎるとかたくなるので、濃いめの煮汁で加熱時間を短くします。冷めてもおいしいので、多めに作っておきましょう。

材料（2人分）

- まぐろ赤身 ………… 140g
- しょうが ………… 1かけ
- A
  - 水 ………… 大さじ2
  - 酒、みりん、しょうゆ ………… 各大さじ1

作り方

1. まぐろは1.5cmの角切りにする。しょうがはすりおろす。
2. 鍋にAを入れて火にかけ、煮立ったら1を入れ、中火で煮汁が少なくなるまで5分煮詰める。

調理のポイント

鉄分補給には赤身
まぐろは中とろのほうがやわらかいが、鉄分補給には赤身のほうがよい。鮮度のよいものを選ぶと比較的やわらかい。
POINT 1 P.16

加熱しすぎない
加熱しすぎるとかたくなるので煮詰める時間は短めにする。
POINT 3 P.20

市販品を使って、パパッと一品

市販の加工食品は、バランスのよい味つけや、やわらかく加工されたものも多くあり、とても便利です。時間のないときなどに活用することをおすすめします。

サラダチキンを使って

ごまの香る中華風のたれで

バンバンジー風サラダ

エネルギー	脂質
91kcal	3.5g
タンパク質	**塩分**
12.1g	1.5g

材料（2人分）

サラダチキン
…………1パック（100g）
きゅうり ………½本（50g）

A
- すりごま ………小さじ1
- しょうゆ、酢 ……………各小さじ2
- みそ ……………小さじ½
- 顆粒中華スープの素 ……………………少々
- ごま油 …………小さじ1

作り方

1. サラダチキンは3㎜幅のななめ薄切りにする。きゅうりは2㎜幅のななめ薄切りにしてやわらかくゆでる。
2. Aを合わせ、よく混ぜる。
3. 器に1のきゅうりを敷き、サラダチキンをのせ、2のごまだれをかける。

!

やわらかく加工されたサラダチキンは、和、洋、中を問わず、応用範囲が広い便利な食材です。繊維を断つようにななめ切りにすれば、いっそう食べやすくなります。

繊維を断つ

サラダチキンはななめ薄切りにして繊維を断つように切ると食べやすい。

POINT 2
P.18

繊維を断ち、加熱する

きゅうりは繊維を断つようにななめ薄切りにしてゆでるとやわらかくなる。

POINT
2、3
P.18、20

調理のポイント

やわらかさの調整法

B 舌でつぶせるやわらかさ

サラダチキンは細かく切ってつぶす。きゅうりはすりおろして添え、ごまだれをかける。

C かまなくてよいやわらかさ

サラダチキン、きゅうりは、それぞれ別々にかゆゼリーと一緒にミキサーにかける。ごまだれをかける。

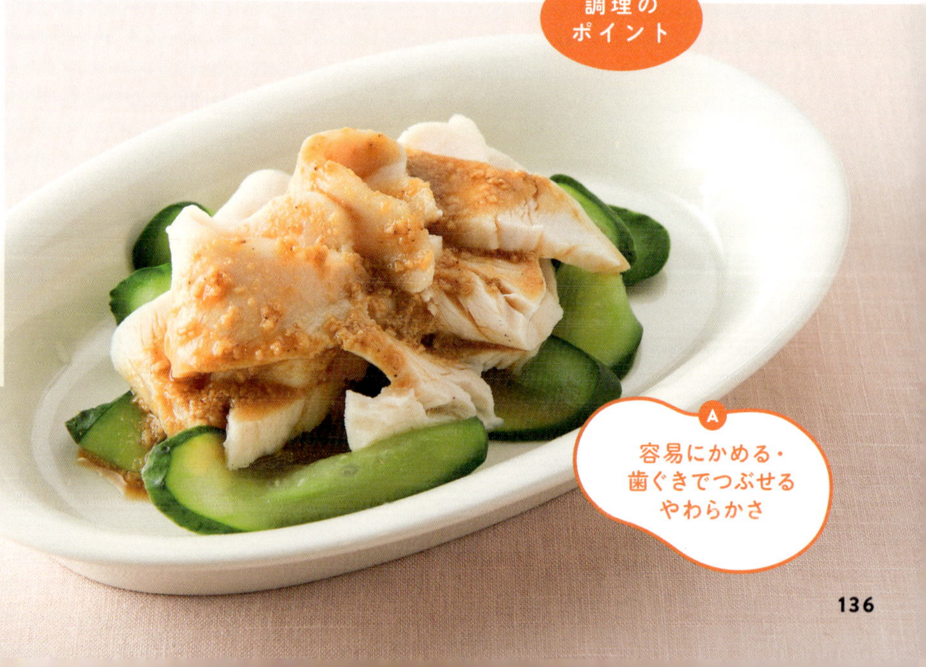

A
容易にかめる・歯ぐきでつぶせるやわらかさ

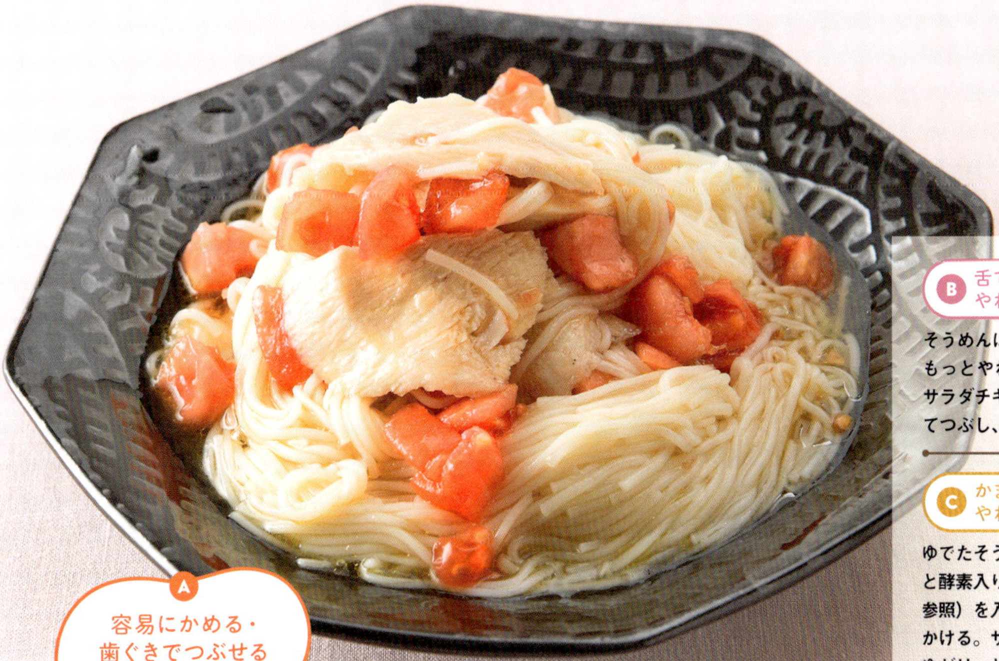

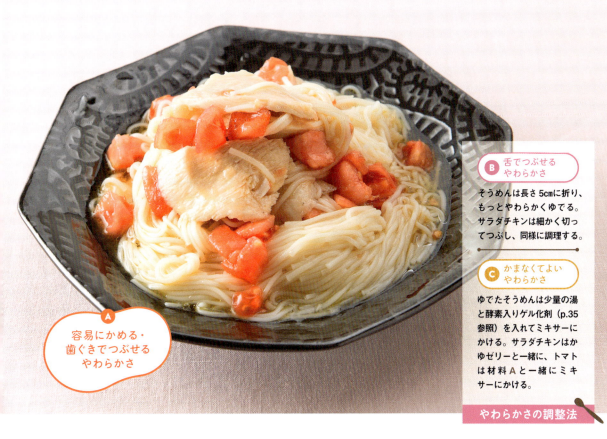

A 容易にかめる・歯ぐきでつぶせるやわらかさ

やわらかさの調整法

B 舌でつぶせるやわらかさ

そうめんは長さ5cmに折り、もっとやわらかくゆでる。サラダチキンは細かく切ってつぶし、同様に調理する。

C かまなくてよいやわらかさ

ゆでたそうめんは少量の湯と酵素入りゲル化剤（p.35参照）を入れてミキサーにかける。サラダチキンはかゆゼリーと一緒に、トマトは材料Aと一緒にミキサーにかける。

栄養バランスのよい組み合わせ

冷製トマトそうめん

エネルギー	脂質	タンパク質	塩分
448kcal	25.0g	16.0g	4.6g

手軽で食べやすいそうめんですが、栄養バランスが気になります。サラダチキンでタンパク質を、トマトでビタミン類を補い、見た目もおいしそうな一品に。

材料（2人分）

そうめん（乾）……2束（80g）
サラダチキン……1パック（100g）
トマト……1個（150g）

A
おろしにんにく（チューブ）……少々
オリーブ油……大さじ4
めんつゆ（3倍濃縮）、酢……各大さじ2
塩……小さじ½

作り方

1. そうめんは長さを半分に折り、表示の時間よりも5分以上長く、やわらかくなるまでゆでる。
2. サラダチキンは縦半分に切り、薄くそぎ切りにする。トマトは皮をむき、1cm角に切る。
3. ボウルにAを入れて混ぜ合わせ、2を加えてあえ、1を入れてさっと混ぜる。

調理のポイント

麺は食べやすい長さに折る
麺をすするとむせやすいので、そうめんは半分に折って調理する。

POINT 2 P.18

汁の量は多くしない
汁は少なめにしてあえるほうが食べやすい。

※かゆゼリーはp.35参照

さば缶を使って

みそ味のさば缶を上手に活用

フィッシュボール

エネルギー **354kcal**　脂質 **19.0g**
タンパク質 **19.4g**　塩分 **1.3g**

材料（2人分）

さば缶（みそ煮）……………1缶（200g）
おろししょうが……………小さじ½
パン粉、小麦粉……………各大さじ3
揚げ油……………適宜

作り方

1. さば缶は汁をきり、ボウルに入れてつぶす。
2. しょうが、パン粉を加えてよく混ぜる。
3. 6等分して一口大に丸め、小麦粉を薄くつけて180℃の揚げ油で3分揚げる。

調理のポイント

食べやすくつぶす
さば缶は骨もやわらかくなっているが、手などでつぶしておくと食べやすい。
POINT 2 P.18

つなぎを入れる
つなぎにパン粉を入れてまとまりやすくする。
POINT 5 P.24

揚げ物の衣は薄く
小麦粉をつけすぎると揚げたときまわりがかたくなるので、揚げる直前に薄くつける。

やわらかさの調整法

B 舌でつぶせるやわらかさ
でき上がりをだし汁などに浸し、衣をやわらかくする。

C かまなくてよいやわらかさ
でき上がりをかゆゼリーと一緒にミキサーにかける。

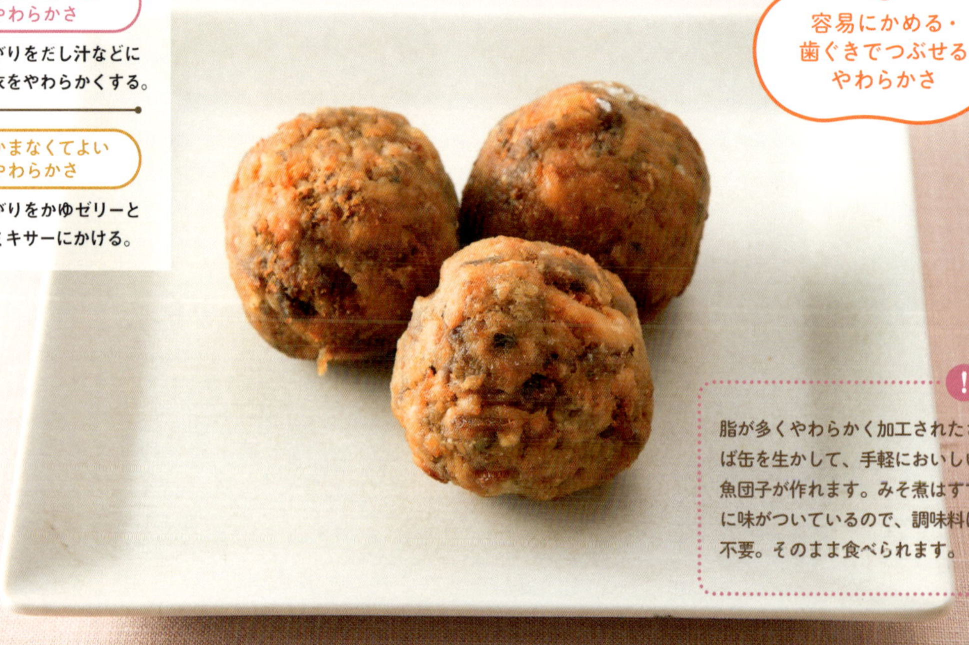

A 容易にかめる・歯ぐきでつぶせるやわらかさ

！
脂が多くやわらかく加工されたさば缶を生かして、手軽においしい魚団子が作れます。みそ煮はすでに味がついているので、調味料は不要。そのまま食べられます。

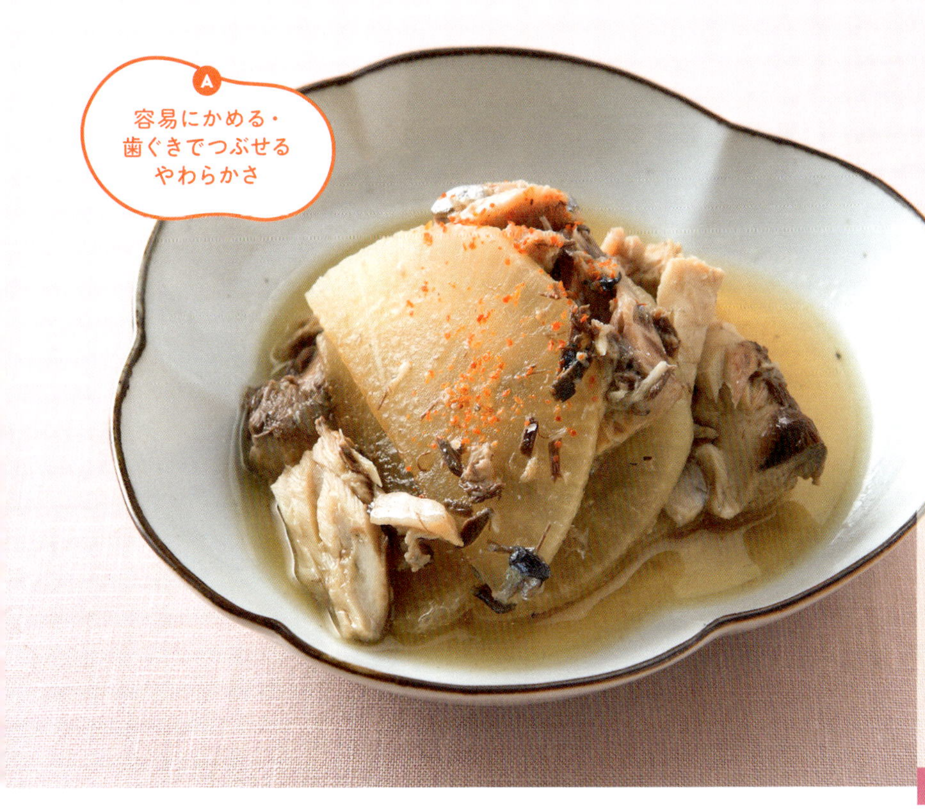

A 容易にかめる・歯ぐきでつぶせるやわらかさ

やわらかさの調整法

B 舌でつぶせるやわらかさ

でき上がりのさばは骨を除いてつぶす。大根は粗めに切り、つぶす。

C かまなくてよいやわらかさ

でき上がりのさばはかゆゼリーと一緒に、大根はそのままミキサーにかける。

缶詰のうま味を生かした

さばの大根煮

エネルギー	脂質
212kcal	10.7g
タンパク質	**塩分**
21.5g	1.8g

骨までやわらかなさば缶を汁ごと使って、おいしいだしがきいた煮物に。大根は下ゆでしておき、やわらかく煮上げます。一味をちょっとふって風味をプラス。

材料（2人分）

- さば缶（水煮）……1缶（200g）
- 大根……1～2cm（80g）
- A だし汁……50cc
- A しょうゆ、砂糖……各小さじ2
- 一味唐辛子……少々

作り方

1. 大根は皮を厚めにむき、5mm厚さの半月切りにしてやわらかく下ゆでする。
2. 鍋にAとさば缶を缶汁ごと入れて煮立て、1の大根を加えて10分煮る。
3. 器に盛り、一味唐辛子をかける。

調理のポイント

繊維を断つ　POINT 2 P.18

大根は皮をむき繊維を断つように5mm厚さに切ってから半月切りにする。

下ゆでする　POINT 3 P.20

大根はあらかじめやわらかく下ゆでしておく。

パスタソースを使って

パスタソースを具として活用

ミートオムレツ

エネルギー 252kcal　脂質 19.7g
タンパク質 13.1g　塩分 1.1g

材料（2人分）

- 卵 …… 4個
- A
  - 牛乳、マヨネーズ …… 各大さじ1
  - 砂糖 …… 小さじ1
  - 塩 …… 小さじ1/5
- パスタソース（ミートソース） …… 大さじ2
- バター …… 小さじ2

やわらかさの調整法

B 舌でつぶせるやわらかさ

ミートソースをミキサーにかけて、A同様に調理する。

C かまなくてよいやわらかさ

卵はスクランブルエッグ状に炒めミキサーにかける。Bのミートソースをかける。

作り方

1. ボウルに卵とAを入れ、よく混ぜる。
2. パスタソースは耐熱容器に入れ、ラップをせずに電子レンジで1分加熱し水分をとばす。
3. フライパンを温めてバターをひき、1を流し入れる。
4. フライパンを揺らしながら箸で混ぜ、半熟状になったら、中央に2をのせて卵でミートソースを包むようにして形作る。

!

市販のミートソースは、味のバランスが完成されているので、具にして焼けば、ソースいらずでおいしく食べられます。手軽に肉のタンパク質もプラスでき一石二鳥。

調理のポイント

水分や油脂を加える

卵に牛乳やマヨネーズを入れると、ふっくらやわらかく焼き上がる。

POINT 4、5 P.22、24

焼きすぎない

卵は焼きすぎないよう、半熟状で具をのせて包む。

POINT 3 P.20

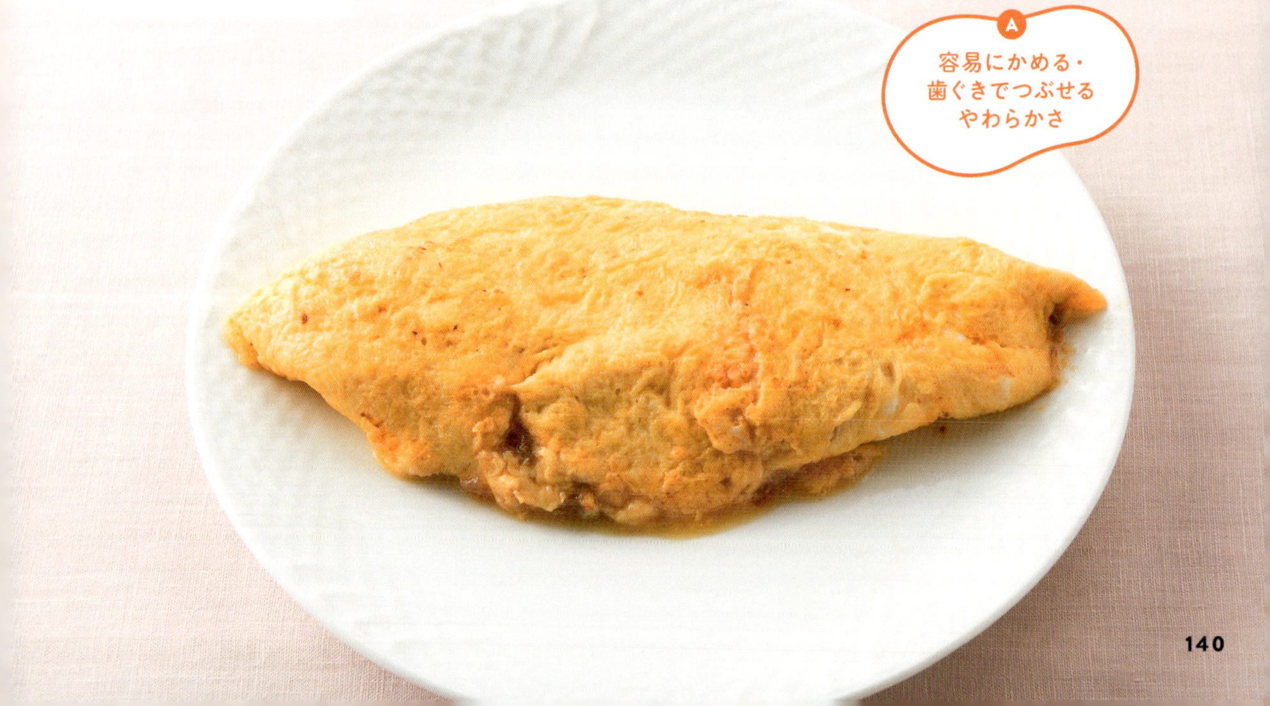

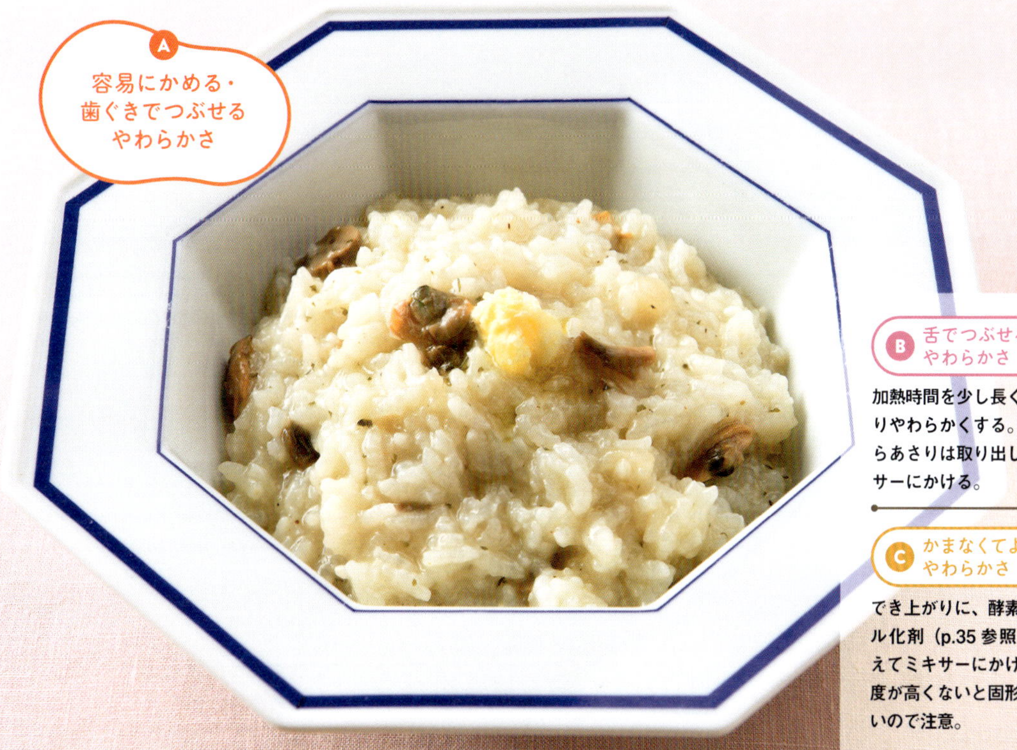

A 容易にかめる・歯ぐきでつぶせるやわらかさ

やわらかさの調整法

B 舌でつぶせるやわらかさ

加熱時間を少し長くしてよりやわらかくする。必要ならあさりは取り出してミキサーにかける。

C かまなくてよいやわらかさ

でき上がりに、酵素入りゲル化剤（p.35参照）を加えてミキサーにかける。温度が高くないと固形化しないので注意。

あさりのうま味がしみ込んだ

シーフードリゾット

エネルギー	脂質
192kcal	4.8g
タンパク質	塩分
3.3g	0.9g

！ あさりのパスタソースと一緒に、米を電気ポットでパッククッキングします。ポットまかせで、食べやすいやわらかさと粘度のおいしいリゾットができ上がります。

材料（2人分）

- 米 ……………… ½合強（80g）
- パスタソース（ボンゴレ）……………… 1パック（260g）
- 水 ……………… 140mℓ
- バター ……………… 小さじ1
- こしょう ……………… 少々

作り方

1. 米は洗い、ざるにあげる。
2. ポリ袋に、米、パスタソース、水を入れ、空気を抜くようにして上のほうで結ぶ（p.64参照）。
3. ⅓ほどお湯が入った電気ポットに入れ、98℃で60分加熱する。
4. 袋から出して熱いうちにバターを入れて溶かし、こしょうをふる。

調理のポイント

ゆっくり加熱する（POINT 3 P.20）

電気ポットを使ったパッククッキング（p.64）の場合、米は最初に炒めずに生のまま、ゆっくりと加熱してやわらかくする。さらにやわらかくしたいときは時間を15～30分長くする。

味をしっかりつける（POINT 8 P.30）

最初にバターで米を炒めないので、最後にバターを加えて風味をつける。

ピザ用ソースを使って

短時間でもしっかり味がつく

鶏のトマト煮

エネルギー	脂質
193kcal	10.2g
タンパク質	塩分
18.6g	0.7g

材料（2人分）

鶏もも肉（皮なし）……… 160g
塩、こしょう ……… 各少々
パイナップル（生・カット）
……… 1切れ（15～20g）
小麦粉 ……… 大さじ1
サラダ油 ……… 大さじ1
ピザ用ソース ……… 大さじ2

作り方

1 鶏肉はフォークで刺し、塩、こしょうをふって、薄切りにしたパイナップルと混ぜ合わせて30分漬ける。肉を取り出して小麦粉をまぶす。

2 フライパンにサラダ油をひき、1を入れて表面に薄く焼き目がつく程度に焼く。

3 2を一口大に切り、ポリ袋にピザ用ソースと一緒に入れて空気を抜くようにして上のほうで結ぶ（p.64参照）。

4 ⅓ほどお湯が入った電気ポットに入れ、98℃で60分加熱する。

調理のポイント

筋繊維を断ち切る
塊の鶏肉はフォークで刺して筋を切り、さらに生のパイナップルに漬けてやわらかく。
POINT2 P.18

水分や脂分を保つ
鶏肉に小麦粉をまぶして焼くことで余分な水分や脂分が抜けないようにする。
POINT 4 P.22

ゆっくり加熱する
電気ポットを使ったパッククッキング（p.64）にするとゆっくりと加熱できるのでやわらかくなる（電気ポットがない場合は、水を少しプラスして並べて煮る）。
POINT 3 P.20

やわらかさの調整法

B 舌でつぶせるやわらかさ
鶏肉は薄めに切り、Aと同様に下ごしらえ、調理する。でき上がりの肉を包丁でたたき、ソースをかける。

C かまなくてよいやわらかさ
Bのでき上がりの肉をかゆゼリーと一緒にミキサーにかける。ソースもミキサーにかけ、肉にかける。

!
野菜や調味料がバランスよく配合されたピザ用ソースは、そのまま使うだけで食欲をそそる味わいに。淡白な鶏肉に短時間でしっかり味がつき、食べやすく仕上がります。

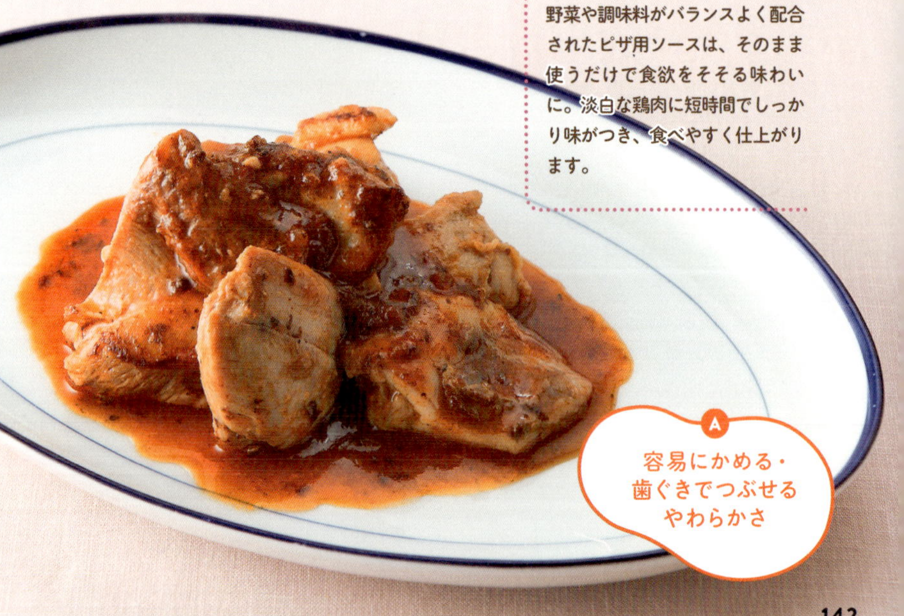

A 容易にかめる・歯ぐきでつぶせるやわらかさ

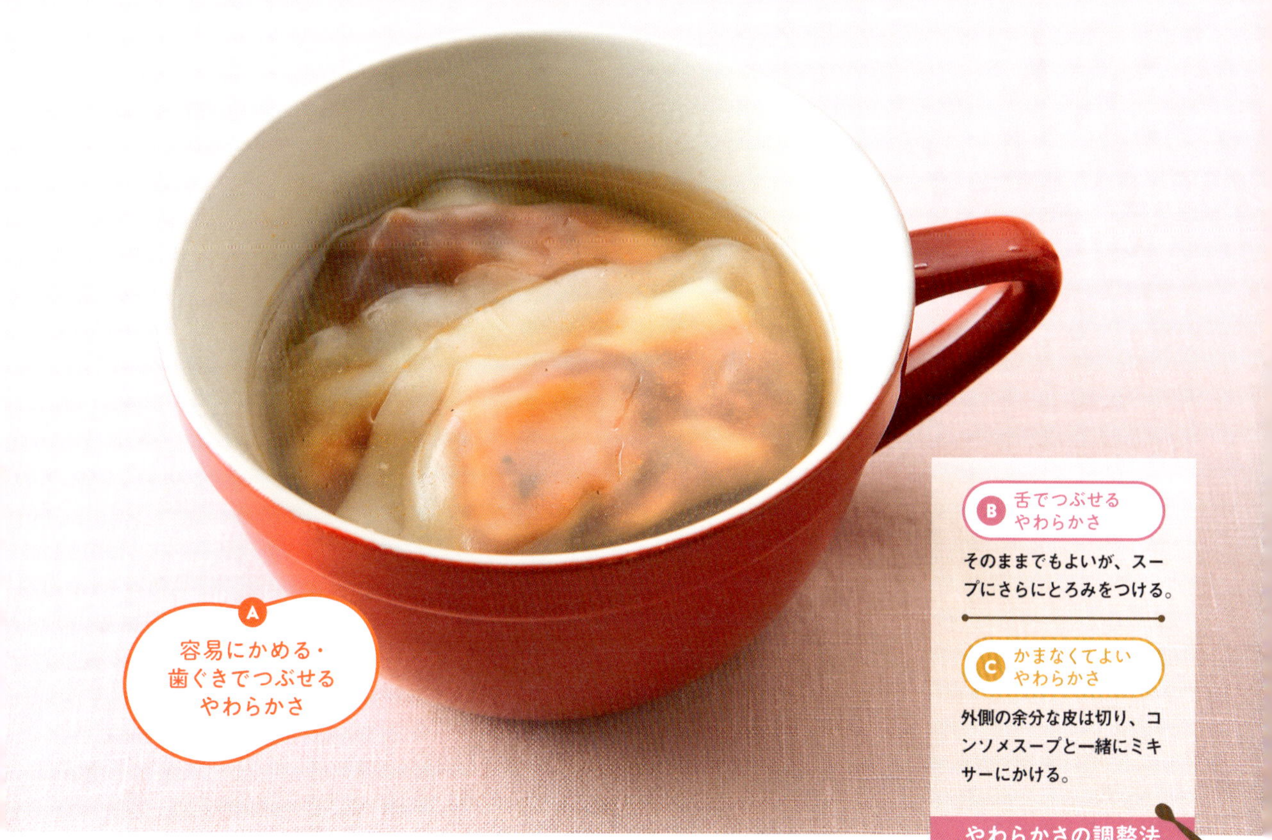

Ⓐ 容易にかめる・歯ぐきでつぶせるやわらかさ

Ⓑ 舌でつぶせるやわらかさ

そのままでもよいが、スープにさらにとろみをつける。

Ⓒ かまなくてよいやわらかさ

外側の余分な皮は切り、コンソメスープと一緒にミキサーにかける。

やわらかさの調整法

ピザ用ソースと餃子の皮で

ミラノスープ

エネルギー	脂質
68kcal	3.4g
タンパク質	塩分
4.3g	1.2g

！

ピザ用ソースと鮭フレーク、チーズを餃子の皮で包んで、スープの具に。コンソメスープでゆでることで、風味やとろみが加わり、おいしく食べやすいスープになります。

調理のポイント

POINT 5 P.24

チーズをつなぎにする

チーズを入れて包むことで、具材がまとまり、食べやすくなる。

POINT 7 P.28

とろみをつける

餃子の皮をスープでゆでることで、全体にとろみがつく。

材料（2人分）

- 鮭フレーク（市販品）……6g
- ピザ用ソース……大さじ2
- ピザ用チーズ……20g
- 餃子の皮（薄いもの）……6枚
- A
  - 顆粒コンソメスープの素……小さじ2
  - 水……400mℓ
- 塩……小さじ1/3
- こしょう……少々

作り方

1. 鮭フレークとピザ用ソースを混ぜ合わせる。チーズは細かく切る。
2. 餃子の皮に1の鮭フレークとチーズを入れて包む。
3. 鍋にAを入れて沸騰させ、2を入れてゆでる。火が通ったら、塩、こしょうで味をととのえる。

COLUMN 03

新年を家族と一緒に お正月料理

お正月料理も、食材を選んで調理を工夫すれば、やわらかく仕上がり、食べる力が衰えた高齢者でも楽しむことができます。伝統的な料理を食べることで気持ちも落ち着きます。新しい年を迎えた喜びを、食卓で味わいましょう。

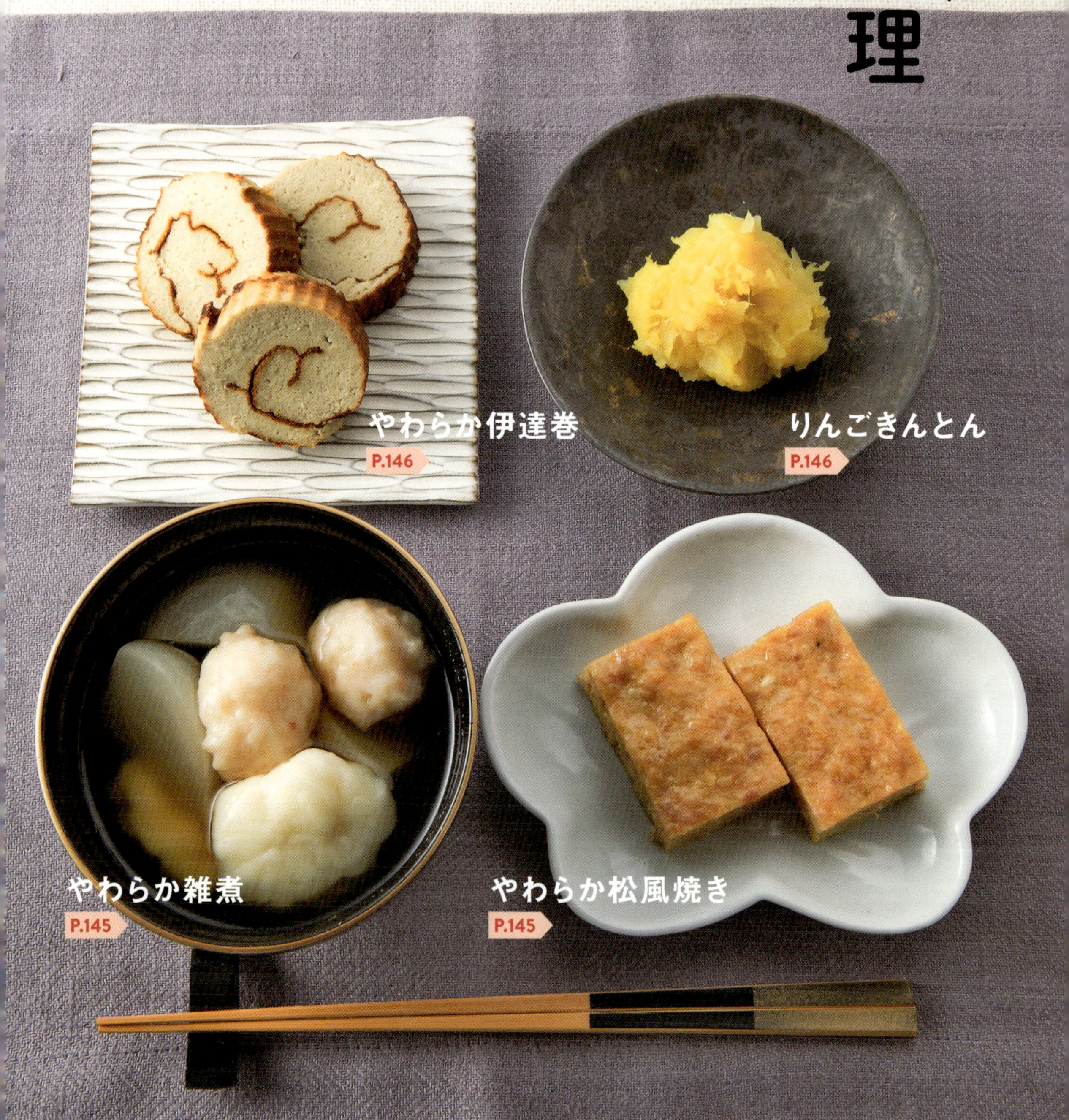

やわらか伊達巻 P.146

りんごきんとん P.146

やわらか雑煮 P.145

やわらか松風焼き P.145

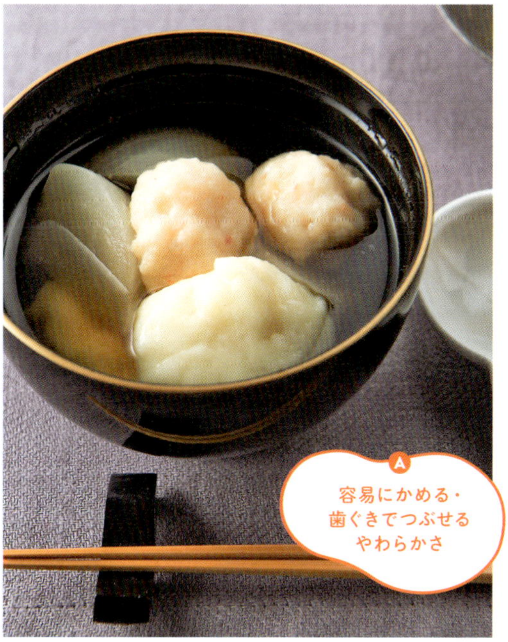

やわらか雑煮

白玉粉と長いもを使った、やわらかくねばりの少ないもちとかぶとえび団子を合わせた、食べやすい雑煮です。

エネルギー 150kcal　タンパク質 9.9g　脂質 1.0g　塩分 1.3g

材料（2人分）

やわらかもち
- 白玉粉……30g
- 長いも……小 3 cm（30g）
- 絹ごし豆腐……1/10 丁（30g）
- 水……大さじ 1

かぶ……1 個（100g）

えび団子（市販品または p.78 作り方2まで参照）……4 個

A
- だし汁……300mℓ
- しょうゆ……小さじ 2
- みりん……小さじ 1
- 塩……少々

作り方

1. やわらかもちを作る。白玉粉はめん棒などでたたいてサラサラにする。長いもは皮をむいてすりおろす。
2. ボウルに 1 と絹ごし豆腐、水を入れ、よく練って一口大に丸める。鍋に湯を沸かして入れ、浮き上がってきたら湯からあげる。
3. かぶは皮を厚めにむき、6 等分に切る。
4. 鍋に A を入れて沸かし、3 とえび団子を入れて煮る。かぶがやわらかくなったら、2 を入れて火を止める。

やわらかさの調整法

B 舌でつぶせるやわらかさ

えび団子ははんぺんを倍量にして A 同様に作る。もちは豆腐を倍量にして A と同様にゆでる。

C かまなくてよいやわらかさ

えび団子、かぶと汁はそれぞれミキサーにかける。もちは同量の湯と酵素入りゲル化剤（p.35 参照）を加えてミキサーにかけ、もちゼリーにする。

やわらか松風焼き

豆腐を水きりせずに加えて、やわらかく仕上げた松風焼きです。ひき肉を最初によく練るのもポイント。

エネルギー 190kcal　タンパク質 15.1g　脂質 10.2g　塩分 1.4g

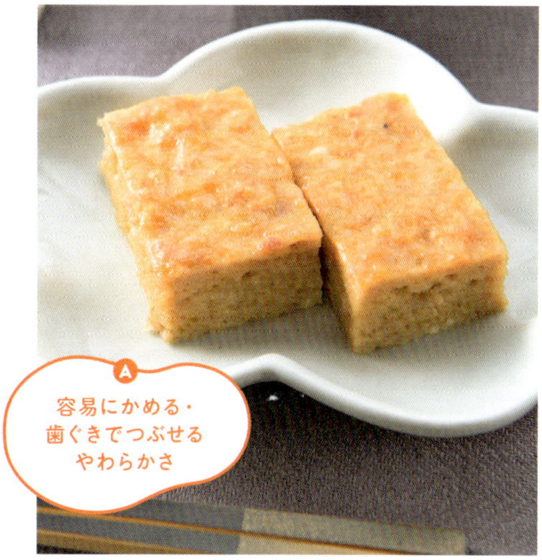

材料（3人分）

- 鶏ももひき肉……200g
- 絹ごし豆腐……1/10 丁（30g）
- 卵……1 個
- 片栗粉……大さじ 2
- しょうゆ、酒、砂糖……各大さじ 1
- みそ……大さじ 1/2

作り方

1. ボウルに鶏肉を入れ、よく練る。残りの材料をすべて入れ、さらによく練り混ぜる。
2. 耐熱容器の型に流し入れ、200℃に予熱したオーブンで 10 分焼く（または型ごとフライパンに入れて両面を蒸し焼きにする）。
3. 冷めたら型から出し、6 等分に切る。

やわらかさの調整法

B 舌でつぶせるやわらかさ

豆腐の量を 100g に増やして、A 同様に調理する。

C かまなくてよいやわらかさ

B のでき上がりを、かゆゼリーと一緒にミキサーにかける。

※かゆゼリーは p.35 参照

COLUMN 03

新年を家族と一緒に
お正月料理

やわらか伊達巻

A 容易にかめる・歯ぐきでつぶせるやわらかさ

はんぺんとれんこんのすりおろしを入れてソフトな食感に。
弱火でじっくりと時間をかけて焼き上げてください。

エネルギー 153kcal　タンパク質 9.8g　脂質 6.8g　塩分 1.0g

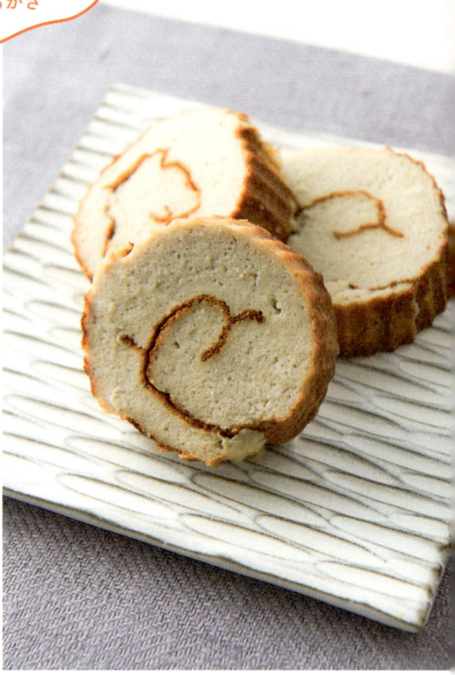

作り方

1. れんこんは皮をむき、すりおろす。はんぺんはちぎる。
2. 卵と 1、A を合わせてミキサーで攪拌する。
3. 卵焼き器にサラダ油をひいて温め、2 を流し入れ、ふたをして弱火でじっくり 20 分蒸し焼きにする。返してさらに 1 分焼く。
4. 巻き簀《す》の上にラップを敷き、3 をのせて巻く。形を整えて輪ゴムでとめ、しばらく立てておく。冷めたら、1cm幅に切る。

材料（3 人分）

卵 …… 3 個
れんこん …… 小 ⅕ 節（30g）
はんぺん …… 1 枚（100g）
A　だし汁 …… 大さじ 2
　　砂糖、みりん …… 各大さじ 1
　　薄口しょうゆ …… 小さじ 1
サラダ油 …… 小さじ 1

やわらかさの調整法

B 舌でつぶせるやわらかさ
すりおろしれんこんの量を増やして、A と同様に調理する。

C かまなくてよいやわらかさ
B のでき上がりをミキサーにかける。やわらかいのでつなぎのかゆゼリーは不要。

りんごきんとん

きんとんもパッククッキングなら簡単。
蜜の多い安納いもとりんごで、しっとり甘く仕上げます。

エネルギー 74kcal　タンパク質 0.6g　脂質 0.1g　塩分 0.0g

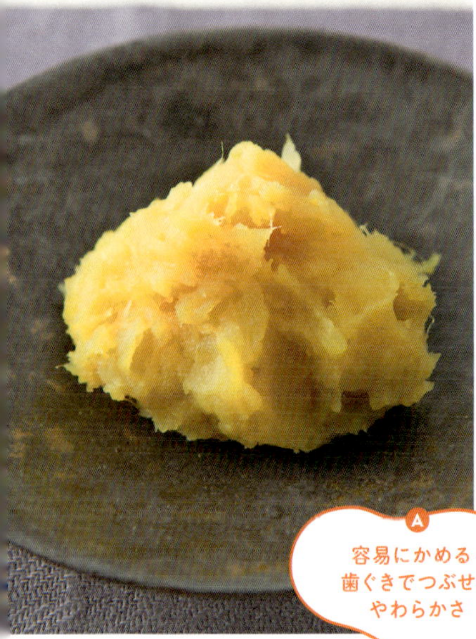

A 容易にかめる・歯ぐきでつぶせるやわらかさ

材料（4 人分）

りんご …… ¼ 個
さつまいも（安納いも）
…… 中 1 本（200g）

やわらかさの調整法

B 舌でつぶせるやわらかさ
りんごは加熱するとやわらかくなりやすいジョナゴールドなどの種類を選んで、同様に調理する。

C かまなくてよいやわらかさ
りんごは一緒に加熱せず、別にコンポートを作って（p.124参照）、ミキサーにかけ、加熱したいもと合わせる。

作り方

1. さつまいもは皮をむき、1cmの輪切りにする。りんごは皮をむき芯をとり、みじん切りにする。
2. ポリ袋に 1 を入れて空気を抜くようにして上のほうで結び、⅓ ぐらい湯が入った電気ポットに入れて 98℃で 30 分加熱する（パッククッキング p.64 参照）。電子レンジの場合は 6 ～ 7 分加熱する。
3. 取り出して熱いうちにポリ袋の上からたたいてつぶす。

5章
気になる症状別
体を整えるやわらか食

食欲がない、
便秘しているなど、
ちょっと体調をくずしたときに
役立つメニューです。
もちろん、家族も一緒に
食べられるので少し多めに
作ってもいいですね。

食欲がないとき

年齢とともに、食欲がないと感じる日も増えてきます。そんなときに、簡単に口に運べ、消化もよく、栄養価も高い一品を用意してあげましょう。

消化がよくて栄養価も高い

鮭とほうれん草の豆乳スープ

エネルギー	脂質
110kcal	7.1g
タンパク質	**塩分**
7.3g	0.6g

材料（2人分）

- 鮭 …… ½切れ（60g）
- 塩、こしょう …… 各少々
- ほうれん草 …… ⅕束（50g）
- 玉ねぎ …… 大⅛個（30g）
- バター …… 小さじ1
- A
  - 顆粒コンソメスープの素 …… 小さじ2
  - 水 …… 300mℓ
- 豆乳 …… 大さじ2
- B
  - 塩 …… 小さじ⅓
  - こしょう …… 少々
- C 片栗粉、水 …… 各小さじ1

やわらかさの調整法

B 舌でつぶせるやわらかさ

C かまなくてよいやわらかさ

作り方4で水溶き片栗粉を入れずにミキサーにかけ、ポタージュ状にする。

作り方

1. 鮭は塩、こしょうをふる。ほうれん草はやわらかくゆでて3cm長さに切る。玉ねぎは繊維を断つように薄切りにする。
2. 鍋にバターをひき、弱火で1の鮭を焼きながら大きめにほぐす。
3. 1の玉ねぎを加えて炒め、Aを入れて玉ねぎがやわらかくなるまで10分煮る。
4. 1のほうれん草、豆乳を加え、ひと煮立ちしたら、Bで味をととのえる。仕上げにCを混ぜた水溶き片栗粉でとろみをつける。

調理のポイント

鮭は焼きすぎない

鮭は焼きすぎるとかたくなるので、表面だけを焼き、ほぐす程度でよい。

POINT 3 P.20

味をしっかり、とろみをつける

スープに豆乳を入れることでコクが出る。とろみをつけると口当たりがよく食べやすい。

POINT 7、8 P.28、30

！ とろみがあってやさしい口当たりの豆乳スープは、体が温まり、胃の調子を整えます。ほうれん草と鮭の組み合わせは栄養価も高く、見た目の色合いもきれいです。

A 容易にかめる・歯ぐきでつぶせるやわらかさ

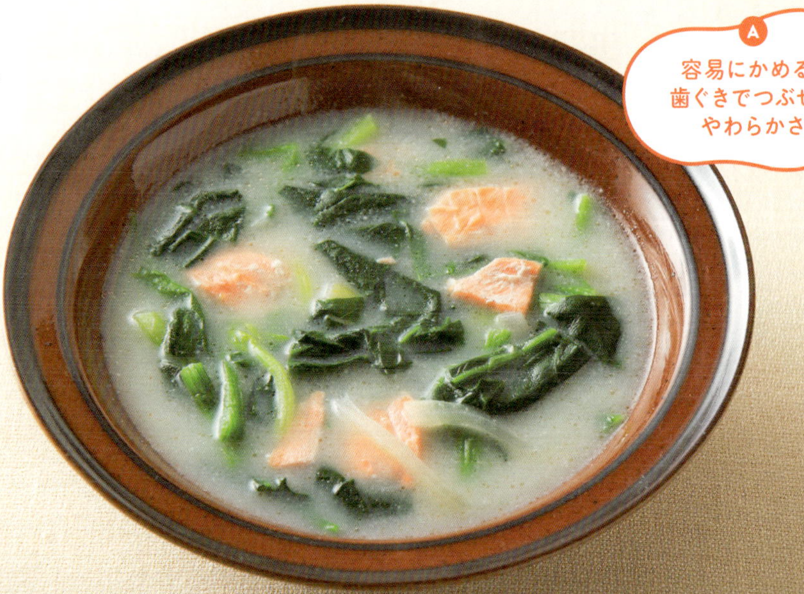

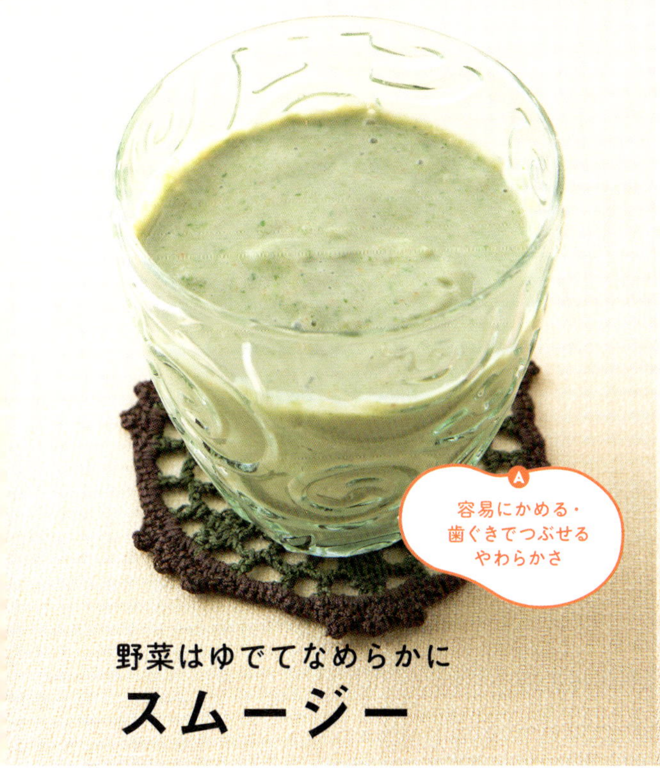

野菜はゆでてなめらかに

スムージー

エネルギー
90kcal
タンパク質
3.7g
脂質
1.7g
塩分
0.0g

材料（2人分）

にんじん	¼本（50g）
小松菜	¼束（70g）
バナナ	中½本（50g）
りんご	¼個（70g）
豆乳	150mℓ

作り方

1. にんじんは5mm厚さの輪切り、小松菜は適当な長さに切って一緒にやわらかくゆでる。ざるにあげて水気をきり、粗熱をとる。
2. ミキサーに1とその他の材料を入れ、しっかりと攪拌する。

やわらかさの調整法

B 舌でつぶせるやわらかさ
C かまなくてよいやわらかさ
りんごはラップに包んで電子レンジで2分加熱してから、同様に調理する。

POINT 3 P.20
下ゆでする
にんじんと小松菜は下ゆでするとなめらかな仕上がりになる。
調理のポイント

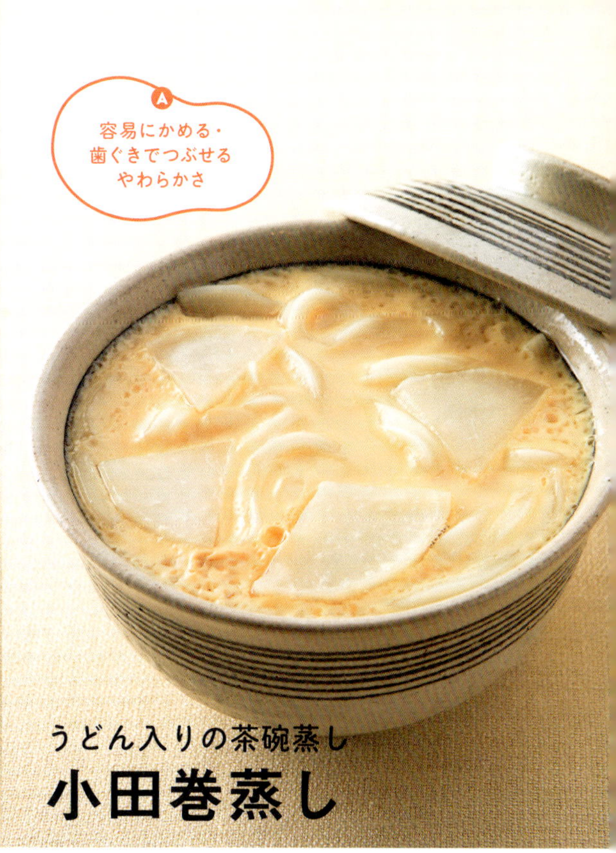

うどん入りの茶碗蒸し

小田巻蒸し

エネルギー
219kcal
タンパク質
10.1g
脂質
5.7g
塩分
2.3g

材料（2人分）

	ゆでうどん	1玉（200g）
	かぶ	2個（200g）
	卵	2個
A	だし汁	400mℓ
A	めんつゆ（3倍濃縮）	大さじ2

作り方

1. うどんはやわらかくゆでる。かぶは皮をむき4〜6等分し、1分ゆでる。
2. ボウルに卵を割り入れ、Aを混ぜてざるでこす。
3. 耐熱容器に1、2を順に入れ、ふたをして蒸し器で6〜7分蒸す（また軽くラップをかけて電子レンジ200Wで10分加熱する）。

やわらかさの調整法

B 舌でつぶせるやわらかさ
うどんはやわらかくゆでて短く切る。かぶはゆでてつぶし、A同様に調理する。

C かまなくてよいやわらかさ
ゆでたうどんはうどんと同量のお湯と酵素入りゲル化剤（p.35参照）を加えてミキサーにかける。ゆでたかぶもミキサーにかけ、卵液に混ぜて蒸す。

POINT 3 P.20
やわらかくゆでる
うどんはやわらかくゆでて、かぶは表面だけ加熱しておく。
調理のポイント

便秘のとき

高齢になると、便秘で悩むことも増えてきます。日頃から食物繊維が豊富な料理を心がけましょう。
腸の働きをやさしくサポートし、元気な状態に導く一品です。

肉とおからを同量でやわらか

おからハンバーグ

エネルギー	脂質
266kcal	13.6g
タンパク質	塩分
14.4g	1.7g

材料（2人分）

- 豚ひき肉 …… 80g
- 玉ねぎ …… ¼個（50g）
- にんじん …… ¼本（50g）
- A
  - 生おから …… 80g
  - 卵 …… 1個
  - パン粉 …… 大さじ2
  - 牛乳、小麦粉 …… 各大さじ1
  - サラダ油 …… 小さじ1
  - 塩 …… 小さじ⅓
  - こしょう …… 少々
- サラダ油 …… 小さじ1
- B
  - ケチャップ、ウスターソース …… 各大さじ1

作り方

1. 玉ねぎとにんじんはすりおろす。
2. ボウルにひき肉、1とAを入れてよく練り混ぜる。6等分して小判形にまとめる。
3. フライパンにサラダ油をひき、2を入れ、ふたをして中火で火が通るまで蒸し焼きにする。
4. 器に盛り、Bを合わせたソースをかける。

調理のポイント

すりおろす
玉ねぎとにんじんはすりおろして繊維を断つ。
POINT 2 P.18

蒸し焼きにする
焦げ目はかたいので、蒸し焼きにしてやわらかくふっくら仕上げる。
POINT 3 P.20

!
食物繊維たっぷりのおからをたねに加えた、ヘルシーなハンバーグ。カルシウム強化にもなります。豆腐を加えるとよりやわらかに仕上がります。

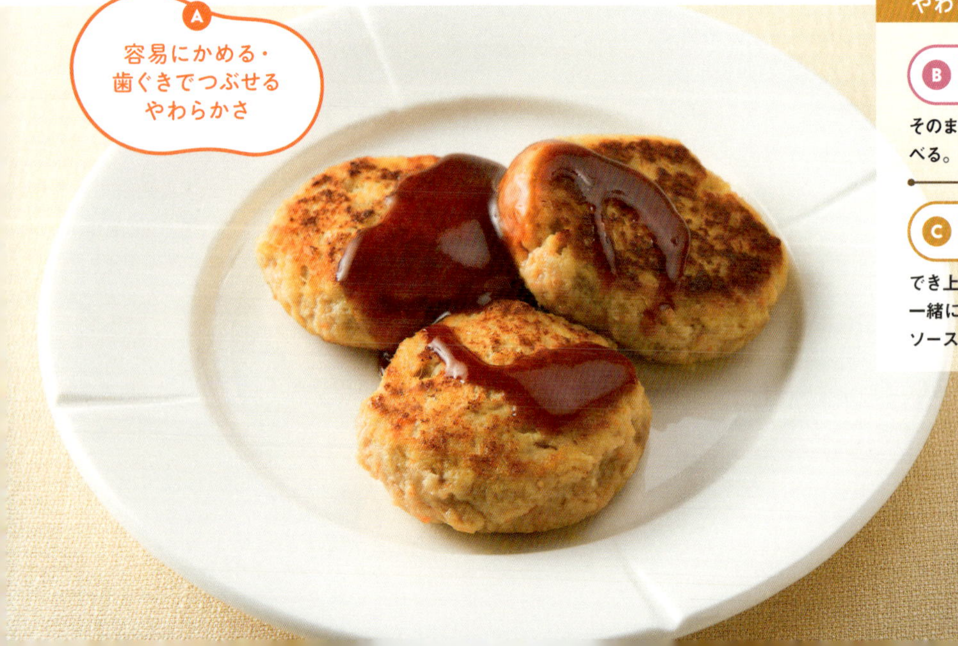

やわらかさの調整法

B 舌でつぶせるやわらかさ
そのまま、くずしながら食べる。

C かまなくてよいやわらかさ
でき上がりをかゆゼリーと一緒にミキサーにかける。ソースを添える。

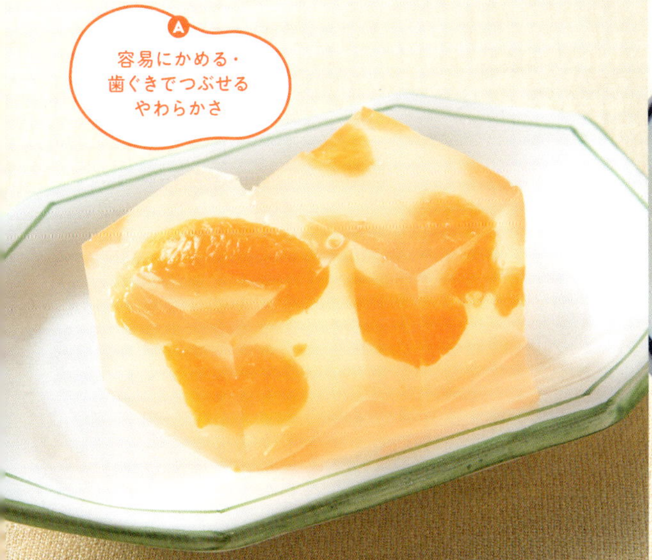

毎日おやつに１切れずつ

フルーツ寒天

エネルギー
22kcal
タンパク質
0.1g
脂質
0.0g
塩分
0.0g

材料（140×110×45mmの流し缶１台分・6人分）

粉寒天 ……………… 1袋（4g）
みかん缶
…… ½缶強（汁ごと100g）
A 缶詰のシロップ＋水
………………… 550mℓ
A 砂糖 ……………… 大さじ1

作り方

1. 鍋にAと寒天を入れ、木ベラで混ぜながらゆっくり加熱する。
2. 沸騰して寒天が溶けたら火を止め、粗熱をとる。
3. 型に2を流し入れ､表面が少し固まってきたらみかんを入れて冷やし固める。

調理のポイント

POINT 7 P.28

のどごしよく

寒天で固めているのでつるっとして食べやすい。

やわらかさの調整法

B 舌でつぶせるやわらかさ

そのままか、くずしながら食べる。

C かまなくてよいやわらかさ

缶詰のみかんは使わず、みかんジュースを寒天かアガーで固める。

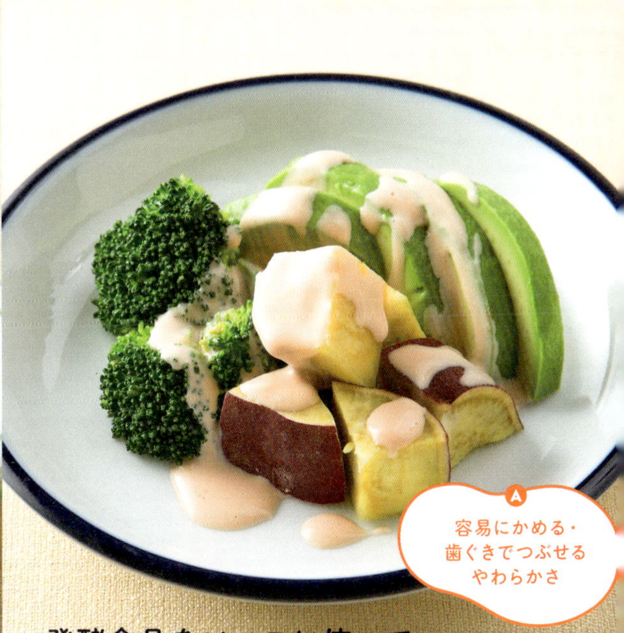

発酵食品をソースに使って

温野菜のヨーグルトソース

エネルギー
172kcal
タンパク質
2.4g
脂質
10.5g
塩分
0.3g

材料（2人分）

アボカド ……………… ½個（50g）
ブロッコリー ………… 2房（40g）
さつまいも …………… ⅓本（80g）
A マヨネーズ ……… 大さじ1½
A ヨーグルト ……… 大さじ1
A ケチャップ ……… 大さじ½
A はちみつ ………… 小さじ½

調理のポイント

POINT 2、3 P.18、20

やわらかく加熱

ブロッコリーとさつまいもは小さめの一口大に切り、やわらかく加熱しておく。

作り方

1. アボカドは皮をむいて種をとり、6等分する。
2. ブロッコリーは小さめに分け、ラップに包んで電子レンジで2分加熱する。さつまいもは2cm角に切り、同様に3分加熱する。
3. 器に1と2を盛り、Aを混ぜ合わせたソースをかける。

やわらかさの調整法

B 舌でつぶせるやわらかさ

アボカドはつぶす。ブロッコリー、さつまいも（皮をむく）はゆでてつぶす。さつまいもは生クリームを混ぜる。

C かまなくてよいやわらかさ

アボカドとさつまいもはB同様。ブロッコリーはかゆゼリーと一緒にミキサーに。

 ※かゆゼリーはp.35参照

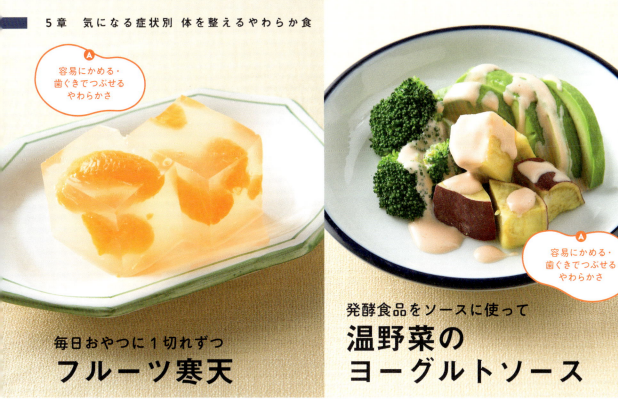

むせやすいとき

乾燥したり、風邪気味だったりで普段よりいっそうむせやすいときは、
しっとりとのどにうるおいを与えて飲み込みやすい、とろみを意識した料理にしましょう。

じゃがいももちをだし汁で

じゃがいものしっとりお焼きの明石焼き風

エネルギー	脂質
104kcal	2.3g
タンパク質	塩分
1.7g	0.7g

材料（2人分）

	じゃがいも	大1個（150g）
	豆乳	大さじ1½
	片栗粉	大さじ1
	サラダ油	小さじ1
A	だし汁	200mℓ
A	みりん	小さじ1
A	塩	小さじ⅓
B	片栗粉	小さじ½
B	水	小さじ1

やわらかさの調整法

B 舌でつぶせるやわらかさ

そのまま、つぶしながら食べる。

C かまなくてよいやわらかさ

ゆでたじゃがいもに片栗粉を加えず、豆乳と生クリームを加えて、よりなめらかなマッシュポテト状にする。

作り方

1. じゃがいもは皮をむいてやわらかくゆで、**つぶして裏ごしして粗熱をとる。豆乳と片栗粉を加えて**よく混ぜ、一口大に丸める。
2. フライパンにサラダ油をひき、1を弱火で焦げないように焼く。
3. **鍋にAを入れて沸かし、2を入れて軽く煮る**。Bを混ぜ合わせた水溶き片栗粉でとろみをつける。

調理のポイント

つぶして水分を加える

じゃがいもはつぶして裏ごしし、さらに豆乳を加えることでやわらかく食べやすくなる。

POINT 2、4 P.18、22

水分を加える

だし汁で煮ることで表面もやわらかくなる。

POINT 4 P.22

!

なめらかにマッシュしたじゃがいもを、おもちのように丸めて焼き、とろみのあるだし汁につけて、よりいっそうやわらかく仕上げます。食欲がないときにも。

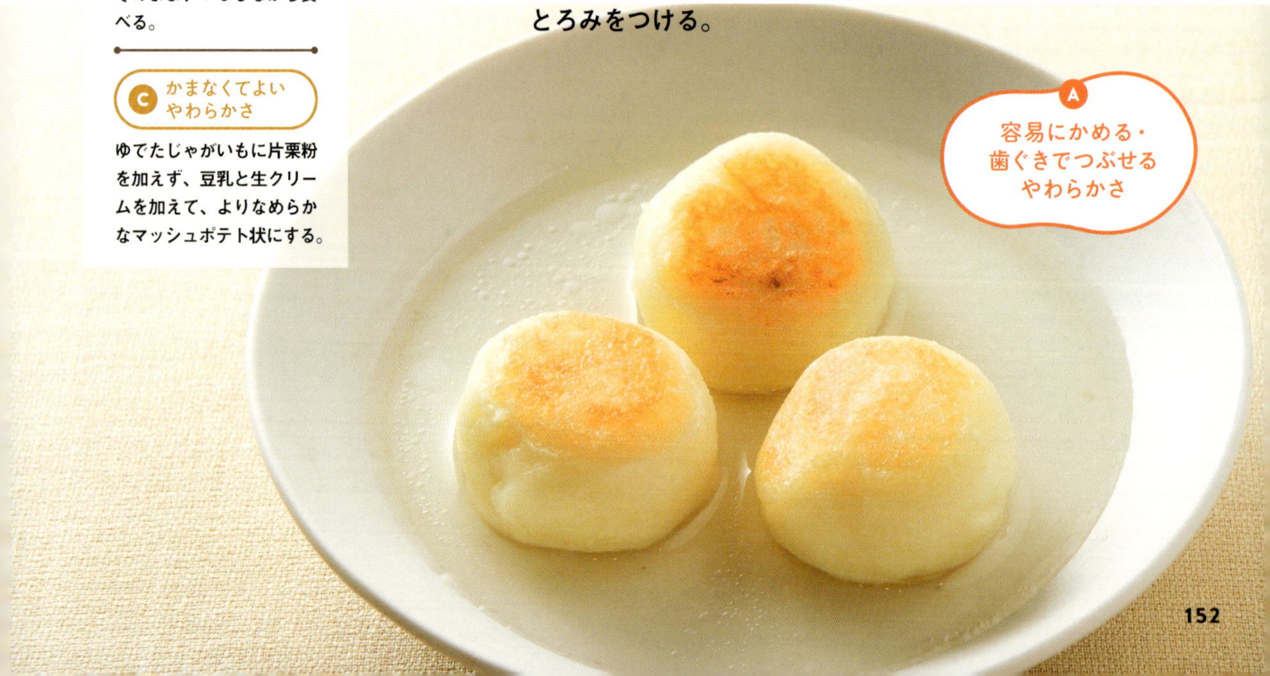

A 容易にかめる・歯ぐきでつぶせるやわらかさ

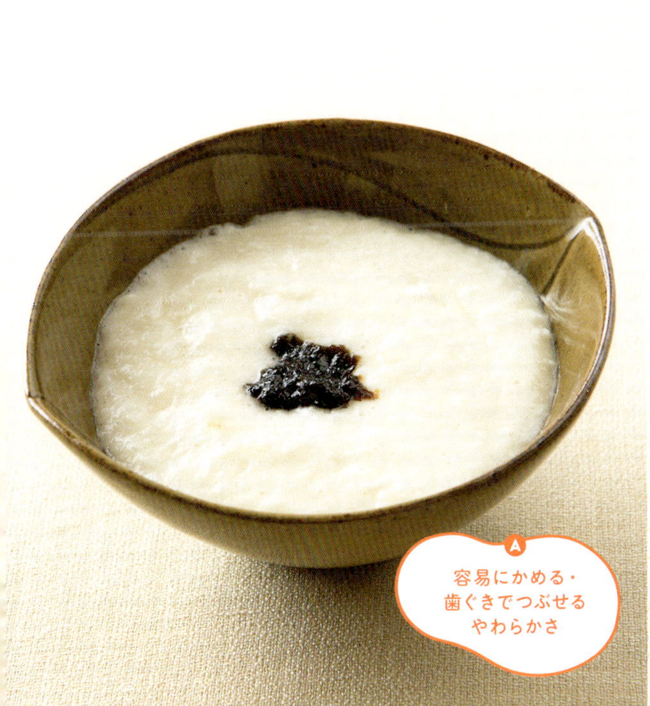

のりの佃煮で風味づけ

とろろ汁

エネルギー
60kcal
タンパク質
2.5g
脂質
0.9g
塩分
0.4g

材料（2人分）

	長いも	小1本（300g）
A	だし汁	大さじ3
A	卵	½個
A	めんつゆ（3倍濃縮）	小さじ1
	のりの佃煮（市販）	少々

作り方

1. 長いもは皮をむいてすりおろし、Aを少しずつ入れてその都度よく混ぜる。
2. 器に盛り、のりの佃煮をのせる。

やわらかさの調整法

B 舌でつぶせるやわらかさ

C かまなくてよいやわらかさ

Aと同様。

調理のポイント

POINT 2 P.18
すりおろす
長いもはすりおろしてだし汁でのばす。

POINT 1 P.16
食材を選ぶ
青のりはむせやすいので、かわりにのりの佃煮をのせる。

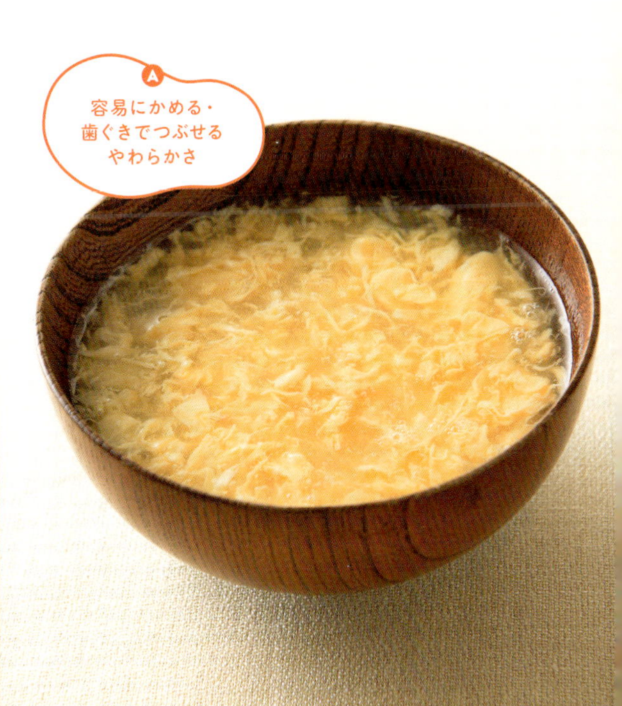

とき卵ととろみがやさしい

かきたま汁

エネルギー
51kcal
タンパク質
3.2g
脂質
2.6g
塩分
0.8g

材料（2人分）

	卵	1個
A	だし汁	300mℓ
A	みりん	小さじ1
A	しょうゆ	小さじ½
A	塩	小さじ¼
B	片栗粉、水	各小さじ1

作り方

1. 卵は割りほぐす。
2. 鍋にAを入れて沸かし、Bを混ぜ合わせた水溶き片栗粉でとろみをつける。
3. 弱火にし、1を穴あきのお玉か、ざるに通しながら流し入れ、火を止める。

調理のポイント

POINT 7 P.28
とろみをつける
汁には先にとろみをつけておく。

POINT 3 P.20
卵はやわらかく
かたくなってしまうので、卵を加えてからは加熱しすぎない。

やわらかさの調整法

B 舌でつぶせるやわらかさ

Aと同様。

C かまなくてよいやわらかさ

でき上がりをミキサーにかける。

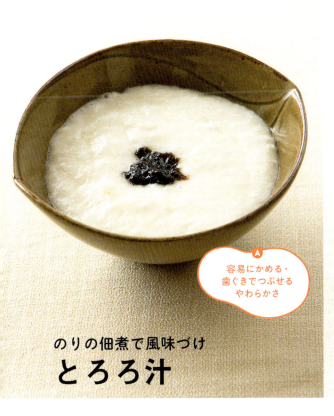

COLUMN 04

華やかな食卓を演出 特別な日の料理

お祝いごとがある日の食卓は、ちょっと手間をかけて華やかに演出しましょう。日常的なごはんとはまた違う「おいしさ」の喜びは、体にはもちろん、気持ちにもプラスに働きかけます。食べる幸せをいつまでも感じてほしいですね。

敬老の日や誕生日に

お寿司やおはぎなど、みんなが大好きな料理をやわらかく仕上げて楽しみ、お祝いしましょう。鶏肉はロールにしてしっとりと焼いて、カレーソースをたっぷりと添えていただきます。愛情の伝わるお祝いの料理です。

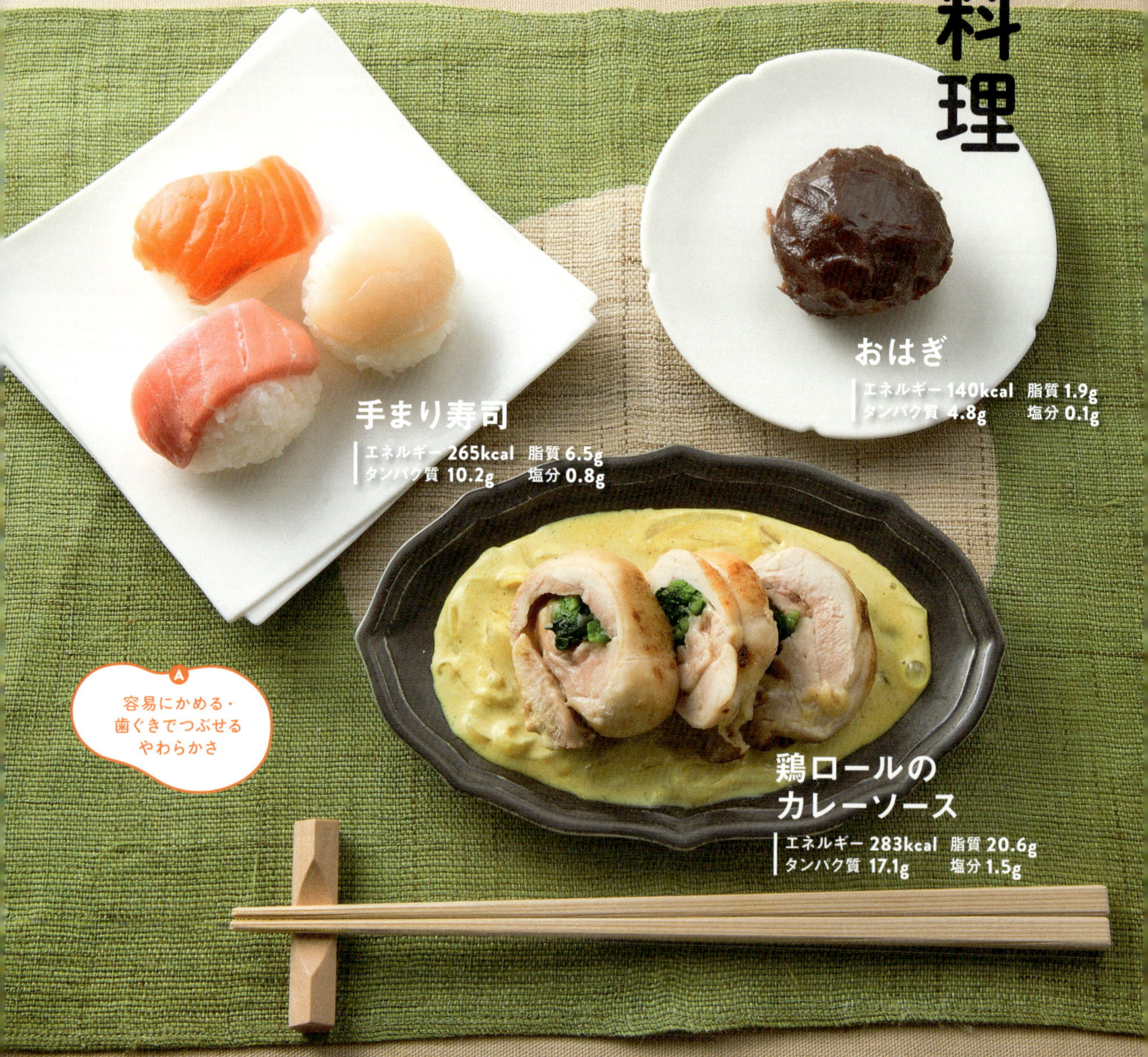

手まり寿司
エネルギー 265kcal　脂質 6.5g
タンパク質 10.2g　塩分 0.8g

おはぎ
エネルギー 140kcal　脂質 1.9g
タンパク質 4.8g　塩分 0.1g

鶏ロールのカレーソース
エネルギー 283kcal　脂質 20.6g
タンパク質 17.1g　塩分 1.5g

A
容易にかめる・
歯ぐきでつぶせる
やわらかさ

手まり寿司

軽く握ってあるごはんは、まとまっていて食べやすいもの。やわらかな魚介を選んでかわいらしい寿司にします。

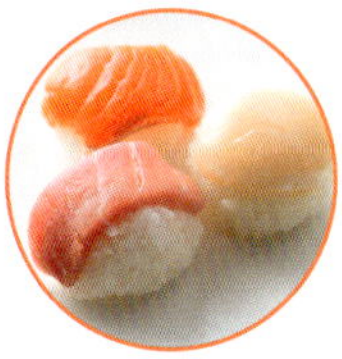

材料（2人分）

やわらかごはん（p.32参照）
……茶碗小盛り2杯分（240g）
寿司酢（市販品）……大さじ1
まぐろ刺身（中とろ）
……2切れ（30g）
サーモン（刺身用）……2切れ（30g）
帆立貝柱（刺身用）……中1個（20g）

作り方

1. 炊き立てのやわらかごはんに寿司酢を加えて混ぜて冷まし、6等分して丸める。
2. 上に刺身をのせ（帆立は厚みを½に切る）、ラップで包んで丸く握る。

やわらかさの調整法

B 舌でつぶせるやわらかさ

全がゆに少なめの寿司酢を合わせ、刺身をたたいて上にのせる。

C かまなくてよいやわらかさ

全がゆかかゆゼリーに寿司酢を少量加え、刺身をさらに細かくたたいて上にのせる。

鶏ロールのカレーソース

鶏肉は巻いて焼くことで、平らなものを両面焼くよりもなかがしっとり仕上がります。カレー風味のクリームソースでなめらかに。

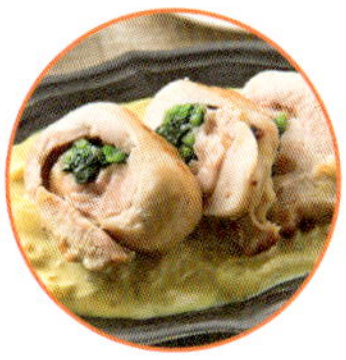

材料（3人分）

鶏もも肉（皮なし）……200g
パイナップル（生・カット）
……1〜2切れ（30g）
塩……小さじ½
こしょう……少々
ほうれん草……小¼束（50g）
小麦粉……大さじ1
サラダ油……適宜
〈ソース〉
玉ねぎ……¼個（50g）
バター……10g
塩……小さじ⅓
こしょう……少々
カレー粉……小さじ1
生クリーム……100mℓ

作り方

1. 鶏肉は厚みを均等に開き、繊維を断つようにフォークで刺す。薄切りにしたパイナップルと混ぜて15分漬け、肉を取り出し塩、こしょうをふる。
2. ほうれん草はやわらかくゆでて5cm長さに切る。
3. 1の肉に小麦粉をまぶし、2を巻き、たこ糸でしばる。
4. フライパンにサラダ油をひき、3の表面を焼き、ふたをして中〜弱火で10分蒸し焼きにする。火を止め、ふたをしたまま10分置いて余熱で火を通す。
5. ソースを作る。玉ねぎは繊維を断つように薄切りにして、フライパンにバターをひいて炒める。しんなりしたら塩、こしょうをふり、カレー粉を加えてさらに炒める。生クリームを加え、弱火で5分煮詰める。
6. 器に5のソースを敷き、4を2cm幅に切って盛る。

やわらかさの調整法

B 舌でつぶせるやわらかさ

鶏肉をパイナップルに1時間漬ける。ほうれん草は葉先をゆでてみじん切りにする。

C かまなくてよいやわらかさ

Bの鶏肉、ほうれん草はかゆゼリーと一緒にそれぞれミキサーにかける。カレーソースもミキサーにかける。

おはぎ

高齢の方に人気のおはぎ。こしあんは意外とむせやすいので、あんにサラダ油を混ぜなめらかにします。

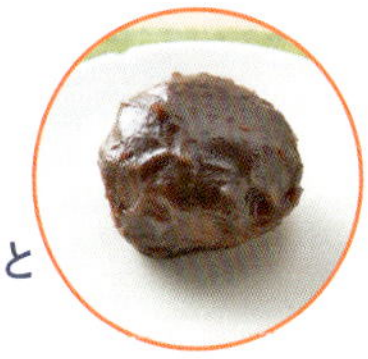

材料（小8個・8人分）

もち米……½合
うるち米……½合
塩……小さじ⅕
こしあん（市販品）……300g
サラダ油……大さじ1

作り方

1. 米は洗ってざるにあげ、30分おき、炊飯器に多めの水と塩を入れてやわらかく炊く。
2. 炊き上がったらボウルに移して半つぶしにし、8等分にして丸める。
3. こしあんにサラダ油を入れてよく練り、2を包む。

やわらかさの調整法

B 舌でつぶせるやわらかさ

全がゆに、こしあんをのせる。

C かまなくてよいやわらかさ

Bの全がゆをかゆゼリーにかえ、こしあんに10%のサラダ油を加えたものをかける。

COLUMN 04

華やかに食卓を演出
特別な日の料理

クリスマスに

お孫さんたちと祝いたいクリスマスは、
ちょっと華やかな洋風料理で。
マッシュポテトを使ったクリスマス飾り風の
メインディッシュは、見た目も楽しい。
ケーキにはクリームをたっぷり添えて。
ハムのテリーヌは家族みんなで楽しめます。

ハムのテリーヌ

エネルギー 118kcal　脂質 10.1g
タンパク質 4.3g　塩分 0.4g

しっとりケーキ

エネルギー 174kcal　脂質 10.1g
タンパク質 2.7g　塩分 0.1g

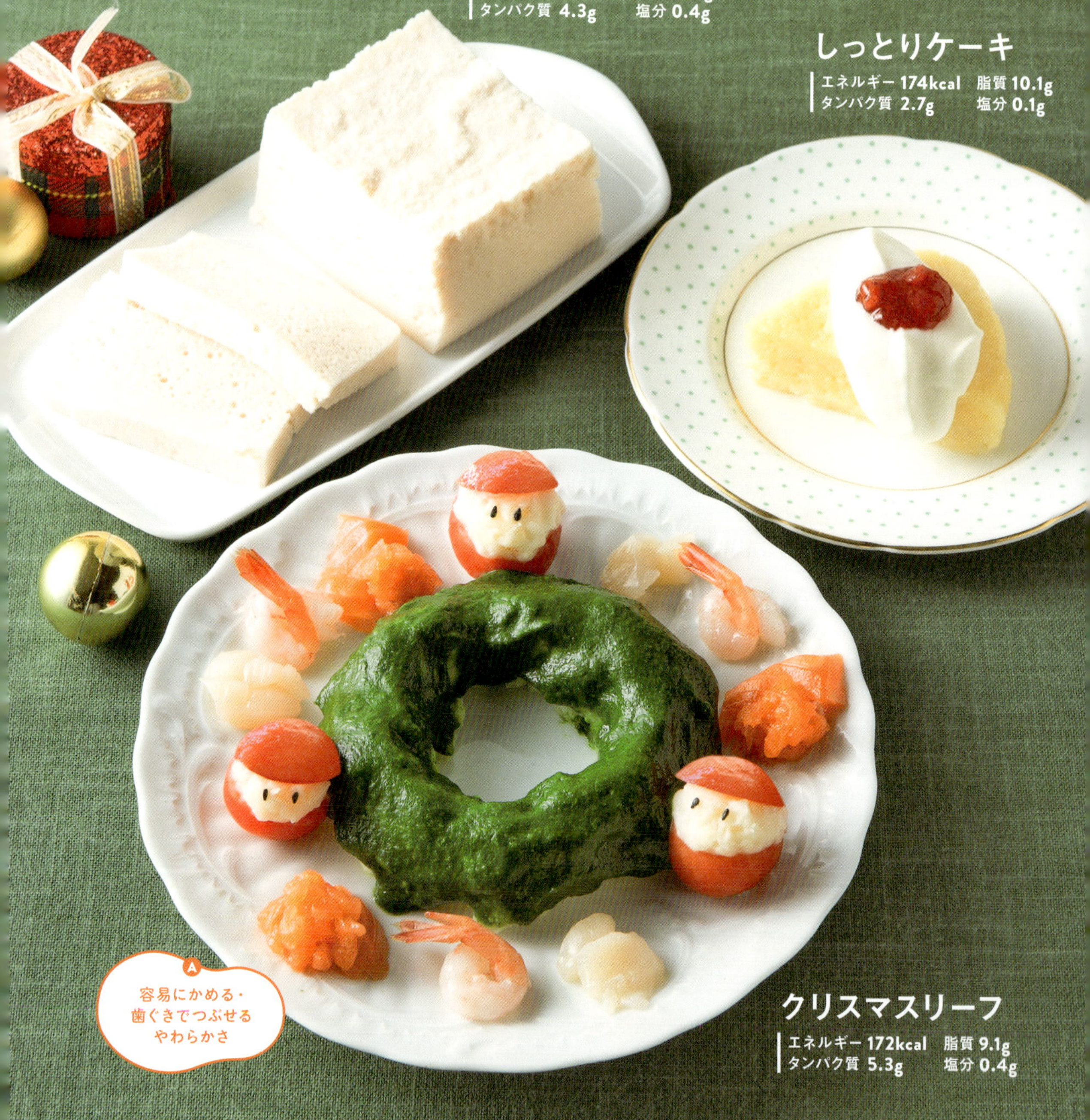

A
容易にかめる・
歯ぐきでつぶせる
やわらかさ

クリスマスリーフ

エネルギー 172kcal　脂質 9.1g
タンパク質 5.3g　塩分 0.4g

クリスマスリーフ

土台は生クリームを加えたマッシュポテト。ほうれん草のペーストでいろどり、刺身やトマトのサンタを飾ります。混ぜて食べてもおいしくいただけます。

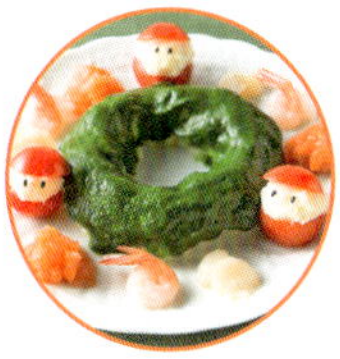

材料（2人分）

ほうれん草 ……… 小¼束（50g）
とろみ調整食品（p.28参照）… 0.3g
じゃがいも ……… 2個（200g）
A 生クリーム ……… 50mℓ
A 練乳 ……… 大さじ1
A 塩 ……… 小さじ½
ミニトマト ……… 3個
黒ごま ……… 6粒
サーモン刺身 ……… 1切れ（15g）
甘えび（刺身用）……… 3尾（15g）
帆立貝柱（刺身用）… 1切れ（15g）

作り方

1. ほうれん草はやわらかく塩ゆでし、25ccの湯と一緒にミキサーにかけ、とろみ調整食品を加えてペーストを作る。
2. じゃがいもは皮をむいて乱切りにし、ゆでてしっかりとつぶし、Aを加えてよく混ぜる。
3. 2をクリスマスリースに見立てて形作り（飾り用に少し残す）、上に1を塗る。
4. ミニトマトは湯むきして上⅓を切り、間に飾り用の2をはさむ。黒ごまで目をつける。
5. 帆立は薄切りにして小さく切り、サーモンは粗めにたたいて、甘えび、4とともに3のまわりに盛りつける。

やわらかさの調整法

B 舌でつぶせるやわらかさ
マッシュポテトのリーフはそのまま。刺身はすべてたたき、トマトもきざむ。

C かまなくてよいやわらかさ
トマトはトマトジュースと一緒にミキサーにかけ、とろみ調整食品（p.28参照）を加える。Bの刺身をさらにたたく。

しっとりケーキ

蒸しパンに牛乳を加えて加熱したケーキに、ホイップクリームやジャムを添えて。蒸しパンが甘いので、生クリームは甘さを控えたものをたっぷり添えましょう。

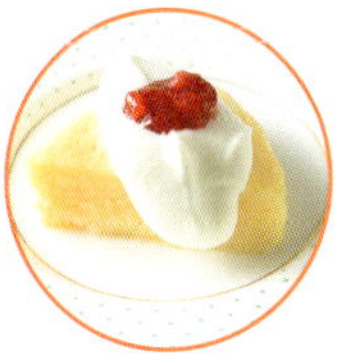

材料（4人分）

蒸しパン（市販品）…… 1個（100g）
牛乳 ……… 100mℓ
生クリーム（砂糖を加えてホイップする）……… 適宜
いちごジャム ……… 適宜

作り方

1. ポリ袋に蒸しパンと牛乳を入れ、軽く蒸しパンをつぶして空気を出し、牛乳を吸わせる。
2. ポリ袋の空気を抜いて上のほうで結び、⅓ぐらい湯が入った電気ポットに入れて、98℃で10分加熱する（パッククッキングp.64参照）。電子レンジの場合は2～3分加熱。
3. 粗熱がとれたら2等分して器に盛り、生クリームやジャムを添える。

やわらかさの調整法

B 舌でつぶせるやわらかさ
そのままか、くずして食べる。

C かまなくてよいやわらかさ
牛乳の量を増やしてよりやわらかくする。ジャムは湯でのばし、果肉はよくつぶす。

ハムのテリーヌ

ハムに生クリームや卵白を加えて、ふわふわに仕上げたテリーヌです。舌でつぶせるやわらかさで、そのまま食べても、パンに塗っても。

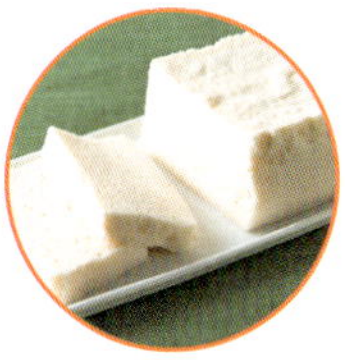

材料（牛乳1ℓパック1個分・8人分）

ロースハム ……… 7～8枚（100g）
A 顆粒コンソメスープの素 ……… 小さじ⅓
A 水、白ワイン ……… 各50mℓ
生クリーム ……… 150mℓ
卵白 ……… 2個分
塩 ……… ひとつまみ
ゼラチン ……… 2袋（10g）
水 ……… 大さじ1½

作り方

1. 鍋にAを入れて沸騰させ、アルコール分をとばす。ハムと一緒にミキサーで攪拌する。
2. 生クリームは六分立てに泡立てる。卵白は塩を加えて、六分立てに泡立てる。
3. ゼラチンは水でふやかし、電子レンジで30秒加熱する。
4. ボウルに1と3を入れて混ぜ、2を少しずつ加え、空気をつぶさないように混ぜる。
5. 牛乳パックなどの四角い型にラップを敷き、4を流し入れて冷やし固める。

やわらかさの調整法

B 舌でつぶせるやわらかさ
Aと同様。

C かまなくてよいやわらかさ
生クリームの量を200ccに増やす。

材料別さくいん

江頭文江 えがしら ふみえ

管理栄養士。日本摂食嚥下リハビリテーション学会認定士。静岡県立大学短期大学部食物栄養学科卒業。同年聖隷三方原病院栄養科にて、嚥下食の研究や摂食・嚥下障害者への栄養管理を行う。 退職後、平成12年管理栄養士による地域栄養ケア団体「ピーチ・サポート」を設立。平成15年4月より「地域栄養ケアPEACH厚木」と改称。神奈川県厚木市を中心に医療機関と連携し、診療所での外来栄養相談、乳幼児の食事相談や離乳食教室、在宅療養者のための訪問栄養指導など、赤ちゃんからお年寄りまで栄養・食事サポートを行っている。

スタッフ

デザイン	大橋麻耶
撮影	千葉充
スタイリング	前田はづき
イラスト	松林きょうこ
調理協力	大越郷子
原稿作成	菅野和子
編集	木戸紀子（シーオーツー）

家庭で作れる
かみやすい　飲み込みやすい
高齢者のやわらか食132

2019年6月4日 第1刷発行
2025年6月21日 第8刷発行

著者	江頭文江
発行人	川畑勝
編集人	中村絵理子
編集	小中知美
発行所	株式会社Gakken
	〒141-8416　東京都品川区西五反田2-11-8
印刷所	株式会社DNP出版プロダクツ
DTP製作	株式会社グレン

●この本に関する各種お問い合わせ先
本の内容については下記サイトのお問い合わせフォームよりお願いします。
https://www.corp-gakken.co.jp/contact/
在庫については　Tel 03-6431-1250（販売部）
不良品（落丁、乱丁）については　Tel 0570-000577
学研業務センター　〒354-0045 埼玉県入間郡三芳町上富279-1
上記以外のお問い合わせは　Tel 0570-056-710（学研グループ総合案内）